名誉主编 王国强

黄帝内经
精选导读

主 编 王庆其 陈 晓

HUANGDI NEIJING
JINGXUAN DAODU

上海科学普及出版社

序

中医药学是中华民族的伟大创造。习近平总书记指出,中医药学凝聚着深邃的哲学智慧和中华民族几千年的健康养生理念及其实践经验,是中国古代科学的瑰宝,也是打开中华文明宝库的钥匙。几千年来,中医药学为中华民族的繁衍生息作出了巨大贡献,对世界文明进步产生了积极影响。党和政府历来高度重视中医药工作,特别是党的十八大以来,以习近平总书记为核心的党中央把中医药工作摆在更加突出的位置,出台了《中华人民共和国中医药法》《中共中央国务院关于促进中医药传承创新发展的意见》等一系列重要的政策法规文件,中医药改革发展取得了显著成绩。在应对 2020 年突如其来的新冠病毒肺炎疫情中,中医药为打赢疫情防控的人民战争、总体战、阻击战发挥了独特作用,贡献了重要力量。正如习近平总书记所肯定的,中西医结合、中西药并用,是这次疫情防控的一大特点,也是中医药传承精华、守正创新的生动实践。

中医药学作为中华民族原创的科学,在历史发展进程中,兼容并蓄、创新开放,形成了独特的生命观、健康观、疾病观和防治观,实现了自然科学与人文科学的融合和统一,凝聚了中华民族博大的医学智慧和深邃的哲学思想,涌现了许多著名的医学大家,形成了浩如烟海的医药典籍。《黄帝内经》是中国传统医学四大经典著作之一,是我国现存最早、地位最高的中医理论经典巨著。作为中华传统文化的一颗璀璨明珠,《黄帝内经》汇集了秦汉以前的医学经验,融合了古代哲学、天文历法、地理、农学等诸多领域的科学成就,创立了中医理论体系。历代医家正是在《黄帝内经》所阐释的理论原理、应用技术及其所采用的方法论的基础上,通过不断探索、实践和创新,使中医学术思想和临床经验得到持续的传承与发展。《黄帝内经》不仅是历代先贤医学经验和学术思想的荟萃,更是古代哲学思想和东方文化智慧的结晶。其创立构建的"天地人三才一体"的医学模式,将人的生命置于自然、社会的系统之中进行考察,将中华传统文化"天人合一"思想在认识人的生命与健康方面发挥到了极致;其司外揣内、援物比类的思维方式,用东方意象智慧构筑了完全不同于实证科学的生命科学体系;其生生之道的变易思想,成为中医学术体系的基本认识论和方法论,实现了对活体生命规律联系和动态的把握;其源于儒道的中和思想,反映了对生命在自然社会中生存方式的深刻思考,形成了中医对于健康、疾病、治疗、养生的基本观念和基本原则,凸显了中医药学的基本特色;其深刻阐释的"医人""医国""医民""医身""医心"相统一的观点,集中体现了中国传统文化对生命的珍重精神及丰富的生活智慧,奠定了生命哲学的本体论、认识论、道德论和方法论的基本原则。直至今日,《黄帝内经》对于中国生命哲学和中医学术思想的传承与发展,以及医学临床实践应用仍然具有无可替代的重要指导价值,因此受到广大中外学者和学术界的高度重视和深入研究。2011年,《黄帝内经》入选《世界记忆名录》。

习近平总书记指出,传统医药是优秀传统文化的重要载体,在促进文明互鉴、维护人民健康等方面发挥着重要作用。作为中华民族优秀传统文化的杰出代表,中医药在中华民族几千年的发展历程中,通过吸收和融合各个时期的先进文化、科学技术,不断创新发展,逐步形成了以整体系统为核心,强调天人合一、身心合一,从宏观、系统、整体的角度和脏腑联系、功能心理、运动变化的角度揭示人的健康与疾病发生发展规律并加以融会贯通,成为自然与人的健康、人文与生命科学有机结合的、系统的、整体的医学科学体系,其中蕴涵着中华传统文化的丰富内容,充分体现了中华传统文化的底蕴和特点。在古代哲学思想的影响下,中医药学不但构建了自己独特的医学理论体系,也形成了独特的哲学思维方式,如"上医治国,中医治人,下医治病","不为良相便为良医"等,中医药作为中华传统文化的瑰宝,其"以人为本"的价值取向,"天人合一"的整体观念以及"辨证论治"的思维方式充分体现了中华民族深邃的哲学智慧,这些智慧不仅适用于健康养护和防病治病的实践,也适用于思想观念、思维方式、工作方法的改革与创新。习近平总书记在治国理政的重要讲话中,就多次运用了中医思维理念,用以阐述治国理政的道理。比如,2012 年 12 月,他在广东考察工作时指出,改革也要辨证施治,既要养血润燥,化瘀行血,又要固本培元,壮筋续骨,使各项改革发挥最大效能。2013 年 2 月,他在党的十八届二中全会讲话中指出,中央之所以要抓住改进作风来推进党的建设,是因为形式主义、官僚主义、享乐主义等问题实际上是党内存在的突出矛盾和问题的突出表征。用中医的话来说,就是"肝风内动""血虚生风"。2018 年 4 月,他在长江沿岸调研考察时指出,"长江病了",而且病得还不轻。治好长江的病,要科学运用中医整体观,追根溯源、诊断病因,找准病根,分类施策,系统治疗。要开展长江生态大普查,系统梳理隐患和风险,对母亲河做一个大体检。要通过祛风驱寒、舒筋活血和调理脏腑、通络经脉,力求药到病除。要建立健全资源环境承载能力监督预警长效机制,既治已病,也治未病,让母亲河永葆生机活力等等。习近平总书记对中医理论与术语的阐述和运用,准确而到位,深刻而形象,巧妙而传神,既充分体现了对中医药思维观念、哲学理念和文化内涵有着深刻的理解和把握,又充分说明了中医药的理论与实践蕴含着治国理政的智慧和方法,对于在新发展阶段,完整、准确、全面贯彻新发展理念,构建新发展格局,坚持系统观念,推动各项工作高质量发展都具有重要的启迪作用和指导意义。

习近平总书记强调,领导干部要学习中华民族优秀的传统文化,以学益智,以学修身。学习和掌握中华优秀传统文化中的思想精华,对于树立正确的世界观、人生观、价值观很有益处。编写一本既精辟阐释内涵要义，又通俗易懂启智实用的《黄帝内经精选导读》，使更多的读者特别是领导干部深入学习领会《黄帝内经》的医学和哲学思想是我多年的愿望和期待。我十分高兴地看到，由中华中医药学会指导，上海中医药大学终身教授、《黄帝内经》国际研究院院长王庆其教授领衔编写的《黄帝内经精选导读》，全面而又精辟地阐释了《黄帝内经》对生命、健康和防治疾病的基本认识，深入而又浅出地阐发了《黄帝内经》具有的医学和文化双重价值。本书形式独具匠心，先以精选的重要警句、格言为引导，继而层层解读文义，剖析医理，阐发蕴意，引人入胜。作者力求使学术与通俗兼具，哲理与知识共融，实属用心良苦。真心希望《黄帝内经精选导读》的出版，能够帮助广大读者特别是领导干部深入学习领会习近平总书记关于遵循中医药发展规律，传承精华，守正创新，把中医药继承好、发展好、利用好等重要论述的精神；能够运用中医药的哲学思维和科学方法提高分析问题、解决问题、推动工作的能力；能够为弘扬中华优秀传统文化，普及中医药科学知识，养护健康和生命，助力健康中国建设发挥积极而有益的作用。

　　故乐以为序。

国家卫生和计划生育委员会　原副主任
国家中医药管理局　原局长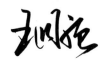
中华中医药学会第五、六届理事会　会　长

前　言

党的十九大报告提出，中国特色社会主义文化，源自于中华民族五千多年文明历史所孕育的中华优秀传统文化，熔铸于党领导人民在革命、建设、改革中创造的革命文化和社会主义先进文化，根植于中国特色社会主义伟大实践。习近平总书记在致中国中医科学院成立60周年贺信中指出"中医药学是中国古代科学的瑰宝，也是打开中华文明宝库的钥匙。当前，中医药振兴发展迎来天时、地利、人和的大好时机，希望广大中医药工作者增强民族自信，勇攀医学高峰，深入发掘中医药宝库中的精华，充分发挥中医药的独特优势，推进中医药现代化，推动中医药走向世界，切实把中医药这一祖先留给我们的宝贵财富继承好、发展好、利用好，在建设健康中国、实现中国梦的伟大征程中谱写新的篇章"。

《黄帝内经》是我国古代文化中灿烂的经典著作之一，也是第一部冠以中华民族先祖"黄帝"之名的传世医学巨著，同时也是中华传统医药学现存文献中最早的一部经典。它从"天地人三才一体"思想出发，从生命的演化过程中把握生命活动规律；不仅从宏观的角度论证了天地人之间的相互关系，并且运用了古代多学科的理论和方法阐述了医学科学最基本的命题——生命规律，从而建立起具有东方文化特色的中医学理论体系，使中医学成为一门独立的学科。《黄帝内经》是中国传统文化和医学相结合的结晶，集中反映了先人们对生命、健康、疾病、生死等问题特有的思维方式和价值观念，充分彰显了中国古代先哲的智慧和实践经验。它博大精深的科学阐述，不仅涉及医学，而且包罗天文学、地理学、气象学、哲学、心理学、人类学、社会学、军事学、数学、生态学等各项科学成就。一部雄伟壮观的中国医学史，无处不体现着《黄帝内经》的指导作用；

历代异彩纷呈的众多医学流派,无不以《黄帝内经》为理论的渊源;古今无数的医学家所作出的卓越贡献或独树一帜的学术理念,无不以《黄帝内经》为立说的根本。及至今日,业界倡导"读经典,做临床",《黄帝内经》的学术思想及思维方法对于中医临床实践和科学研究仍然发挥着重要的指导作用。

古有明训:"上医治国,中医治人,下医治病。"《黄帝内经·素问》曾经提出"不治已病治未病,不治已乱治未乱"的观点;《黄帝内经·灵枢》也有"上以治民,下以治身,使百姓无病,上下和亲,德泽下流,子孙无忧,传于后世","夫治民与自治……治国与治家,未有逆而能治之也"的记载。说明《黄帝内经》把"治病"与"治乱"、"治身"与"治民"、"治国"与"治家"相提并论,认为其中的基本理念是一以贯之的。诚如明代医家李时珍所说"治身以治天下,寿国以寿万民",民国时期医家裘吉生也说"良医等于良相,治民原为治国"。

基于上述理念,又根据广大干部群众对中华优秀传统文化及健康养生保健知识的渴求,为《黄帝内经》这样充分体现中华民族优秀传统文化精华的古代经典编写一本能体现其原汁原味而又通俗易懂的读本,以满足广大干部群众学习的需要,是刻不容缓的一项重要工作,也是落实习近平总书记所倡导的广大干部要努力学习中华民族优秀传统文化的指示精神的需要。十分高兴的是,在中华中医药学会领导的积极倡导和倾力支持下,经过多方面的支持和努力,我们编写了《黄帝内经精选导读》,其基本宗旨是弘扬中医药文化,坚定中医药文化自信,挖掘《黄帝内经》"治身""治家""治国"的精粹,弘扬《黄帝内经》健康养生理念及实践经验,努力贯彻习近平总书记作出的"中医药是中华民族的瑰宝,一定要保护好、发掘好、发展好、传承好"指示,为发展我国大健康事业,造福广大人民群众尽一份绵薄之力。

　　本书的基本构架,先以"经典钩玄"开篇,扼要介绍《黄帝内经》基本内容、核心思想、思维方式和时代价值。后设"不治已病治未病""人与天地相参""阴阳五行,天地之道""脏藏于内,象现于外""人身三宝精气神""生病起于过用""诊病之要,四诊合参""治病必求于本""病为本,工为标"九章。每章精选《黄帝内经》重要章句,解读经旨,阐发医义,演绎其"治身"、"治国"的文化价值,并注明章句出典,译释其经义。本书全面而又精要地反映了《黄帝内经》对生命、健康和防治疾病的基本认识,阐发了医学和文化的双重价值,力求"通俗不悖经旨,大俗彰显大雅"。

　　本书编写过程中得到了中华中医药学会的全力指导,国家卫生和计划生育委员会原副主任、国家中医药管理局原局长、中华中医药学会第五、六届理事会会长王国强先生的大力支持和悉心指导。王国强会长不辞辛劳,与中华中医药学会副会长兼秘书长王国辰先生一起亲临我校,制定本书编写的宗旨,提出编写的目的和要求,厘定编写的构架和体例,并担任本书的名誉主编、执笔赐序。上海中医药大学校长徐建光教授非常重视本书的编写,亲自参加编写会议,为本书顺利出版提供了热情的帮助;首届全国名中医、上海中医药大学原校长严世芸教授,上海市卫生健康委员会副主任兼中医药管理局副局长胡鸿毅教授,对本书提出了许多真知灼见的建议并担任本书学术顾问;上海中医药大学党委副书记季光教授、中共上海市委党校教务处赵勇处长、复旦大学历史系高晞教授、北京中医药大学内经专家烟建华教授、陕西中医药大学内经专家邢玉瑞教授、贵州中医药大学内经专家赵博教授、上海中医药大学内经专家周国琪教授、上海中医药大学教务处舒静处长、上海中医药大学继续教育学院何文忠院长等为本书出版提出了宝贵的建议和热情的帮助,全稿完成后又得到王国强会长、王国辰副会长、严世芸教授、胡鸿毅教授、季光教授、赵勇处长等的认真审阅,为本书的玉成,提供了指导和帮助,在此一并致以诚挚的感谢。上海中医药大学基础医学院内经教研室全体同仁数度寒暑勤奋耕耘,通力合作,精神可嘉。最后要衷心感谢上海科学普及出版社及蒋惠雍社长对本书出版付出的热情而无私的帮助。

希望是书的问世,能够有助于广大干部群众运用《黄帝内经》的哲学思维和智慧,弘扬中医药传统文化,普及中医药科学知识,提高广大人民群众的健康水平,发挥良好的作用。

王庆其　陈晓

辛丑年于上海中医药大学

目　录

第七章　诊病之要,四诊合参

第八章　治病必求于本

经 典 钩 玄

　　中医药学凝聚着深邃的哲学智慧和中华民族几千年的健康养生理念及其实践经验，是中国古代科学的瑰宝，也是打开中华文明宝库的钥匙。深入研究和科学总结中医药学对丰富世界医学事业、推进生命科学研究具有积极意义。

——习近平总书记在澳大利亚皇家墨尔本理工
大学中医孔子学院授牌仪式上的讲话

一、《黄帝内经》是一部什么书？

《黄帝内经》（简称《内经》），是我国现存医学文献中最早的一部经典著作。它集中反映了我国古代的医学成就，汇聚了中国古代科技成就，创立了中医学的理论体系，奠定了中医学的发展基础。

《内经》总结了秦汉以前的医疗经验，汲取和融会了古代哲学及自然科学的成就，从宏观角度论述了天、地、人之间的相互联系，讨论和分析了医学科学最基本的课题——生命规律，并创建了相应的理论体系和防治疾病的原则和技术。两千余年来，历代医家正是在《内经》所提供的理论原理、应用技术及其所采用的方法论的基础上，通过不断的探索、实践和创新，使中医学术得到持续的发展，为中华民族的生存、繁衍以及人民的身体健康作出了不可泯灭的贡献。这是《内经》之所以被历代奉为"医家之宗"的重要原因，直至今日，《内经》对中医学术的研究发展及临床实践仍然具有重要的指导价值，因此，越来越受到中外学术界的重视。2011年，《内经》入选《世界记忆名录》。

● 《黄帝内经》是"黄帝"写的吗？

关于"黄帝"有两个说法。一种说法，"黄帝"是一位君王，例如《辞海》言：黄帝是传说中中原各民族的共同祖先，姓姬，号轩辕氏、有熊氏，少典之子，故又称为"轩辕黄帝"。现陕西省尚留有"黄帝陵"的建址。但近代有学者从历史学角度研究认为，黄帝其人其事不可能是事实，司马迁在两千多年前就已存疑。研究发现黄帝不仅不是人，而是一种图腾，是一种民族精神的寄托。另一种传说，黄帝不是一个人，而是一个伟大的氏族——黄帝族，这个氏族原先居住在我国西北方，《中国通史简编》记载：据传说，黄帝曾居住在涿鹿（今河北宣化鸡鸣山）地方的山湾里，过着往来不定、迁徙无常的游牧生活。后来打败了九黎族和炎帝族,逐渐在中部地区定居下来。到春秋时代这个氏族又称为"华族",即中华民族的始祖,也就是汉以后所谓"汉族"的祖先。正因为黄帝氏族是华族的始祖,它的文化对华族的发展有着重要影响,所以历代人们都以自己是黄帝的子孙为荣,而且为了追本溯源,也常把一切文物制度都推源到黄帝,托名为黄帝的创造。在这种情况下,当时的学者为了体现学有根本,将著作冠以"黄帝"以取重,并成为一种时尚。正如西汉《淮南子》所言:"世俗之人,多尊古而贱今,故为道者,必托之于神农、黄帝而后能入说。"据此说明《内经》冠以"黄帝"仅是托名而已,非为"黄帝"所著。其他类似的如道家有《黄帝说》、历谱家有《黄帝五家历》、五行家有《黄帝阴阳》、天文家有《黄帝杂子气》等,不胜枚举,均是托名所著。

《内经》的"经",是经典的意思。唐代陆德明《经典释文》解释"经"的含义:"经者,常也,法也,径也,由也。"这里的"经",就是常道、规范、门径的意思。《内经》所阐述的医学原理和法则成为后世医学的常规、典范,也是认识人体生理病理的必由门径。大凡在古代中医文献中被称为"经"的还有《难经》《神农本草经》《甲乙经》《中藏经》等,均可以说是医学的规范,凡业医者必须学习和遵循。

《内经》的"内",是与"外"相对而言的。历代文献中以"内""外"命篇者不乏其例,如《汉书·艺文志》所载医经七家中就有《黄帝外经》等。可惜上述典籍除《内经》尚存外,其余均已亡佚,无从查考。书名分内、外并无多大深意,无非是上下篇或姐妹篇的意思。也有人说《内经》是讨论基本知识的,《外经》是论述医疗技术的,但这仅仅是推测而已,无法确切考证。

现存《内经》分为《素问》《灵枢》两部分,每部各八十一篇,合计一百六十二篇。两部内容各有侧重,又紧密相关,浑然一体。《素问》的含义有多种说法,大多数学者认为,"素问"是把黄帝与岐伯等医学家平素互相问答的内容记录下来整理成篇而得名,这一说法比较符合情理。《灵枢》的含义也有分歧,明代医学家张介宾认为其意为生命的枢纽,言"神灵之枢要,是谓灵枢"。

至于《内经》的作者,不是一个人所编写的。根据近人多方考证,认为《内经》不是一个时代、一个地方的医学成就,它的主要内容形成于战国,并自秦汉以来代有补充,将其汇集编纂成书的时间可能在公元前 1 世纪的西汉中后期。

二 《黄帝内经》是中国传统文化的璀璨明珠

1. 汇集秦汉以前的医学成就,奠定中医学理论体系

《内经》包括《素问》《灵枢》两部分,凡一百六十二篇,内容十分丰富,除了医学知识外,还涉及天文、历法、气象、地理、心理、生物等许多学科的内容。就医学知识而言,又可分为基本理论和医疗技术两大类。历代医家曾经采用分类的方法对《内经》加以注释研究,就其理论知识部分借鉴古今学者的研究成果,大致可以分为养生、阴阳五行、藏象、气血精神、经络、病因病机、病证、诊法、论治等九类。现将其主要内容简介如下。

(1) 养生。养生,即养护生命的意思,又称摄生、卫生。《内经》以"渴而穿井,斗而铸锥"为比喻,说明"病已成而后药之""不亦晚乎"的道理,突出"不治已病治未病"的预防思想。《内经》认为,养生的目的是为了维护人与自然的和谐、形与神的和谐、脏腑气血阴阳的和谐,藉以维护健康,达到延年益寿之目的。养生的内容十分丰富,归纳起来可分为养形和养神两大类,其基本原则是形宜动、神应静、动静得宜,则"形与神俱,而尽终其天年"。《内经》的养生学说对我们研究预防医学、康复医学有重要价值。

(2) 阴阳五行。阴阳学说和五行学说滥觞于中国古代哲学,它们是构建《内经》理论的一种方法,将其引进中医学领域后,又成为《内经》理论体系的内容之一,贯穿于各个方面。阴阳是古人在大量观察、分析自然

现象的基础上,被抽象出来的泛指一切相互关联着的事物或现象,及某些事物或现象间所存在着的相对属性,它是对客观世界实际存在的许多特殊矛盾现象的概括。《内经》应用阴阳的理论阐释人体的组织结构,"人生有形,不离阴阳",人的形体及脏腑组织无不存在着既对立又互根的阴阳关系。人的正常生命活动离不开阴阳的相互制约和相互促进,"阳化气,阴成形"则是体内物质代谢的主要形式,"阴平阳秘"是健康的象征,阴阳失调则是疾病发生、发展和变化的基本机制。"察色按脉,先别阴阳",提示阴阳是诊察分析疾病的纲领。"谨察阴阳所在而调之,以平为期",则强调治疗的根本目的是协调阴阳,以恢复阴阳的和谐。

五行学说利用木、火、土、金、水五种元素及它们之间存在的生克制化关系,说明客观世界内部错综复杂的联系。《内经》认为,自然界万事万物并不是杂乱无章的,而是可以从它们的形质特点分为五大类。这五大类事物的运动遵循着一定的规律。存在于客观世界事物内部的生克制化关系,正是推动万物生生不息,周而复始的重要动因。《内经》利用五行学说为我们勾画了世界万物五行生化图式;与此同时,又以五行归类五脏、五腑、五体、五官、五志、五液等,建立了以五脏为中心的五个生理系统,这五个生理系统之间的生克制化关系维系着人体的生命活动。《内经》认为自然界的五行系统与人体的五行系统息息相关,二者相互沟通和感应,形成统一的整体。

(3)藏象。《内经》对人体生理活动的认识以藏象学说为核心内容。简单地说,藏象学说是专门研究"象"与"藏"相互关系的理论。"象"指形象、现象、征象;"藏"即脏,指藏于人体内部的脏腑等组织。人体的结构和功能是极其复杂的,人体的生命现象体现在完整的、活生生的机体上。虽然结构和功能有着密切的关系,但藏象学说并不着重于形体结构的细微剖析,而注重揭示人体正常的生理活动规律通过生命活体所表现的各种征象来概括和阐释机体内部活动的实际情况,从人与自然的相互关系中把握生理活动的规律,也就是说,从"象"上来把握"藏"(脏)的生理活动规律。藏象学说以五脏为主体,将六腑、五体、五官、九窍、四肢百骸等全身组织器官分成五大系统,它们相互之间并不是孤立的,通过经脉的络属沟通、气血的流贯,相互联系,形成统一的整体。藏象学说在《内经》中占有重要的特殊地位,是《内经》理论体系的核心,也是临床辨证论治的重要理论基础。

(4)气血精神。血与气是维持人体生命活动最基本的物质。气的概念肇端于古代哲学,将其引入中医学领域后,被赋予医学的含义:"人之有身,全赖此气。"人身之气来源于肾中精气、脾胃所化生的水谷之气以及由肺吸入之清气相合成。人体的生、长、壮、老、衰无不赖气以生存。气化是气的特殊运动方式,是《内经》对体内复杂的物质代谢过程的朴素认识。血属阴,气属阳。气血之间互根互用,气血阴阳之间的协调平衡是健康的标志;反之,"血气不和,百病乃变化而生"。

精,是由禀受于父母的生命物质与后天水谷精微相融合而成的精华物质。"夫精者,身之本也"。精是生命的本源,是维持人体生命活动的基本物质。

神,是指七情(喜、怒、忧、思、悲、恐、惊)、五神(神、魂、魄、意、志)等精神活动。广义的神,指人体生命功能活动的总括。神的活动以脏腑气血为基础,又是脏腑气血生理活动的反映。五神分属五脏所藏,心藏神、肝藏魂、脾藏意、肺藏魄、肾藏志,故五脏又称为"五神脏"。喜怒悲忧恐是人的情绪表达,以五脏之气为物质基础。神的盛衰直接反映生命功能的盛衰,《内经》有"得神者昌,失神者亡"之说。因此,《内经》防治疾病以"养神""治神"为首务。

(5)经络。经络是人体通行气血、沟通表里上下、联络脏腑组织器官的一个系统。经络系统,包括经脉、络脉、经别、经筋、皮部等。经络学说,是研究人体经络系统的生理功能、病理变化及其与脏腑、气血津液相互关系的学说。《内经》还记载了俞穴的分布及其在治疗中的应用。

人体经络现象的发现及经络学说的问世,被称为中国古代的"第五大发明"。它不仅为针刺技术的推行奠定了理论基础,而且在整个《内经》理论体系中占有极为重要的地位,对中医理论及临床医学的发展具有重要学术价值。《灵枢·经脉》言:"经脉者,所以能决死生,处百病,调虚实,不可不通。"《灵枢·经别》又言:"夫十二经脉者,人之所以生,病之所以成,人之所以治,病之所以起,学之所始,工之所止也。"有人认为人体经络现象的发现及经络学说的问世有可能改变世界医学对揭示人体生命现象的认知,从而形成新的医学理论。

(6)病因病机。病因病机是阐释疾病的起因及其发生、发展和转归规律的学说。《内经》认识到外在自然气候的反常变化和内在情志的刺激是导致疾病发生的两大重要致病因素,前者称为"六淫",后者称为"七情",并根据这些病因的来源不同将其分为阴阳两大类。致病因素作用于人体后能否使人发病,发什么病,还与人体内的正气强弱、个体体质特点、精神状态有着重要关系。《内经》提出了"正气存内,邪不可干""邪之所凑,其气必虚"的重要发病观,强调正气在发病中的重要作用,正气不足是发病的先导。

在病机理论方面,《内经》以邪正盛衰、阴阳失调、升降失调阐释病变的基本机理,提出了著名的"邪气盛则实,精气夺则虚",以及"百病生于气"的学术论断。在《素问·至真要大论》中提出了"病机十九条"作为审察分析病机的示范。至于疾病的传变与转归,《内经》除指出某些"卒发"疾病无明显传变规律外,着重提出了表里相传、循经传变、脏腑相移和循生克次第传变等多种方式,均示人以规矩。

(7)病证。病证之"病"指疾病,"证"即证候。《内经》中"病"与"证"的含义未严格区分。病证是指在一定条件下致病因素作用于机体,引起人体脏腑气血功能失调的病理过程。

《内经》中有关病证的记载,内容十分丰富,据粗略统计,所载病证名称达300余个,涉及内科、外科、妇科、儿科、五官科等多门临床学科。《内经》中有许多以病证立篇名的专论,如《咳论》《痹论》《痿论》《厥论》

《风论》《举痛论》等,这些专论就该病证的病因病机、证候分类、疾病转归、治疗原则、护理保健等作了系统的阐述。其中关于证候分类采用了脏腑分证、经络分证、病因分证等方法,这些乃是后世脏腑辨证、经络辨证、病因辨证的雏型。《内经》关于病证的理论,反映了《内经》时代的临床水平,也为后世临床学科的发展开拓了先河。

(8)诊法。即诊断疾病的方法。《内经》诊法的内容包括望、闻、问、切四诊,其中对望色和切脉的论述尤为详细,有很大的实用价值。

望诊方面,通过观察面部色泽变化的善恶,可以推断五脏疾病及其预后;通过望形体姿态,可以测知体质的强弱和疾病的轻重。切诊方面,着重对脉诊作了较为详细的阐述。诊脉的方法有遍诊脉法、三部九候诊法、人迎寸口脉诊法以及寸口脉诊法等。《内经》还发明用健康人的呼吸来测定患者脉搏迟速的诊断方法,所谓"常以不病调病人"。对寸口脉诊的原理、20余种脉象的主病、"真藏脉"(即脏气衰竭时出现的危险脉象)的脉象特征和预后,以及诊脉的注意点等作了较系统的阐述。《内经》强调诊察疾病必须望、闻、问、切"四诊合参",才能作出正确的诊断,所谓"能合色脉,可以万全"。

(9)论治 包括治疗原则和治疗方法。论治疾病是以正确的诊断为前提和依据的,而治疗原则的实施又要通过一定的治疗手段和方法作用于人体,从而发挥治疗效应。《内经》所记载的治疗方法甚多,如砭石、针刺、灸焫、药物、熏洗、药熨、敷贴、按摩、导引、饮食和精神疗法等。对针刺疗法的阐述尤为详尽,从针具、针刺取效的原理、针刺的手法、针刺的治疗范围、治疗的宜忌以及据病选穴等均有记载。《内经》的价值在于它提出了一整套治疗理论。例如,倡导"上工治未病",强调"善治者,治皮毛"的早期治疗观点;治疗的根本目的是"谨察阴阳所在而调之,以平为期",提出"治病必求其本"的观点,在治疗过程中要根据季节气候、地区以及人的体质等因素制定适宜的治疗方案。至于具体治法,大致可分为正治法和反治法两大类。正治法如"寒者热之,热者寒之"等,反治法如

"寒因寒用,热因热用"等。上述治则与治法仍然是今天临床实践应该遵循的准则。

2. 汇聚古代科技伟大成就

春秋战国至秦汉时期我国思想界"百家争鸣,百花齐放",学术气氛空前活跃,自然科学方面有很多辉煌成就。《内经》成书于西汉末年,其理论体系的形成保持了充分的开放性,多方位吸收了当时天文、历法、地理、气象、物候、生物、数学等众多自然科学的成就,成为奠定具有多学科融合特色的中医理论体系的重要基础。

(1)天文学成就

① 宇宙结构观。至汉代,盖天说、浑天说、宣夜说三种对于宇宙结构的认识学说已成形,《内经》运用盖天说这一宇宙模型来类比和解释人体的结构,如《内经》以天地阴阳盛衰为喻,来解释"天不足西北,故西北方阴也,而人右耳目不如左明也"。《内经》继承并发挥了浑天说,认为人脚下的地球是处在宇宙的中央,靠着大气的力量支撑起来。宣夜说体现在《内经》将宇宙称为"太虚",指出元气是万物的渊源和归宿,并认为"天至高,不可度,地至广,不可量,此天之高,地之广也,非人力之所能度量而至也",以朴素直观的形式表述了宇宙空间无限的观点。

② 天体运行。《内经》对于天体的运行也有诸多记载。《灵枢·卫气行》所谓的"子午为经,卯酉为纬"即是指天体上的一些标志,可以精确地观测并标记天体的位置和运动规律。《内经》记载了太阳在黄道上有周年视运动和周日视运动两种规律,并认为这两种运动均与人体功能活动有关,用太阳周年视运动规律来解释人体结构,认为人体有"十二经脉,三百六十五络",分布在经络上的腧穴也是"三百六十五以应一岁",以及运用四季节律,构建了"四时五脏模型"。

(2)历法学成就

所谓历法,就是把年、月、日、时等各种时间周期作适当的组合,以适合社会生产和生活的需要。《尚书·尧典》曰："乃命羲和,钦若昊天,历象日月星辰,敬授人时。"指出历法以日月星辰的运行为依据,历法的功能在于反映天地阴阳之气消长的律数,并最终落脚于生命运动的节律与天地日月相应的主题上。《内经》记载了四分历、阴历、阳历、阴阳合历等历法。

① 授时方法和工具。古人以昼夜交替的周期为一"日",以月相变化的周期为一"月"(现代叫做朔望月),以寒来暑往的周期亦即地球绕太阳一周的时间为一"年"(现代叫做太阳年),以朔望月为单位的历法是"阴历",以太阳年为单位的历法是"阳历"。在记时方面,中医学家将其广泛地运用于中医学领域。就一年而言,《内经》有"大小月三百六十五日而成岁,积积余而成盈闰"的记载。就一日讲,将一日等分百刻,划分为不同时段,并用此研究人的生理和病理。在授时方法上运用了百刻计时、圭表测影和正月建寅。《素问·六节藏象论》运用"圭表"来测定节气日期,有"立端于始,表正于中"的记载。"立端于始"乃是对一年中二十四节气的确立而言的。即古人将二十四节气在一年中的时间起点确定在冬至这一天。《内经》中还运用"斗纲""斗建"来计算时间,正月为一年之首,太阳为诸阳之首,故正月属于太阳,而月建在寅,是阳气升发的季节,但此时阴寒之气尚盛,病及于经,所以腰肿、疼痛,此处即是根据北斗指向推知四时阴阳变化来解释六经证候的病理机转。

② 季节的划分。《内经》对于季节的划分有四季、五季、六季之别。《素问·六节藏象论》建立了一个四时阴阳与藏象之间的对应关系,《素问·四气调神大论》又告诉人们要根据四时气候规律来养生。季节的五分法是将一年分为五个季节,在春夏与秋冬之间加入一个长夏,长夏由土所主。六季又称为六节或六气,是按照气候特征将一年划分为六个阶段,每节各有相应的气候特征与之相配,其顺序是:厥阴风木、少阴君火、少阳相火、太阴湿土、阳明燥金、太阳寒水。六气六步,每气各主 60 日 87 刻半,这就是《素问·六节藏象论》所谓的"六六之节"。

③ 十月太阳历。在我国夏代之前,曾经使用过十月太阳历,全年分十个月,每个月主三十六天,以十天干命名,再将十个月与五行结合,分为五季,每季二个月七十二天,从而呈现为甲、乙属木,丙、丁属金,戊、己属土,庚、辛属金,壬、癸属水的规律。虽然西汉时期主体的历法已经被十二月历替代,但古十月历在《内经》中仍有记载使用,并且多与季节、五脏、五行结合来论。《内经》中的年分为五季,每季七十二日,这正是十月太阳历的最基本的结构。

④ 太阴历。太阴历是以月亮在白道(月亮运行的轨道)运行一周的时间为单位加以计算的。历月平均值大致等于朔望月,历年为 12 个月,其中 6 个大月(30 日),6 个小月(29 日),全年共计 354 日。由于朔望月的实际长度与朔历年实际日数相差 0.367 1 日,所以,太阴历采取每三年置一闰的办法,即把第三年的二月改为 30 日,于是太阴历的闰年就有 7 个大月,5 个小月。以月相变化周期为时间单位,《内经》已观察到月相变化是有周期性的,并同人体生理、病理以及治疗等联系起来,在临床上亦极有意义。

⑤ 阴阳合历。阴阳合历是以朔望月作为月的时间单位,以太阳年作为年的时间单位,历年十二个月,由于太阳历为 365 日多,太阴历为 354 日多,两种历相合,岁差 10 多日,只好用置闰的办法来解决,19 年的岁差合起来差不多有 7 个月,于是就采用了每 19 年置 7 个闰月的办法,这就是 19 年七闰法。《内经》中一年是按 365.25 天计算,因每年余 1/4 天,故又称四分历。如《素问·六节藏象论》所言:"日行一度,月行十三度有奇焉,故大小月三百六十五日而成岁,积气余而盈闰矣。"《素问·阴阳别论》载:"四经应四时,十二从应十二月。"即是说一年有 365 天,共有 12 个月,大月 30 天,小月 29 天,大小月共 354 天,与太阳回归年相差 11 天余,因而隔些年加置闰月,这与《尚书》"以闰月定四时成岁"相同。其岁首及观测方法如《灵枢·九宫八风》篇所言,据太一(北极星)定位,从冬至日算起,在一年中从中央到八方移行而定节气。

⑥ 五运六气历。《内经》所创制的"五运六气历"是在整体观念指导下，以五行的归类方法和生克制化理论，以干支甲子系统为演绎工具，阐明六十甲子年中天度、气数、气候、物候、疾病防治规律，因而《内经》的"五运六气"历法是蕴涵有丰富医学气象学和时间医学相关内容的特殊方法，是最早的医学气象历法。

（3）地理学成就

① 东南为阳，西北为阴。《内经》对自然地理的区划采用了阴阳分类方法，东南地势低属阳，西北地势高属阴，如《素问·五常政大论》云："天不足西北，故西北方阴也……地不满东南，故东南方阳也"，《素问·五常致大论》明确指出"东南方，阳也。阳者，其精降于下，故右（南方）热而左（东方）温。西北方，阴也。阴者，其精奉于上，故左（北方）寒而右（西方）凉。"明确指出了在地理上东南地区属阳，西北地区属阴。《素问·五常政大论》论述地势高下与气候、物候变化以及人体健康之间的关系时指出"高者其气寿，下者其气夭"，认为西北地高气寒，阴寒之气用事，致使生化较慢而万物晚成晚衰，元气不易耗散，所以长寿；东南地低气热，阴热之气用事，致使生化较快而万物早成早衰，元气容易耗泄，所以多夭。

② 五方说和九野说。《内经》对地域的划分还有五方说和九野说。《素问·阴阳应象大论》运用五行学说，以五方配五脏、五体、五味等说明人体与内外环境的关系。《素问·天元纪大论》等篇中提到"五位"，系指五方之位。而《素问·异法方宜论》亦采用五方区划法，分别论述了东西北南中五方各自的地理位置、地形地貌、水文、气候、物候、物产以及人的生活习俗、体质特点与发病情况，初步反映了自然地理环境及人文地理环境与医疗的关系。

（4）气象学成就

① 大气及其运动。《素问·六微旨大论》指出人所赖以生存的地球是被大气包围着的，有"上下之位，气交之中，人之居也"，明确指出人类

生活的大气层正处于气交之中,主要的大气现象都在这一空间发生。《内经》将大气分为阴阳两大类,由于两者的相互作用,"阳化气,阴成形",对天地云雨作了朴素的说明。《内经》中涉及的大气现象主要有寒、温、风、雨、云、雾、露、霜、雪、雹、雷等。《内经》认为大气层的变化处于永恒的运动之中,指出大气运动的原因是"天"与"地"之间相互作用的结果,"高下相召,升降相因而变作矣"。

② 气候变化。气候的变化首先有其周期性。在年周期变化里有四时、五运、六气、二十四节气。四时气候变化,主要反映气温的年周期变化,是四时阴阳消长更胜的结果。但是由于我国气候的特点,一般是春秋两季短,而冬夏两季长。这样,按照平分的四季时间去规定较为确切的"候应",肯定是不尽理想的。所以,中医理论不但采用了四时制,还分别采用了五季、六气、八节这样几种更为详实的气候划分模式去符合一年中的气候变化阶段。五运是按气候的特征将一年划分为五个阶段,在四季温热凉寒基础上增加了湿。六气是按气候特征将一年分为六个阶段,六气按五行相生次序分为六步,每步各有相应的气与之配合,分别为风、热、暑、湿、燥、寒六气。《内经》在论述人体与自然变化的关系及自然界万物生长、变化规律时还用到了八节和二十四节气等概念。《素问·阴阳应象大论》言:"天有八纪",这里的"八纪"即是二分、二至、四立,是太阳在黄道上的八个不同位置时地球上的气候有所不同而有四时气候的差异。《内经》除重视由地球公转所产生的四时六气外,还注意到由地球自转而产生每日旦、午、暮、夜的不同气候。

(5)物候学成就

① 物候周期规律。《内经》认为物候现象是年度循环的。《素问·四气调神大论》记载了一年的春生、夏长、秋收、冬藏的规律。《素问·六节藏象论》指出物候变化受气候年度变化的影响,且这种循环是建立在四时二十四节气和七十二候的基础之上的。《素问·金匮真言论》将方位、季节、气候、星宿、品类、谷物、牲畜以及人之形体脏腑组织置于五行理论体

系之中,为我们建立了自然界五行联系模式。

由于物候是以气候为转移的,并不完全随着时日而改变,因此,应该根据实际气候变化观测物候变化,"天地阴阳者,不以数推,以象之谓也"。《内经》认为地域高低方位不同,物候有异,并运用阴阳之气盛衰的理论加以论述。《内经》能认识到气候、物候随地势高下而转移的观点是难能可贵的。

② 岁运与物候。《内经》特别注重不同年份的物候表现,详细地论述了五运太过不及、淫郁胜复、六气司天在泉、运气相合而出现的复杂的气候变化,以及这些气候致使自然界出现的各种各样的物候现象,并以此探求气候变化规律和物候变化规律。运气学认为病候表现与物候变化同步,并受气候变化的影响。《素问·五常政大论》等篇中详细论述了五运三纪(平气、太过、不及之岁)的气候、物候、病候特点,以及其与自然界植物生长、人体脏器的相应关系。在运气学说里广泛使用的干支记年记月法中,本身就包含了四时阴阳递变,万物生化的物候思想。十干与十二子的排列,本意也就象征了万物由发生至少壮而繁盛,再衰老死亡又重新更始的物候演变顺序。这些都是古人在长期的生活中体验总结而来的。甲子记时法,原意就在说明万物发展演变的次递,说明了四时阴阳的循环往复。

(6)数学成就

古人对一至九自然数的基本内涵及其特性有深刻的研究和特殊意义的规定。《内经》中主要以文字数学形式描述人与自然的关系和生命活动的规律,有选择地运用数的观念,运用抽象的数学形式讲理。如《素问·金匮真言论》所云:"东方青色,入通于肝……其数八",其中"八"为肝木的成数,是木的时(春季)空(东方)生数(少阳生发)"三"加脾土的生数五(五行无土不成),以此演示时序、方位、阴阳生化、五行之理,并合之于人,说明五脏时空与功能特性,是《内经》依据"象为主,数为用"的原则论证藏象相关理论的方法之一。此外,《内经》认为"数"字符号和天地万物一样也具有阴阳五行属性,广泛地应用于五行生成数的组成搭配。《内经》确定"数"的五行属性运用了两套理论:一种是天干、地支之数的五行属性划分,一种是五行生成数的划分。

《内经》计算与运数的大量应用形成了建构藏象理论体系的阴阳、五行、八卦、河图、洛书等数学模型。

① 阴阳数学模型。《内经》主要是用"阴道偶,阳道奇"之理来说明事物的对称性,进而从其阴阳应象的法则来类推事物的属性,即《素问·五行运大论》所言:"天地阴阳者,不以数推,以象之谓也"。这里也明确地道出了阴阳学说的模型特征。古人以这个数学模型作为区别事物主要属性的法则,以"阴平阳秘""法于阴阳,和于术数"为养生保健的总原则。根据这个模型又可以推导出中医对健康和疾病的定义,即"一阴一阳谓之道,偏阴偏阳谓之疾"。这样又可以推演出一个病理模型,指出:在阴阳失调时,病理演变是一个由连续变化而致突变的过程,人体受邪并不一定全都发病,病与否的状态由"阴"或"阳"的强弱而定、正虚邪强到一定水平致阴阳失调到一定阈值则为病;病有轻重,由不病到病或由病到愈皆是突变。

② 五行数学模型。五行之要在于通过诸元素间生克稳态关系的相互作用而实现系统稳态,故五行实质是表述系统稳态规则的模型。五行相生相克的结果产生了"亢则害,承乃制,制则生化"。这种亢害承制的合成效应有两种趋向,一种是实现稳态的平衡,即《素问·天元纪大论》所谓的:"五行之始,各有太过、不及也。故其始也,有余而往,不足随之,不足而往,有余从之"。反之,即是失常状态的"乘侮",为失稳态。可见以表述生克特征的五行数学模型,不仅可以表述整体的和系统的稳态,而且也可以表达失稳状态。这个模型既可用于解释自然的胜复,也可用以解释人体脏腑间的生理病理机制,以此成为指导辨证用药的原则。

③ 河图洛书数学模型。《河图》《洛书》载于《周易·系辞》,是古人用图象形式表述的数学模型。《内经》并未直接引用《河图》《洛书》内容,但

其基本理论如五行生克及其时空特性、数理规律、五脏时空涵义、功能及其相互关系等,均与《河图》《洛书》数学模型有关。《内经》用《河图》数学排列之时空涵义,推论脏腑气化过程中的生克制化规律,认为肝升肺降、心肾相交、脾主中宫,以及五行生成数之阴阳互根、气化过程及气化强度的太过不及等,对中医学理论的形成和临床应用都有重要的意义。《洛书》在《内经》中主要用以确定四方区位、四季时令、二十四节气,并与后天八卦配合,演变为预测气候与疾病关系的"九宫八风图"。

④ 九宫八风模型。《内经》将八卦与"洛书"相结合,即按后天八卦依次序填入"洛书"的九格里,这样便确定了方位,再根据北斗每年绕北极星旋转一周的观测而明四时、定节令。根据过宫时节风向的逆顺,便可判断气候正常与反常,进而推测气候变化对人的影响。除中央以外的八宫,每宫主二十四节气的三个节气,约 46 日,每格都具有卦象、数、时间、方位统一的概念。在《灵枢·九宫八风》和《岁露》就是这种模式和医学、占卜的揉合。

综上所述,《内经》的自然科学成就为中医学理论体系的建立奠定了坚实的基础,为后世树立了多学科研究医学的光辉范例。近些年来对于《内经》自然科学成就的研究在研究对象上涉及天文、历法、地理、气象、物候、数学、生物、农学等多学科,比较全面地涵盖了《内经》的多学科内容。

《内经》与多学科的有机结合本身说明多学科研究医学的重要意义。在哲学思想指导下,借鉴多学科的理论、方法和技术,研究中医传统的独特的理论,探索其规律,揭示其本质,使中医理论得到严密的科学论证,不仅论证了《内经》理论所包含的科学因素,促进了中医学新兴学科、交叉学科的建立,而且通过多学科理论方法的移植、渗透、融合,为中医学从多层次、多元化角度认识人体和疾病,建立现代化中医学新体系,形成更加先进的科学体系,开辟蹊径。可以毫不夸张地说,《黄帝内经》是中国传统文化的一颗璀璨明珠。

二、《黄帝内经》为世界医学开启认识生命的另一扇门

恩格斯关于生命的定义："生命是蛋白体的存在方式。"这种存在方式本质上就在于这些蛋白质、核酸和酶三类生命分子的复合体。生命的本质是蛋白体的同化作用和异化作用的对立统一和矛盾运动。生命过程，就是蛋白体不断自我更新、自我复制、自我调节的过程。

中医学不是简单的医学，中医学是关于生命的科学，是具有东方文化色彩的医学科学。如果说西方医学用逻辑思维与实证方法打开了认识生命的一扇门，那么中医学用富含中华文化的哲理和实践经验为世界医学打开了认识生命的另一扇门。中医学经典是展示东方文化哲学智慧认识生命的经典。

● 人是天与人、形与神关系的总和

1. 人是"天—地—人"关系的总和

马克思指出："人的本质不是单个人所固有的抽象物，在其现实性上，它是一切社会关系的总和。"马克思主义的人性学说认为，人的本质属性主要不是人的自然属性，而是人的社会属性。不能离开一定的社会关系来谈人的本质。

中国传统文化在"天人合一"思想指导下认为，认识"人"必须联系"天"，"天"的本体是"人"。传统文化中的"天"以"人"为基础和起点。人体是一个"小宇宙"，宇宙是一个"大人体"。"天"就是大写的"人"。中国的先人们无论探讨宇宙的生成或探索生命的奥秘，实质上都是围绕着"天人"关系这个核心展开的。"天人之学"是中国哲学的思维起点，也是中国人最基本的思维方式。哲学研究的是自然之根本原理和人生的最高准则，

中国哲学实质就是"天人之学",中国传统文化也可以概括为"天人之学"。

中医学与哲学息息相通。哲学有医学的目标(关怀人、爱人),医学有哲学的基因,强调"天人合一",人是"天—地—人"关系的总和。由此学界把哲学理解为"生命哲学",中医学是中国人的生命科学,把医学与哲学都作为"人学"。中医学从"天地人三才一体"思想出发,从生命的演化过程中把握生命活动规律。《内经》"人与天地相参(应)"的思想是对中国传统文化"天人合一"思想的重大发展,是中医学最基本的核心理念,它贯穿于中医学理论体系的全部,并作为临床疾病防治实践的指导思想。

2."形神合一,乃成为人"

《内经》受形神一元论观点的影响提出:"形神合一,乃成为人"。形与神是生命的基本要素。形指形体,包括脏腑经络和各种器官组织;神指人的精神活动和生理功能活动。在中医眼中真正完整的生命体必须是形神俱备、形神合一的,才会表现出生命力,才会是一个活体的人。

综上所述,中医学认为人是天与人、形与神关系的总和。

二 生命是天地阴阳相互交感的产物

1."天地合气,命之曰人"

从哲学角度说明了人类生命是天地演化的产物。恩格斯在《自然辩证法》中指出:"生命是整个自然界的结果。"大自然是人类赖以生存的源泉,人离不开大自然,也必然要受到自然的制约。古代哲学家、医学家在探讨万物生成和宇宙本原问题的时候也提出了人的起源问题。《庄子》曰:"通天下一气耳"。天下都是一种"气"。"人之生,气之聚也;聚则为生,散则为死"。人的存在就是气的集聚,气聚就是生,气散就是死。《内经》载:"人以天地之气生,四时之法成""天地之大纪,人神之通应也"。人与自然界遵循着同一自然规律,人的生命活动规律与自然界的规律是相通相应的。

2. 人体是男女阴阳和合的结晶

《内经》记载："故生之来，谓之精，两精相搏谓之神。"男女交媾，阴阳精气结合，才有了胚胎，有了新生命的孕育乃至诞生。人的生命来源于父母阴阳两精相结合的产物。即精成而后神生，形神俱备乃成为人。这是《内经》从医学的角度阐述了生命的来源，认为精气是构成人体的根本。

3. 生命的本质：气化运动

法国哲学家柏格森说："运动是生命的本质"，从哲学来说生命本质是物质运动的一种形式。《内经》认为，中医学是生命演化方式的科学，不是人体结构存在的科学。生命就是生物形体的气化运动，气化运动的本质就是化气与成形（"阳化气，阴成形"），化气与成形的对立统一是生命过程中最根本的矛盾运动。

"气化"是新陈代谢的代名词。现代生物学认为，新陈代谢是生物体生命活动存在的基本方式。而中医所说的气化内涵，实际表达了人体这一复杂生命过程中物质和能量的转化、代谢过程。这就是中医学对人类生命活动本质的表达。气化是人体代谢的基本形式。中医学属于"气化医学"：气化是自然界万物之变化的基本形式，气化是人体生理病理变化的基本机制。有云"中医学详于气化，略于形质"。

阴阳交感互用乃气化之本，升降出入是气化运动的主要形式，"升降出入，无器不有"。中医学研究的对象是人的生命过程中各种运动方式之间及其与自然、社会的各种运动方式之间的相互关系和相互作用。研究的目的在于人的生命过程的自我实现、自我发展与和谐状态。因此，从某种意义上讲，中医学是治人的医学，而不是治病的医学，中医通过治人达到治病的目的。所以，有哲人将中医学称为"人学"。

三 健康的本质是和谐：天人和、心身和、气血和

什么是健康？回溯 20 世纪中期，人们普遍概念认为"没有疾病就是健康"。至 1977 年，世界卫生组织将健康概念确定为"不仅仅是没有疾病和身体虚弱，而是身体、心理和社会适应的完好状态"。

令人惊奇的是，两千余年前的《内经》在《灵枢·本藏》就告诉我们，健康的标准是"气血和""志意和""寒温和"。"气血和"是指气血运行和畅，实际是指躯体活动正常；"志意和"可以理解为精神活动正常；"寒温和"指人能适应外界寒温环境，实际是指人能够适应自然环境。健康就是一种人体和谐的状态：天人和、精神和、气血和。世界卫生组织将健康的标准定为"身体、心理和社会适应的完好状态"，而《内经》将健康理解为躯体、精神及适应自然环境（实际包括社会环境）的和谐状态。两者相互比较，一个"和"字，突显了中国传统文化的哲学精髓和最高智慧，意味深长，足以证明中国医学家的哲学智慧。

四 疾病是人体对内外致病因素的反应

疾病是怎么发生的？

"疾"，一个病字框，里面是一个"有的放矢"的"矢"。这个"矢"就是"射箭"的"箭"。它告诉你，那些从外而来侵害你身体的东西就像一个人朝你放的冷箭，比如，感冒、风寒、传染病这些外来因素引起的不适就叫"疾"。概括地说，疾病是人体对内外致病因素的反应。具体来说，疾病是机体在一定的条件下，受病因损害作用后，其自稳调节功能紊乱而发生的异常生命活动过程，并引发一系列代谢、功能、结构的变化，表现为症状、体征和行为的异常。

中医的病因是如何确定的？中医学是通过"审症求因""辨证求因"来

确定病因的,六淫的意义主要依据人体对病邪的整体反应来确定的。实际上六淫的概念已经从最初的六种气候因素(风寒暑湿燥火)演变为能够使人体产生六种症状(证候)的病因符号。医生通过六种症状(证候)来反推其所感受的病邪。中医学认为,疾病是内外致病因素作用于人体,破坏了人体脏腑气血阴阳的和谐状态的结果。

🅥 治病总目标:"致中和";治疗大法:"和其不和"

1. 中医学不是治病的医学,而是治人的医学

前文我们已经说过,中医学是人学,是通过治人达到治病的目的,人为本,病为标,正为本,邪为标。中医治疗疾病并不直接单纯地针对实体性病因,而是综合地针对病因在机体产生的反应与形成的证候,通过辨证施治恢复机体的协调平衡。

2. 中医治病的总目标:"致中和"

一般来说,治疗疾病的目标是祛除疾病,恢复健康。对中医来说通过辨证之后,采取各种治疗措施,治疗因内外致病因素作用于人体而产生的种种不和谐(证候),最终达到"致中和"这个总目标。何谓"致中和"?《中庸》载:"中也者,天下之大本也;和也者,天下之达道也。致中和,天地位焉,万物育焉。"意思是:达到了中和,天地便各归其位,万物便生长发育了。所谓"致中和",致,达到的意思;中,中正平和、不偏不倚;和,和谐协调的状态或境界。"致中和",达到天下大道的理想境界,对于治疗疾病来说,就是脏腑气血阴阳恢复"中和"的状态,就恢复了健康。

3. 治疗大法:"和其不和"

中医治疗疾病的方法很多,归纳起来主要有汗(发汗法)、吐(催吐法)、下(攻下法)、和(和解法)、温(温热法)、清(清热法)、消(消导法)、补

(补益法)八大方法。其中"和"法有广义与狭义之分,广义的和法,可以概括所有的治法,即指一切致病因素而导致人体的脏腑气血阴阳失和而采用的"和其不和"的方法;狭义和法专指和解法,如和解少阳、和解脾胃等。《景岳全书》"和略"中所说的应该指广义的和法:"和方之剂,和其不和者也。凡病兼虚者,补而和之;兼滞者,行而和之;兼寒者,温而和之;兼热者,凉而和之,和之为义广矣。亦犹土兼四气,其中补泻温凉之用,无所不及,务在调平元气,不失中和贵也。"

"和"在中国传统文化中体现了最高的价值标准。现代学者李中华说:中国哲学的智慧,集中体现在一个"和"字上,它不仅是中华民族的基本精神和基本特质,也是中国哲学和中国文化的最高价值标准。

六 养生实质是珍爱生命,"治未病"体现人类忧患意识

1. 养生的内涵

养生的实质是养护生命,充分体现了以人为本,生命至上,珍爱生命的精神。这与中国哲学是生命的哲学的基本精神一脉相承,也是中医药文化基本的核心价值观。这种精神专注于生命的价值和对个体尊严的尊重,并处处体现在医疗实践活动中人性化的处理方式。《内经》有"宝命全形"之说,意指珍爱生命,保全形体。医乃仁术,治病救人是履行"宝命全形"天职,敬畏生命是天道。西汉思想家董仲舒说:"能以中和养其身者,其寿极命。"梁代养生家陶弘景说:"能中和者,必久寿也。"

2. "治未病":体现人类的忧患意识

《内经》载:"圣人不治已病治未病,不治已乱治未乱,此之谓也。夫病已成而后药之,乱已成而后治之,譬犹渴而穿井,斗而铸锥,不亦晚乎。"中医学的"治未病"思想充分体现了传统文化居安思危的忧患意识,居安思危则安,居安思安则危;未病思防则健,未病不防则病。

从文化和哲学角度来分析,忧患意识实际是一种"超前意识""风险意识",是促进医学发展的重要动力,也是医学的最高境界。"治未病"是治病的最高境界。明代袁班《证治心传》曰:"欲求最上之道,莫妙于治其未病。""治未病"是"最上之道",也就是治疗疾病的最高境界。

三、《黄帝内经》的思维方式

一 基于"天地人三才"的整体思维

关于"三才"此名词的确切起源,现存文献最早见《周易·系辞下》载:"有天道焉,有人道焉,有地道焉,兼三才而两之。"将天、地、人立为三才,作者将纷繁复杂的宇宙、变化万端的世界最根本性的决定因素,都归结到三才范畴。三才观是中国人的宇宙观和方法论,即将人置于天地人交互影响的大视野下,在具体的时空中去探讨生命活动的规律。

"三才思想"是《内经》重要的学术思想,充分体现了整体思维理念。《内经》认为,事物与事物之间存在着密切的联系,每一事物内部间的各个部分更是相互联系不可分割的,中医学的整体观念既重视人与自然环境和社会环境的统一性,又强调人体自身的统一性和完整性。

所谓整体思维,即以联系的观点认识事物的一种方法,用此方法来认识人与自然的关系,便形成了天人合一的自然观;而天人合一观把人和自然界看作是一个互相对应的有机整体。《内经》在探究人体生命活动规律过程中,并不是把人体分割成各个部分孤立地加以分析研究,而是从人体内部之间的相互联系和人体与自然界相互联系中加以认识的,认为人与自然是一个统一的整体(天人合一)、人是一个有机整体(五脏一体)。

天人合一意思泛指人与自然是一个统一的整体。《素问·至真要大论》言:"天地之大纪,人神之通应也。"所谓"人神",是指人的生命活动现象,人体的生理活动规律与自然界变化的"大纪"是基本一致的。故《素问·举痛论》曰:"善言天者,必有验于人。"人的生命现象属于自然现象的一部分,因此,自然变化的某些法则与人体生理活动的原理是一致的。这是《内经》"天人合一"观的立论基础。《灵枢·岁露论》载:"人与天地相参也,与日月相应也。"

另一方面,《内经》认为,构成人体的各个组织器官,在结构上相互沟通,在功能上相互联系、相互协调、相互为用,在病理上相互影响。具体体现在五脏一体、形神合一等方面。《内经》藏象理论是以五脏为中心组成五个功能系统,通过经络将六腑、五体、五官、九窍、四肢百骸等全身组织器官联系成一个整体。

《内经》藏象学说以五行原理为基本框架,将自然界的五方、五时、五气、五化等与人体五大功能系统密切联系,勾划了一个外内相应的整体模式。以肝为例,肝属木,主春季,应东方,通于风气,与生气相应,余脏类推。

《内经》正是从整体认识人体的基本观念出发,要求医生在诊治疾病中不仅着眼于病变局部的情况,而且重视整体对局部的影响;不仅注意人体本身的变化,尤其要联系自然社会环境因素对人体的影响。在诊断疾病时要审察内外,无失气宜;治疗中立法用方因时因地制宜,"必先岁气,无伐天和",否则"治不法天之纪,不用地之理,则灾害至矣";养生中必须"法于阴阳,和于术数""顺四时而适寒暑,和喜怒而安居处,节阴阳而调刚柔。如是,则僻邪不至,长生久视"。

二 基于"立象尽意"的意象思维

意象思维是中国传统文化最具特色的思维方式。《周易·系辞上》载:"圣人立象以尽意。"设六十四卦以阐述演绎天道人事。所谓意象思维,是指思维主体将物象或拟象(符号、概念、模型)作为思维工具,运用直觉、比喻、象征、联想、类推、顿悟等方法来表达对世界认识的一种思维

方式。(严世芸:《中国传统哲学视域下的中医学理·意象思维·援物取象比类》上海科学技术出版社,2020年)

意象思维在中国古代被用于自然和社会的各个方面,以此来解释分析或推测事物的某些体征及发展趋势。《内经》受《周易》思想的影响和渗透,通过意象思维来把握认识人体的特定属性、形态结构、生理功能及病变规律等,进而形成独具特色的理论体系和丰富的诊疗策略。后世医家也对意象思维进行了运用和诠释,并不断拓展和丰富了意象思维的内涵。

例如,《素问·五运行大论》记载:"地者,所以载生成之形类也;虚者,所以列应天之精气也。形精之动,犹根本与枝叶也,仰观其象,虽远可知也。"大地上的有形物类和天空中的日月星辰及大气的变化,似根本与枝叶,紧密相联,人们可以借助这种"根叶"关系,即根据地面上事物的变化推测天空中的情况。《灵枢·刺节真邪》说得更明白:"下有渐洳,上生苇蒲,此所以知形气之多少也。"从苇蒲的生长情况可以推断苇蒲下面的湿地大小以及肥瘠情况。《灵枢·外揣》还以形与影、响与声的因果关系为例提出了"司外揣内""司内揣外"的认识方法。医学家将这些方法引入医学领域,通过体外的表征来把握人体内部的变化规律。就是对活着的人体进行整体的观察,通过分析人体对不同的环境条件和外界刺激的不同反应来认识人体的生理病理规律。这就是"司外揣内"的方法,《素问·阴阳应象大论》提出的"以表知里"方法,与此意义相同。《内经》中关于"藏象"的含义,张介宾诠释得最为晓畅:"象,形象也。藏居于内,形见于外,故曰藏象。"《内经》的藏象学说正是运用了"司外揣内""以表知里"的意象思维方法,研究"象"和"藏"之间的相互关系,以此把握生命活动规律。

"司外揣内"方法是建构《内经》理论体系的重要方法,实际是意象思维的具体运用。现代控制论的"黑箱"方法与此类同。由于此法没有肢解对象,干扰破坏对象固有的各种联系,因此,"失真"较少,可获得许多用还原分析方法所无法获得的信息,并从总体上把握对象之间的错综联系和变化,具有一定的科学性和优越性。

援物比类，又称取象比类，也是意象思维的具体运用。这种方法的特点是，在掌握大量感性材料的基础上，通过把两个或两种不同的事物或现象联系起来加以比较，找出它们之间相类似或共同的地方，然后把已知的某一事物或现象的有关知识和结论，推论到与之相类似或有共同的现象或事物，也可能具有相同的知识和结论。《素问·示从容论》曰："援物比类，化之冥冥。"表明它是医家常用的认知方法。例如，《灵枢·五变》用匠人以刀斧砍削树木作比类，说明为什么"一时遇风，同时得病，其病各异"。这个类比，从刀斧砍削树木其结果不同的原因在于树木本身质地的差异，推论出外来病因相同，而发病情况不同的原因在于机体本身体质的差异。《灵枢·逆顺》以兵法类比针刺治法，"兵法曰：无迎逢逢之气，无击堂堂之阵。刺法曰：无刺熇熇之热，无刺漉漉之汗"。打仗和针刺治病都是对立双方进行较量，两者有相似之点，故可将两者进行类比。作战时，如果敌人士气锐盛，阵容严整，则不可轻易冒进迎击；治病时，当患者呈现大热、大汗之时，病邪及病势正旺盛，不可施针，必待其衰退方可刺之。

德国近代著名哲学家康德曾经说过："每当理智缺乏可靠论证的思路时，类比这个方法往往能指引我们前进。"《内经》善于从意象思维出发，把一些看起来很不相同的事物或现象通过"援物取象比类"，把握其中的规律，这是非常高明的逻辑方法。

三　基于"崇中尚和"的中和思想

中和思想在中国古代哲学史上可以追溯到很早时期，"和"字起源甚早，甲骨文中作"龢"。《说文》：龢"音乐龢调也"。《乐记》："君子之听音，非听其铿锵而已也，彼亦有所和之也。"和指音乐和调。金文中出现"盉"字，《说文》释"盉，调味也。"和指调酒、调味器具。《易经》的"中和则吉"体现了其对"中和"的追求，故有学者认为，"整部《周易》始终都贯穿了'崇中尚和'的思想"。《礼记·中庸》:"中也者,天下之大本也;和也者,天下之达道也,天地位焉,万物育焉",直接提出"中和"便是天地之道,"致中和"则天地各安其位,万物各育形命。从儒家的"致中和""礼之用,和为贵"等,到今天"和谐社会"理念的提出,几千年来,"和"思想渗透到中华文明的哲学、历史、政治、伦理、宗教、教育、文学、艺术、医学等方方面面,深刻影响了国人的生活。

《内经》中的"中和思想"贯穿于全部理论体系及诊疗疾病的始终,是中医学理论建构的基本理念之一。"中"指中正平和,不偏不倚;"和"是指行为尺度的适中和事物多元素状态的统一协调。"中和"的本意是指保持和恢复人体的自身调节机制,使阴阳、营卫、气血、津液、脏腑等系统功能协调而维持正常的生理活动,且贯穿于理、法、方、药的全过程。也即人体阴阳、营卫、气血、津液、脏腑功能的不和则病,病则治,治则和,和则寿。例如,《内经》养生要求"处天地之和"(天人和);精神养生"恬憺虚无,精神内守"(情志和);饮食养生"谨和五味"(五味和);运动养生"形劳而不倦"(气血和)等。

《内经》的"中和"思想,不但可以充分借鉴古人智慧以化解现代社会发展中由"二元对立"思想带来的人与自然、人与社会、人与自身的危机,而且可以深入理解中医思维,把握中医真髓,提高中医实践水平,从而为破解现代医学面临的慢性非传染性疾病与新型传染性疾病的预防与治疗难题、矫正对抗治疗与过度治疗思路和技术的弊端、纠正医疗关系认识错位及缓和医患矛盾等提供有益帮助。

中华民族"和"的理念或和谐哲学的实践意义,在于能够化解和匡正人类面对的生存和发展这一基本矛盾所引发的各种危机,使其沿着体现"和而不同"的理性智慧的大道前进。西方哲学家罗素说过:"中国至高无上的伦理品质中的一些东西,现代世界极其需要。这些品质中,我认为'和'是第一位的","若能够被世界所采纳,地球上肯定会比现在有更多的欢乐和祥和。"

四 基于"阴阳学说"的辩证思维

阴阳学说是我国劳动人民通过对各种事物和现象的观察而得出的一种朴素的认识，它把宇宙间的万物万象分为阴阳两大类。阳代表奇数、光明、正向、运动、刚强、外在等一系列的含义；阴代表偶数、阴暗、反向、静止、柔顺、内在等一系列的含义。阴阳之道是天地间的根本大道。阴阳之间相互对立而又统一、相互依存、相互包含。阴中有阳，阳中有阴。阴阳相反相成、相互交感是万物生存、发展、变化、消亡的根源，是天地阴阳间的根本规律，这就是所谓的"道"。《系辞上传》言："一阴一阳之谓道。"道的根本就是阴阳间的交感与变通。生命现象也离不开阴阳法则的支配。《素问·生气通天论》言："生之本，本于阴阳。"

《素问·宝命全形论》曰："人生有形，不离阴阳。"脱胎于中国古代哲学的《内经》理论体系，十分注意用辩证的目光对待生命活动。《内经》借助古代阴阳学说的观点阐释人体生命活动中存在的对立统一规律。从形体结构而言，《素问·金匮真言论》言："夫言人之阴阳，则外为阳，内为阴。言人身之阴阳，则背为阳，腹为阴。言人身藏府中阴阳，则藏者为阴，府者为阳。"人体的结构再复杂，均可以阴阳来划分，阴阳中又可分为阴中之阳和阳中之阴等。从人的生命活动过程而言，人体阴阳对立双方在矛盾运动中此消彼长、此盛彼衰，不断维持动态平衡的过程。例如，生理活动中物质与功能的转化，就是一对由平衡到不平衡、在矛盾运动中不断求得新的平衡的阴阳对立统一的过程。"阳化气，阴成形"，从有形物质转化为无形物质，是"化气"的过程，是"阳"作用的结果；从无形物质转化为有形物质，是"阴"作用的结果。阴阳之间化气、成形，生生化化，从而维持着正常的生理过程。"阴平阳秘，精神乃治"，是对正常生理活动的概括，一旦阴阳失和，即是病态。"阴胜则阳病，阳胜则阴病。阳胜则热，阴胜则寒。重寒则热，重热则寒""重阳则阴，重阴则阳""阴阳离决，精气乃绝"。《内经》理论体系就是运用阴阳对立统一的观点来分析、解释人体的生理、病理现象。既然疾病的发生发展是阴阳失调所致,则协调阴阳就成为治病的基本准则。诚如《素问·至真要大论》所言:"谨察阴阳所在而调之,以平为期"。恢复阴阳的动态平衡是治疗的最终目的,因而养生的基本要求是"法于阴阳,和于术数"。

五 以"医者意也"为特征的直觉领悟思维

直觉领悟是在对研究对象深刻感受的基础上获得某种灵感,突然领悟到某种普遍形式的客观规律性。直觉领悟是直观的创造,这种思维方式具有审美沉淀的特征,它是非概念、非逻辑性的感性启示。传统中医理论的建立就是这种思维方式的典型代表。

《素问·八正神明论》有一段精彩的描述。"帝曰:何谓神?岐伯曰:请言神,神乎神,耳不闻,目明心开而志先,慧然独悟,口弗能言,俱视独见,适若昏,昭然独明,若风吹云,故曰神"。所谓神,古人有"阴阳不测谓之神"的解释。对于事物规律的认识,只有大智大慧的人才能"慧然独悟""昭然独明",这种感悟"若风吹云",突然而来,顿然领会。它并不完全依靠逻辑而是用整个心灵去体验和领悟。但直觉领悟并不等于随心所欲、胡思乱想。它不是轻而易举可以萌生的,它的产生既需具备非逻辑思维的能力和技巧,更需要具备广博深厚的知识,并立足于事实,对有关问题锲而不舍地追究深思。清代医家程钟龄在《医学心悟》中说:"学者,心学之也;悟者,心悟之也。心学之而必悟之。"对学问潜心研究,探微索隐,做到能有所领悟,所以其著作名曰《医学心悟》。清代温病名家吴鞠通所谓"进而病谋,退与心谋",然后有得。

古希腊哲学家亚里士多德说:"直觉就是科学知识的创始性根源。"科学家爱因斯坦说:"物理学家的最高使命是要得到那些普遍的基本定律""要通向这些定律,并没有逻辑的道路;只有通过那种以对经验的共鸣的理解为依据的直觉,才能得到这些定律"。哲学家冯友兰说:"哲学有两种方法:正的方法和负的方法。前者是可思的、清晰的、假设的概念;后者是不可思的、神秘主义的、直觉的概念。前者是西方的,后者是东方的。一个完全的形上学系统,应当始于正的方法,而终于负的方法。"实际上说明了思维有两种方法,一种是理性思维,一种是悟性思维。西方人偏于理性思维,东方人偏于悟性思维。

"医者意也",语出汉代名医郭玉,其云:"医之为言意也,腠理至微,随气用巧,针石之间,毫芒即乖。"此处"意"是指精湛的思虑而言,体现了其对实施医术的慎重。"医者意也"体现了直觉领悟思维。清代许宣治《怡堂散记》曰:"医者意也,临证要会意,制方要有法,法从理生,意随时变,用古而不为古泥,是真能用古者。"裘沛然先生说:"医者意也,就是用意以求理,理有未当,则意有未惬,医理难穷,则意有加。"可以理解"医者意也"是古代医家对引发创新意识的概括。

直觉领悟属于重要的创造性思维方式,是《内经》理论形成的重要方法。当然,运用这种方式把握到的真理带有较大的或然性,正如清代周学霆在《三指禅》中说:"医理无穷,脉学难晓,会心人一旦豁然,全凭禅悟。"所以由直觉领悟取得的结果,必须经过实践的进一步验证,或进行严密的逻辑论证,才能升华为有价值的理论。

综上所述,不同民族的文化形成了不同的思维方式,造就了不同形态的科学。在我们这个世界上,不仅文化是多元的,科学也是而且应当是多元的。发源于古希腊的西方科学偏重于分析还原,着意形质实体,研究的目的是为了征服和控制自然;古代中国科学偏重于综合整体系统,着意功能现象,研究的目的人与自然和谐相处,共存共荣。(刘长林:《中国象科学观》社会科学文献出版社,2007 年)

《内经》的思维方式是中国传统文化的典型代表,其特征是强调"人与天地相参",着重从功能现象来探究事物的本质,从事物之间的整体联系来把握事物的运动变化规律,即把人体置于"天—地—人"三才大背景下考察生命活动的规律。中医学是注重生命过程演化方式的科学,而主要不是人体结构存在形式的科学。中医学研究的目的在于人的生命过程与自然界和谐共存。从某种意义上讲中医学是治人的医学,通过治人达到治病的目的。中医学的基本原理与未来科学革命的方向是相通的,当现代自然科学的最新理论日益抛弃自己传统而向东方哲学思维方式逐渐靠近时,中医学的思维方式必将受到青睐并彰显其现实意义。

四、《黄帝内经》的现代魅力

《黄帝内经》是我国现存医学文献中最早的一部经典著作。当前我们重新审视这部古老的经典,它的现代魅力究竟在哪里呢?

一 世界医学史上的奇迹

在世界医学史上,曾经有过多种传统医学,如希腊、罗马、印度、埃及、阿拉伯等。但是经过漫长的历史,除中国的传统医学得到了延续外,其余几乎全部沦为民间医学,或者出现了断层现象。而中国的传统医学,虽然历经磨难,却一枝独秀,不仅得以延续,而且日益受到世界人民的青睐。这在世界医学史上是令人深思的。

埃及人曾经创造过叹为观止的医学成就,但自从公元前332年埃及被马其顿王亚历山大大帝征服以后,它的文化和传统医学便开始希腊化。此后又随着罗马的阿拉伯人的入侵,埃及文化先后融化到基督教文化及汇入伊斯兰文化圈内,只留下金字塔、木乃伊供人凭吊。印度传统医学也曾经有丰富的内容,约于公元前1500年受到雅利安人入侵后,也遭到了毁灭。古希腊—罗马的医学曾经随着国家的繁荣而盛极一时,后来由于内部原因导致外敌入侵,文化先后中断,而它的传统医学在近代西医学发展之后遭到遗弃和散佚,它和阿拉伯医学几乎全部被取代了。(孟庆云:

《中医理论渊薮》重庆出版社,1990 年)

中医学在《内经》问世以前的医学处于较为零星的不成系统的医疗经验积累的阶段,尚无理论可言。至春秋战国时代,"诸子蠭起,百家争鸣",朴素的唯物主义哲学发展到战国时代,出现了道家、儒家、墨家、法家、阴阳家、名家、兵家等学派,这是我国古代历史上学术思想最为活跃的时期,为医学理论的形成奠定了思想基础。

《内经》自觉地吸收了当时比较先进的哲学思想,作为理论的支柱,并与医疗经验进行有机地结合,使之升华,形成了藏象学说、病因病机学说、诊法学说及疾病防治学说,为中医学奠定了较为完整的理论体系,也为中医学的发展提供了理论依据和指导方法。这也是中医学历千年而不衰,而且在世界传统医学中独树一帜的重要原因。

以《内经》为代表的中医学之所以得以延续至今,真正的魅力在于:一是它的养生保健和治病的实用价值,中医学对中华民族的繁衍昌盛作出了卓越的贡献;二是它拥有中国传统文化特色的认识自然和生命的独特思维理念;三是有一套至今魅力不减的理论体系的指导,这些理论的学术价值至今仍然不可低估。自《内经》之后,中医学虽然代有发展、流派纷呈,医学著作汗牛充栋。然而追溯这些学说、流派、著作的渊源,无一不是导源于《内经》。据说《内经》现有几十种文字的翻译本,流传于世界几十个国家,其学术的运用和研究相当广泛,这在世界医学发展史上不能不说是个奇迹。

二 奠定了"天人合一"的医学模式

所谓医学模式,是指人们认识和处理健康与疾病的基本观点和方法。《内经》确立了"天人合一"的医学模式。它认为,人是自然界的产物,人的生命现象是自然现象的一部分,强调人与自然是一个不可分割的整体,它们遵循着同一自然规律。于是,将人体放在自然环境和社会环境这些大背景下来考察生命的活动规律。因此,《内经》要求每一位医生应该"上知天文,下知地理,中知人事"。"天文""地理",概指自然环境种种影响因素;"人事",泛指社会人际之事,大而至于社会政治、经济、文化、民风习俗等,小而至于患者的政治、经济地位、家境际遇及个人经历等,这些内容均与人体心身健康有着密切的关系。"天人合一"医学模式贯穿于整个中医学理论体系之中,指导人们认识人体生理病理及诊治疾病和预防保健等医疗实践活动。

《内经》的医学模式告诫医生不仅要注意患者的"病",更要注意生病的"人",知道谁生了病有时比了解生了什么病更为重要。疾病不过是致病因素作用于机体的一种反应,不同个体对疾病的反应是不同的,个体总是按照自身的反应和体验呈现出种种临床症状。

令人惊奇的是,《内经》"天人合一"的医学模式与近年医学界提出的"社会—心理—生物医学模式"的基本观点是相通的。这表现在两者都不把"人"作为一个超然独立的实体,而是看作自然社会环境中的一员。因此,认识健康与疾病,不仅着眼于个体,更着眼于人与自然社会环境的相互联系。其次,两者都注意到精神心理因素在个体健康与疾病中所起的作用,强调社会心理因素的重要性,这就使得人们对于健康和疾病的认识及处理,不至于陷入单纯生物因素的死胡同。这对于推动中医学术发展和提高诊治疾病、预防疾病的效果,具有深远的指导意义。季羡林先生说:"'天人合一'的思想是东方思想的普遍而又基本的表露。我个人认为,这种思想是有别于西方分析的思维模式的东方综合的思维模式的具体表现。这个思想非常值得注意,非常值得研究,而且还非常值得发扬光大,它关系到人类发展的前途。"

三 彰显东方文化色彩的学术理念

中国古代科学以经验积累加直觉领悟是其基本的认知方式,它偏重于综合整体、取类比象的方法,着重系统功能的研究。发源于古希腊的西方科学,以形式逻辑加实证主义是其基本的认知方式,它偏重于分析还原的方法,着重形质实体的研究。两者迥然有别。

《内经》理论体系的建构方法决定了其学术特点,归纳起来有三。

一是整体地把握生命规律,《内经》在探究人体生命活动规律过程中,并不是把人体分割成各个部分孤立地加以分析研究,而是从人体内部之间的相互联系和人体与自然界相互联系中加以认识的。

二是辩证地对待生命活动,脱胎于中国古代哲学的《内经》理论体系,十分注意用辩证的目光对待生命活动。《内经》不仅认为一切事物都有着共同的物质根源,而且还认为一切事物都不是一成不变的,各个事物不是孤立的,它们之间是相互联系、相互制约的,生命、健康和疾病是普遍联系和永恒运动变化的。

三是从功能概括生命本质,《内经》关于生命本质及其规律的认识主要是通过对自然现象和人体生理、病理现象的观察、总结、概括而来。

中医学是以中国传统文化为背景,以中国古代哲学为指导,研究人类生命活动过程以及防治疾病的知识体系。中医学是着眼自然整体现象层面,注重生命过程演化方式的科学,而不是人体结构存在形式的科学。钱学森先生说:"中医讲系统观,人体科学的方向是中医。"

(四) 现代养生的宝典、治病的法书

《内经》把养生放在首要位置,强调防重于治。所谓养生,即保养生命的意思,又称摄生、卫生。《内经》以"渴而穿井,斗而铸锥"为比喻,说明"病已成而后药之""不亦晚乎"的道理,突出"不治已病治未病"的预防思想。

《内经》认为,养生的目的是为了维护人与自然的和谐、形与神的和谐、脏腑气血阴阳的和谐,藉以维护健康,达到延年益寿。养生的内容十

分丰富。主要有：顺应自然,效法自然界四时阴阳消长变化来调摄;情志方面要"恬惔虚无""精神内守";饮食方面要"食饮有节""谨和无味";劳作方面要"形劳而不倦",避免"醉以入房,以欲竭其精,以耗散其真";还应积极参加导引按蹻等健身活动,等等。这些养生方法归纳起来可分为养形和养神两大类,其基本原则是形宜动、神应静、动静得宜,则"形与神俱,而尽终其天年"。《内经》的养生学说对我们研究预防医学、康复医学有重要价值。

《内经》不仅是一部阐述中医学理论的著作,金元时代医家张子和曾说,《内经》是一部治病的法书。据粗略统计,《内经》还记载了多种病证,尤其对热病、疟病、咳嗽、风病、痹病、痿病、厥病等病证的病因病机、临床表现和治疗方法作了专题讨论,许多内容和观点至今仍是临床实践所必须遵循的原则。在治疗方面,《内经》提出了因人、因时、因地制宜及因势利导、治病求本、同病异治、异病同治、标本缓急、补虚泻实、寒热温清、预防与早治等原则。在治法方面,除了针灸和药治外,还广及精神疗法、按摩、导引、药熨、渍浴、术数等方法,这些说明了《内经》治法的广泛性和多样性,其中有些疗法如针灸、按摩、导引、精神疗法、饮食疗法等已引起中外学者的重视。

五 经络的发现和针灸疗法是中国古代第五大发明

当前国际医学界出现了一股"中医热",与其说是"中医热",不如说是"针灸热",中国医学走向世界是以针灸为先导。由"针灸热"进而引发了探索经络实质的研究热点。经络学说的提出和针灸疗法的发明,被认为是中国古代的第五大发明。

经络现象是《内经》的一大发现,它以朴素的形态揭示证明了人体是一个具有多种多样内在联系的统一的整体系统。经络学说集中体现了中医学用整体观念观察人体和治疗疾病的这一特点。

对经络现象的研究吸引着越来越多的国内外学者,他们运用多种现代科学研究方法,初步证实了经络现象的客观存在。对于经络实质的探究成为学术界研究的热点。有学者认为,经络是独立存在的一套联络调节系统,是迄今为止未被认识的人体特殊结构;也有学者认为,经络没有特殊的物质结构,而是综合人体一切解剖系统来经营生活的综合系统。至今经络的本质还是个谜,这与其说是中医落后于现代科学的发展,不如说现代科学至今仍不能理解与阐释中华祖先发现的瑰宝。

经络研究的实质是寻找体内联系的途径和机制,用现代科学技术和方法找出它的物质基础和作用原理,从而推动基础医学和临床医学的重大变革,创造出新的理论体系而导致医学革命。而针灸疗法除用于处理常见病外,还用于治疗肿瘤、不孕症、减肥、戒毒、艾滋病及麻醉等。可见,以《内经》为发端的经络学说和针灸疗法已经闪耀科学的光彩。

六 预示了未来医学发展的趋势

《内经》理论及防治疾病方面有着许多特色,在未来医学的发展中将会焕发旺盛的生命力,预示了未来医学发展的趋势。

1. 从疾病医学到健康医学、生态医学

西方医学自问世以来,把寻找病原体、诊察患者的病灶、研究对抗病原体的药物、修复病灶作为医学的主要职能。随着医学的发展和人类疾病谱的不断改变,人们逐渐认识到这种医学模式的缺陷。于是提出未来医学应该从疾病医学向以维护人们健康防止疾病的发生为宗旨的健康医学方向发展。所谓健康医学,也就是注重预防疾病,维护健康,在中医中就是养生医学。《内经》中有关养生学思想的内容是极为丰富的,"治未病"理念提出了一个富有战略意义的命题,既体现了《内经》的重要学术思想,同时对未来医学的发展具有深远意义。《内经》的"治未病"理论是

世界上最早的预防医学理论,对后世预防学、养生学、康复学、老年病学的发展具有很高的指导价值。

《内经》把"治未病"的医生称为"上工",所谓"不服药为中医"。千百年来积累了养生保健的丰富经验。强调顺应自然,维护人类与自然的和谐;注重形神兼养(尤重于养神),维持心身的和谐;倡导保养精气,以提高机体防御和抵抗疾病的能力。这些养生保健的思想原则,对 21 世纪医学发展趋势而言具有前卫作用。中医药关于养生、保健、预防、康复方面的技术和经验,在未来医学发展中大有作为,这是值得开掘、发扬的重要领域。

所谓生态医学,就是生态学和医学的交叉学科,主要从生态学的角度研究人类的健康与疾病等医学问题。《内经》从本质上讲是以"天人合一"为核心专门研究人体的健康、疾病以及养生与治疗疾病的问题。它把"人"置于"天地"这一生态环境下来讨论生命活动的规律,《内经》所讨论的医学问题实际就是生态医学所研究的内容。我们可以认为,《内经》的医学就是中国古代的生态医学。《内经》中的生态医学包含了自然生态与医学、社会生态与医学、心理环境与医学等三个方面内容,大致属于"泛生态医学"范畴,即宏观层面的生态医学。《内经》告诫我们,人类在开发自然的同时,必须懂得保护自然,尊重自然,协调人和自然的关系。

2. 从治病到治人

现代社会心理生物医学模式强调不仅要治疗人之病,更要治疗生病之人,从以疾病为中心到以患者为中心,这是未来医学发展的方向。

《内经》认为,人的生命为天地之根本。《灵枢·玉版》提出:"人者,天地之镇也。"充分体现了以人为本的思想。我们与其说中医学是治病的学问,不如说是治人的学问。《内经》中的许多记载足以说明,中医学更注重治疗人。例如,在发病学中《内经》强调"正气存内,邪不可干",人的正气在发病中具有主导作用。在治疗学中《内经》强调正气在疾病防治过程中的关键作用,治病不忘顾护正气,主张留得一分正气,便有一分生机,对急重危症强调"先留人再治病"等,后世的许多治疗主张皆导源于《内经》,也充分体现了"以人为本"的医学理念。

3．从群体治疗到个体治疗

西方医学历来以群体治疗为基本模式,人们逐渐发现人与人之间存在着个体差异,像世界上没有一片树叶是完全相同的那样,每个人的体质也各不相同。由于体质的差异,每个人对疾病的反应和对于治疗的顺应性不同。因此,群体治疗的模式受到了前所未有的挑战,21 世纪的医学发展趋势就是强调个性化的治疗,即一个患者一个治疗方案。

《内经》所倡导的"因人制宜",就是重视个体治疗,充分体现了中医学的治病特色。《内经》关于体质问题作了较为详细的阐述,提出了多种体质分类的方法及其临床表现,强调针对体质的不同应该采用不同的治疗方法。后世倡导的辨证论治,其本质就是个性化的治疗原则。《内经》虽然没有直接提出辨证论治,但在许多篇章中对气血辨证、六淫辨证、脏腑辨证、经络辨证已初步形成了雏型。

4．从局部治疗到整体治疗

西方医学生物医学模式的根本缺陷就是只见树木不见森林,把人体拆成器官、组织、细胞器、大分子等零件加以分析研究,这种还原分析的方法对于人体微观世界的揭示曾经发挥了一定的作用,但是人们"时常忘记把这些细部重新装到一起"。《内经》则完全反其道而行之,把人看作是"天一人一地"的综合整体,人的脏腑经络、五官七窍、四肢百骸皆是一个整体。在病理情况下,《内经》从整体观念出发,把局部的病变作为全身失调在局部的表现,治疗中重视整体调节,而不是头痛医头、脚痛医脚。

《内经》整体治疗的原则充分显现了中医学治疗的特色,可以纠正当前只注意局部的"病""病灶""病理",而忽视人体全身脏腑气血的盛衰,以致病衰人亡的现象。尤其对于目前关于恶性肿瘤的治疗,采用扶正祛邪的方法让患者带瘤生存具有现实意义。

5. 从形神分离到心身同治

生物医学的模式主张形神分离,而《内经》关于"人"的基本认识就是:"人"是"天人合一"的产物,是"形神合一"的统一体。形是神的载体,神是形的功能。形神和谐是健康的象征,形神失和是疾病的标志,形神分离是死亡的必然。从治疗学角度强调心身同治,尤其把治神放在治疗的首位,并创造了情志相胜、祝由、劝慰开导、顺情从欲等情志治疗方法。现代心身医学的崛起还不到一个世纪,而中医古代经典就提出了一整套心理治疗的方案,实属难能可贵,无怪乎一位外国心理学家说,心理学的故乡在中国。当前人类对一些疾病的认识已经发生了改变,由社会心理因素以及由人行为方式不当成为某些疾病的主要原因。养成良好的生活习惯,把养神和治神作为养生防病的首务。《内经》的这些主张具有深远意义。

结　语

习近平总书记说:"优秀传统文化是一个国家、一个民族传承和发展的根本,如果丢掉了,就割断了精神命脉。"中医药学是打开中华文明宝库的钥匙,深入研究和科学总结中医药学的积极意义是"丰富世界医学事业、推进生命科学研究",中医药在国际文化交流中"开启一扇了解中国文化新的窗口"。

《内经》是中华民族优秀文化中的一颗璀璨明珠。哲学家任继愈先生曾经说过,《内经》中某些有价值的思想和当时的唯物主义哲学发展经常是血肉相连的。科学不断丰富和巩固了唯物主义哲学,而唯物主义哲学也经常对科学的发展起着促进作用。

　　世界卫生组织告诫人们,对待传统医学应该避免两种错误的态度:"盲目的热情"和"无知的怀疑"。我们既不可妄自尊大把中医学说成是"超科学",也不能妄自菲薄把它视作"伪科学"。历史辩证法的原理告诉我们,把中医学描绘得尽善尽美、毫无缺陷,与将它说得一无是处,并没有太多差别,同样是在扼杀它的生命,无助于将其发扬光大。如果我们认识到中医学有其内在的科学性,就必须努力挖掘、提炼这种科学性,使其成为世界文化和医学的一部分,并为人类的健康事业作出更大的贡献。

经 典 导 读

第一章

不治已病治未病

养生与治未病，是中医特色所在。养生，即保养生命的意思，又称摄生、卫生。对于治未病，《内经》以"渴而穿井，斗而铸锥"为比喻，说明"病已成而后药之""不亦晚乎"的道理，突出"不治已病治未病"的预防思想。

《内经》认为，养生的目的是为了维护人与自然的和谐、形与神的和谐、脏腑气血阴阳的和谐，藉以维护健康，达到延年益寿之目的。养生的内容十分丰富。养生方法归纳起来可分为养形和养神两大类，其基本原则是形宜动、神应静、动静得宜。而治未病的思想，是医学的最高境界，用以指导人行为的意识。

不治已病治未病，不治已乱治未乱

《素问·四气调神大论》 是故圣人不治已病治未病，不治已乱治未乱，此之谓也。夫病已成而后药之，乱已成而后治之，譬犹渴而穿井，斗而铸锥，不亦晚乎！

圣人不是有了病才去治疗，而是在没有发病前就进行预防。这好像一个国家，不要等出了乱子后才去平定，而是在没有动乱之前就防止乱子的发生的道理一样。如果病形成后再治疗，动乱已起才去治理，这就好比口渴了才去挖井，临阵格斗才去铸造兵器，未免太晚了。

治,医学意义是治疗,社会意义为治理。无论是治疗疾病,还是治理社会之乱,其道理是相通的,故《内经》并列为说。"治未病"即采取相应的措施,防止疾病的发生发展。"上工治未病"这句话是说医术高明的医生不是在疾病形成后再给予治疗,而是在没有发生疾病之前就加以预防。反映了《内经》未雨绸缪,以预防为主的医学思想。近年来国家积极推行大健康中国战略,提出在预防疾病方面,中医"治未病"思想也是实施大健康战略的重要举措。面对现代五花八门的疾病,以及发病年龄越来越低龄化、亚健康人群越来越多的状况,利用中医进行养生保健无疑是最合适的方式。"健康中国"的建设,不仅要治已病,更要"治未病"。

需要说明的是,中医说的"未病"概念不全是没有病,而是包括身体可能已经感受邪气,但还没有出现明显症状或症状较轻的阶段,高明的医生能发现这些细微的症状,然后采用防治手段阻断其发展。所以,"治未病"具体含义包括三个方面:其一,未病养生,防病于先。指未患病之前先预防,避免疾病的发生,这是医学的最高目标,是健康未病态的治疗原则,也是一名高明医生应该追求的最高境界;其二,欲病施治,防微杜渐。指在疾病无明显症状之前(亚健康状态)要采取措施,治病于初始,避免机体的失衡状态继续发展;其三,对于已病者来说,通过积极治疗防止进一步传变。例如高血压患者属于已病者,按照中医"治未病"的理念,应该积极控制已病,防止心脑肾的并发症。

在中国的传统文化中存在着强烈的忧患意识。《周易·既济》载:"君子以思患而豫防之。"《后汉书·丁鸿传》曰:"若救政则躬,杜渐防萌,则凶妖消灭,害除福凑矣。"对于医生来说,"良医者,常治无病之病,故无病;圣人者,常治无患之患,故无患也。"(《淮南子·说山训》)"至人消未起之患,治未病之疾。"(《抱朴子·内篇地真》)《墨子·公孟》中也直截了当指出:"乱而治之,譬犹渴而穿井也,死而求医也。"《内经》"治未病"思想充分体现了传统文化居安思危的忧患意识,居安思危则安,居安思安则危;未病思防则健,未病不防则病。

"治未病"是中医学的一种健康观,是中医学奉献给人类的健康医学模式。"治未病"思想也可以认为是一种文化思想,是中医学的一大特色。以中医学"治未病"思想指导下构建的健康医疗模式,有助于提高国民身体素质和健康理念,有助于降低社会医疗负担,有助于发挥中医学的特色和优势,推动中医学术的不断发展。当前,我们要通过"治未病"文化传播和知识方法的普及,增强人们的健康意识,应用"治未病"知识方法自主改善生活方式和健康相关行为的自觉性,同时要为群众提供具有中医特色的预防保健服务。

上医治国,治理社会也是如此。最好的治理,是在问题出来前,或问题还在萌芽的状态,就进行先期干预,不要等出了乱子再来研究处理。

2013年6月18日,习近平总书记在党的群众路线教育实践活动工作会议上的讲话中指出:"人的身体有了毛病,就要看医生,就要打针吃药,重了还要动手术。人的思想和作风有了毛病,也必须抓紧治。如果讳疾忌医,就可能小病拖成大病,由病在表皮发展到病入膏肓,最终无药可治,正所谓'禁微则易,救末者难'。""禁微则易,救末者难"出自范晔《后汉书·桓荣丁鸿列传》,是丁鸿写给汉和帝奏疏中的话,意思是说:在萌芽阶段抑制不良之事很容易,等到酿成大祸时再来挽救就困难了。这和中医"治未病"思想异曲同工。

法于阴阳,和于术数,食饮有节,起居有常,不妄作劳,故能形与神俱,而尽终天年

《素问·上古天真论》 昔在黄帝,生而神灵,弱而能言,幼而徇齐,长而敦敏,成而登天。乃问于天师曰:余闻上古之人,春秋皆度百岁,而动作不衰;今时之人,年半百而动作皆衰者,时世异耶?人将失之耶?岐

伯对曰：上古之人，其知道者，法于阴阳，和于术数，食饮有节，起居有常，不妄作劳，故能形与神俱，而尽终其天年，度百岁乃去。今时之人不然也，以酒为浆，以妄为常，醉以入房，以欲竭其精，以耗散其真，不知持满，不时御神，务快其心，逆于生乐，起居无节，故半百而衰也。

从前的黄帝生来就很聪明，幼年的时候对事物的理解领悟很快，长大以后禀性忠厚而敏捷，到成年时，登上天子之位。他问天师岐伯说：我听说上古时代的人，年龄都能活到一百岁，而动作不显衰老；现在的人，年龄刚到半百，而动作就衰弱无力了，这是时代的变异呢，还是人们自身的过失呢？岐伯回答说：上古时代的人，懂得养生之道，能够效法于自然界寒来暑往阴阳的变化规律，恰当运用养生的方法，饮食有节制，起居有规律，不作过分的劳动，所以能使形体和精神相互协调，而活到天赋的自然寿命，一百多岁才去世。现在的人就不是这样了，把酒当琼浆，滥饮无度，把反常的生活成为习惯，醉酒后行房事，因纵欲而使阴精竭绝，因嗜好无度而使真气耗散，不知保持精气充满，不善于调摄精神，贪图一时之快，违背了养生的意旨，起居没有规律，所以年到半百就衰老了。

"天年"是指人的自然寿命。远古时代人们懂得养生之道，根据"人与天地相应"的道理，能通过适应自然界阴阳的变化规律、恰当运用养生方法锻炼身体、饮食上既有节制又有节律、起居生活作息都有规律、适度地进行劳作，来保持形神和谐协调，活到自然界赋予的自然年龄，超过百岁以后才会去世。《内经》告诉我们养生保健的基本法则，对我们今天养生有非常重要的意义。

"法于阴阳"：法，效法、遵守的意思；阴阳，指阴阳变化的规律。《内经》非常重视人和天地的关系，强调人要遵循自然界的阴阳变化规律来调节人体阴阳以达到人与自然和谐的养生目的。自然界存在着人类赖以生存的必要条件,因此人离不开自然环境,要维护正常的生命活动,就必须与之相适应,否则会引起疾病,影响寿命。法于阴阳的原则其实已经成为人们生活的习惯,比如"日出而作,日落而息",随四季的变化而适当增减衣被,春夏要养阳,秋冬要养阴等。

"和于术数":和,就是适中,恰到好处;术数,这里是指养生的方法和技术。"术数"一词,本指权术、策略、治国方略等。古代圣贤借指对养生保健方法的总称,即古人调摄精神、锻炼身体的一些养生方法。"和于术数"最重要的还是一个"和"字。一个人要想身体健康,要想长寿,关键在于"和","和"即和谐、协调的意思。与自然和,与社会和,与人和,自己心身和。"和于术数"即采用任何一种养生方法,都要做到适中,无太过、无不及。中医养生术,种类繁多,有导引按摩、叩齿漱津、五禽戏、太极拳、气功、走路等。尽管名目繁多,其目的是通过运动而达到健体强身、延年益寿。

"食饮有节":节,有节制、节律、节度的意思。首先是食饮有节制,即饮食定量。饮食既不可过饥又不可过饱。根据现今社会的实际情况,尤其要注意不可过饱。这么做,近则可保脾胃运化功能正常,提高对摄取食物的消化、吸收;远则无营养缺乏或过剩之虞,即使到了中老年,也可减少肥胖乃至于动脉硬化、冠心病、脂肪肝等疾病的发生。其次是食饮有规律,即饮食定时。我国传统的习惯是一日早、中、晚三餐,要按照固定的时间有规律地进食。这样即可保证脾胃消化、吸收作用有节律地进行。而脾胃协调配合、有张有弛,饮食在体内才能有条不紊地被消化、吸收并输布于全身。再其次是食饮有节度,种类齐全,比例恰当,膳食平衡,提倡"样样都吃,七八分饱"。需要谨慎地调和寒、热、温、凉四种性质与酸、苦、甘、辛、咸五类食物,有助于人体阴阳、气血、脏腑平衡,确保身体健康。现代人生活节奏很快,很多人不吃早餐而且经常吃夜宵,尤其喜欢吃油炸、辛辣或者大鱼大肉的食物,所以导致胃肠疾病及代谢性疾病的发生。

"起居有常"是说作息及着衣要遵循规律、合乎常规。作息,即劳作与休息。作息是人类遵循太阳的出入而形成的生物节律及生活方式,主要表现为昼夜睡眠节律,按时作息,就是要遵循自然及人的昼夜阴阳变化规律来安排睡眠时间。昼夜是地球因自转运动而形成的一种自然现象。随着昼夜交替,自然界的光照、温度、水分等发生周期性的变化,对人体的气血也会产生很大的影响。如果起居无节,睡眠节律遭到破坏,就意味着气血阴阳失调,神气紊乱,进而影响脏腑功能而产生各种病患。现代人经常玩手机、玩游戏等各种活动,熬夜,然后第二天又起不来。长期作息时间不规律,人的精神和身体状态,就会出现亚健康,久而久之,加速衰老。

"不妄作劳"即不要违背常规去劳作,就是说劳作要保持一定的限度,既不过劳,也不过逸,做到劳而不倦,动而中节,劳逸结合。过度劳倦,便会引起疾病,因此《内经》将"劳倦内伤"作为一个重要的病因,但是不仅过劳可以伤人致病,过逸也同样会对人体健康产生不利影响。过于安逸,身体不活动,会导致经络气血瘀滞不畅,久而久之生命力随之逐渐减弱,如《素问·宣明五气》所说:"久卧伤气,久坐伤肉。"久坐久卧,懒于活动,筋骨肌肉自然会萎弱不堪。

基于以上的养生原则和方法,才能达到"形与神俱,尽终天年"的状态。儒家"中庸之道"的本质在于追求事物的平衡与和谐,无太过、无不及。和谐是万事万物互依互存的法则,中庸则是这一法则的贯彻者。"中和"法则渗透到中医养生学的各个方面,指导防病保健,延年益寿。顺应天地自然、食饮有节、喜怒有度、劳逸适度,这便是中医养生的"中庸之道"。

今时之人不然也,以酒为浆,以妄为常,醉以入房,以欲竭其精,以耗散其真

《素问·上古天真论》 昔在黄帝,生而神灵,弱而能言,幼而徇齐,长而敦敏,成而登天。乃问于天师曰:余闻上古之人,春秋皆度百岁,而

动作不衰；今时之人，年半百而动作皆衰者，时世异耶？人将失之耶？岐伯对曰：上古之人，其知道者，法于阴阳，和于术数，食饮有节，起居有常，不妄作劳，故能形与神俱，而尽终其天年，度百岁乃去。今时之人不然也，以酒为浆，以妄为常，醉以入房，以欲竭其精，以耗散其真，不知持满，不时御神，务快其心，逆于生乐，起居无节，故半百而衰也。

语 释

从前的黄帝，生来就很聪明，幼年的时候对事物的理解领悟很快，长大以后禀性忠厚而敏捷，到了成年之时，登上了天子之位。他问天师岐伯说：我听说上古时代的人，年龄都能活到一百岁，而动作不显衰老；现在的人，年龄刚到半百，而动作就衰弱无力了，这是时代的变异呢，还是人们自身的过失呢？岐伯回答说：上古时代的人，懂得养生之道，能够效法于自然界寒来暑往阴阳的变化规律，恰当运用养生的方法，饮食有节制，起居有规律，不作过分的劳动，所以能使形体和精神相互协调，而活到天赋的自然寿命，一百多岁才去世。现在的人就不是这样了，把酒当琼浆，滥饮无度，把反常的生活成为习惯，醉酒后行房事，因纵欲而使阴精竭绝，因嗜好无度而使真气耗散，不知保持精气充满，不善于调摄精神，贪图一时之快，违背了养生的志趣，起居作息无规律，所以到半百之年就衰老了。

解 读

经文是针对"上古之人"由于掌握养生的方法所以能够长寿而言的。"当今之人"指的是《内经》成书时代的人。远古时代人们寿命之所以超过百岁，是因为他们懂得养生之道，能适应自然界阴阳的变化规律，掌握各种养生方法，保持形神和谐协调；而现在人之所以早衰，是因为不懂养生之道，醉酒行房事，以致精气耗竭，真元匮乏。《内经》通过对比，回答了黄帝提出的问题，即人之寿命长短不在时世之异，而在人对养生的认识和态度的不同。

有些人所以到了五十岁左右就出现衰老现象,是由于不善养生。道,重在保养精、气、神这人身之三宝,常使精满、气足、神旺,才能顺应阴阳变化之规律。饮食有节制,不过饥过饱;起居有准则,不过逸过劳。不把奢靡的生活方式视作正常,无论在形劳、神劳和房劳等方面,皆不可超越常度。如果将酒作琼浆那样滥饮无度,凭借酒性以助性纵欲,贪图一时之快,却违背自然规律,必然耗散真气,损伤阴精,从而动摇生命的根柢,怎能不半百而衰?故养生者对精、气、神要懂得持满、守真、御神的道理,不能违逆养生之道,以期能尽享天年。

人们生活在当今的快节奏的社会中,尽情娱乐、不节制饮食、吸烟酗酒,肆意打破这种平衡,所以就会产生许多健康问题。消耗了人体的精气神,导致生命质量下降,寿命也为之缩短。

中医养生十分强调养性,即道德品性,生活方式在某种程度上反映了一个人的人生观,在生活上不能自律,放纵自己,不仅损害身体健康,也容易滋生腐败的温床。腐败往往从生活上打开缺口。党的十八大以来,中央八项规定,严厉整治形式主义、官僚主义、享乐主义和奢靡之风,坚决反对特权。习近平总书记在党的十九大报告中又强调:"当前,反腐败斗争形势依然严峻复杂,巩固压倒性态势、夺取压倒性胜利的决心必须坚如磐石。"享乐主义不仅有损党风,而且有悖养生之道。

恬憺虚无,真气从之,精神内守,病安从来

《素问·上古天真论》　夫上古圣人之教下也,皆谓之虚邪贼风,避之有时,恬憺虚无,真气从之,精神内守,病安从来?是以志闲而少欲,心安而不惧,形劳而不倦,气从以顺,各从其欲,皆得所愿。故美其食,任其服,乐其俗,高下不相慕,其民故曰朴。是以嗜欲不能劳其目,淫邪不能惑其心,愚智贤不肖,不惧于物,故合于道。所以能年皆度百岁,而动作不衰

者,以其德全不危也。

　　上古时代对养生有高度修养的人教导人们:对于四时不正之气应及时回避,心情要安静,排除杂念,这样,真气顺畅而调和,精神内守而不耗散,疾病还会从哪里来呢? 所以他们意志安闲而少有欲望,心情安定而无恐惧,适当劳动而不疲倦,正气顺从而协调,各人对自己的希望和要求都能满足。人们无论吃什么食物都觉得甘美,无论穿什么衣服都感到舒适;对任何风俗习惯都能适应,心情快乐;无论社会地位高低,都不相倾慕。这样的人可谓达到纯朴的境界。对于嗜欲不能乱其视听,淫乱邪说不能迷惑其心志,不论原本是愚昧的、聪明的、贤良的、不肖的人对外界物欲诱惑都不会动心焦虑,这就符合养生的道理。他们之所以能够年龄超过百岁而动作不显得衰老,正是由于全面实施了养生之道而身体不被内外邪气干扰危害。

　　"恬憺虚无":恬,宁静的意思;憺,即淡泊;虚无,意思是指内心的虚静没有杂念。"恬憺虚无"是一种淡泊、宁静的思想境界,恬憺才能从容,虚心方可恬静;"真气"指人体的元真之气,可以理解为正气,是由肾气、饮食及肺吸入的自然界的清气结合而成的气,流布全身,是人体生命活动的动力,并具有抗病能力。当人处于一种淡泊、宁静的状态时,人体的"真气"活动就正常,也不容易感受"虚邪贼风"(四时不正之气);"精神内守"就是说"精神"不要外泄,精气和神气留蓄体内,不轻易妄泄,能够做到这样就不容易发生疾病。

　　《内经》倡导"恬憺虚无,真气从之,精神内守",是受中国古代道家思想的渗透和影响,道家养生强调"少思寡欲"。旨在强调人应该调控自己的欲望,把欲望控制在一个适度的范围,有助于心身健康。淡泊宁静也是治疗当前社会上存在的某些浮躁心态的一个良方。人体生命活动过程中,各种生理功能都受到神的支配和调控,神经常处在"动"的状态,包括机体新陈代谢在内,各种生理功能都需要神的调节,故神极易耗伤而受损。在"恬惔虚无"养生原则下,通过调摄精神情志,以保持心身康泰。

如何才能做到这些呢?首先是调控欲望,人的欲望是一把双刃剑,适度的欲望有助于激发生命的动力;过度的欲望超越客观现实,容易产生精神心理问题,影响健康。其次是少思虑,思虑是正常人的心理活动,养生家主张思虑宜纯,不可太杂、太过,尤其是无端的焦虑苦思最能伤及神气。所以清静养神要求人减少不必要的思虑,并不是思虑越少越好,而是要求人们通过加强精神修养,调控思想情绪,能够理智地待物处事。第三是调情志,要求保持乐观、愉快、宁静的情志状态,对于那些难以避免的精神刺激,培养良好的性情,陶冶健康情操,防止情志失调引发疾患。

中医学受中国传统道家思想的影响很深。道家认为,"虚"是宇宙的最佳状态。天是虚空的,所以能包容万物,容器是虚空的,所以能装东西。人心保持虚静状态,才能产生良好的灵悟。欲望执着于钱物上,心里就只装着钱物;执着在名誉上,心里就只装着名誉;一旦装了东西("有"),心就变满了,变"实"了,就会失去其应有的轻松自由,生出很多烦恼。时代再如何变迁,人的健康长寿、心身愉悦永远是人类共同追求的理想状态,养生也同样不会随时代的变迁而褪色。随着社会发展,竞争日益激烈,在繁忙、浮躁和诱惑的纷扰下,真正做到恬然不动其心,就能保持健康的心态。

肾者主水,受五藏六府之精而藏之,故五藏盛乃能泻

《素问·上古天真论》 帝曰:人年老而无子者,材力尽耶?将天数

然也？岐伯曰：女子七岁，肾气盛，齿更发长；二七而天癸至，任脉通，太冲脉盛，月事以时下，故有子；三七，肾气平均，故真牙生而长极；四七，筋骨坚，发长极，身体盛壮；五七，阳明脉衰，面始焦，发始堕；六七，三阳脉衰于上，面皆焦，发始白；七七，任脉虚，太冲脉衰少，天癸竭，地道不通，故形坏而无子也。丈夫八岁，肾气实，发长齿更；二八，肾气盛，天癸至，精气溢泻，阴阳和，故能有子；三八，肾气平均，筋骨劲强，有真牙生而长极；四八，筋骨隆盛，肌肉满壮；五八，肾气衰，发堕齿槁；六八，阳气衰竭于上，面焦，发鬓颁白；七八，肝气衰，筋不能动；八八，天癸竭，精少，肾藏衰，形体皆极，则齿发去。<u>肾者主水，受五藏六府之精而藏之，故五藏盛乃能泻</u>。今五藏皆衰，筋骨解堕，天癸尽矣，故发鬓白，身体重，行步不正，而无子耳。

黄帝问：人年老而不能生育，是人体精力衰竭了，还是自然寿数的缘故呢？岐伯说：女子七岁的时候，肾气开始充盛，更换牙齿，毛发生长；十四岁时，天癸（肾气充盛到一定时期所产生的与生殖功能有关的物质）成熟，任脉通畅，冲脉旺盛，月经按时来潮，具备了生育子女的能力；二十一岁时，肾气充满，真牙（智齿）生出而旺盛；二十八岁时，筋骨坚实，毛发丰盛，身体强盛而壮实；三十五岁时，阳明脉开始衰弱，面容憔悴，头发开始斑白；四十九岁时，任脉虚弱冲脉气血衰少，天癸枯竭，月经停止，所以形体衰老，失去了生育能力。男子八岁的时候，肾气开始充实，头发长得很快，更换牙齿；十六岁时，肾气充盛，天癸成熟，精气盈满，能够泄精，男女交合，就可以生子；二十四岁时，肾气充满，筋骨坚强，智齿生长旺盛；三十二岁时，筋骨发育最旺盛，肌肉丰满壮实；四十岁时，肾气渐衰，头发脱落，牙齿枯槁；四十八岁时，阳气衰惫于上部，面部憔悴，头发斑白；五十六岁时，肝气衰弱，筋脉活动不利，天癸枯竭，精气虚少，肾脏衰退，形体衰疲，牙齿头发脱落。肾主水，贮藏五脏六腑的精气，五脏充盛，则精气足而能输泄,现五脏都已衰弱,筋骨懈堕无力,天癸也竭尽了,因此发鬓白,身体笨重,行步不正,没有生育能力了。

《内经》关于"水"常见有三种意义,一代表木火土金水五行之一,二代表体内的正常水液或病理的水肿,三指代体内属阴精的物质。这里的肾者主水,指肾主藏阴精的功能。肾不仅藏先天之精,而且接受来自五脏六腑的后天之精,只有当五脏精气充盛,肾才能泄精。在《素问·上古天真论》中,肾的精气被认为是调控人生长壮老最重要的物质,人的生长发育是因为肾的精气逐渐旺盛,人的生殖功能是由于肾精充沛而衍生出"天癸"物质的作用,人的衰老是肾中精气逐渐衰弱所导致。

肾精是脏腑功能活动及生长发育和生殖的主要物质基础,虽源自先天,却又赖后天的不断补充。后天之精主要来自脾胃化生的水谷精微,通过脏腑经络的输送而归藏于肾。因此唯有脏腑精气充沛,肾所藏之精才能充盛。也唯有肾精充盛,一方面输泄于外而为生殖之精,以繁衍种族,另一方面又能输泻于内,供脏腑生理活动及生长发育之用。此句话简要地揭示了肾与其他脏腑之间的关系,为后世运用调理后天脏腑以补先天肾精,或补肾以治五脏疾病等多种治疗方法提供了理论依据。

中医学理论体系形成于中国古代,受到中国古代朴素唯物主义思想和辩证法思想的深刻影响。中医学认为人体是一个有机的整体,构成人体的各个组成部分之间,在结构上是不可分割的,在生理功能活动中是相互协调相互为用的,在病理变化中是相互影响着的。这种整体思维的意义在于,中医学以天地人三才一体的整体观指导临床实践,因此看病时不能只从有病的局部着想,应该全面诊察患者的身体情况,并连同四时气候、地域水土、生活习惯、体质性情、年龄性别、职业特点等一并考虑。

春夏养阳,秋冬养阴

《素问·四气调神大论》 夫四时阴阳者,万物之根本也,所以圣人春夏养阳,秋冬养阴,以从其根,故与万物沉浮于生长之门。逆其根,则伐其本,坏其真矣。故阴阳四时者,万物之终始也,死生之本也。逆之则灾害生,从之则苛疾不起,是谓得道。

四时阴阳的变化是万物生长收藏的根本,所以养生有道之人春夏保养阳气,秋冬重视保养阴气,以顺从自然界阴阳消长的根本。所以能够同自然界万物一样,维持着正常生长发育的规律。如果违背了这个规律,那就破坏了生命的根本,损伤了真元之气。因此,天地四时阴阳之气的变化,是万物生化终而复始的由来,也是万物生死的根本。违反了这个规律则生灾害,顺从这个规律则不会发生重病,这样便符合养生之道。

自然界的阳气和阴气分别是指春夏的生长之气和秋冬的收藏之气,具体说就是春生、夏长、秋收、冬藏。春夏属阳,主生长,秋冬属阴,主收藏。所以春夏养阳,秋冬养阴的意思就是在四季养生中春夏要保养人体生长之阳气,秋冬要保养人体收藏之阴气。

四季寒暑更替是天地阴阳变化的结果。中医学认为人与天地相应,人体的生理功能也随之呈现规律性改变,因此顺应四时的变化也就保持了机体与外界阴阳变化的统一性,这就是古人提出顺应四时、春夏养阳、秋冬养阴的理论基础。

春夏养阳,秋冬养阴是中医学一个非常重要的养生原则。

春天阳气开始生发，非常容易被风寒所伤，此时应注意御寒保暖来保护阳气。夏天阳气旺盛，一方面空调冷气的寒凉之气容易损伤阳气；另一方面夏季炎热，饮食方面容易贪凉饮冷，损伤脾胃阳气，出现胃肠型感冒、胃肠炎吐泻等。所以，夏天应该多吃葱、姜、蒜、紫苏叶等辛温发散、芳香化湿之品，即"春夏养阳"。

秋天是收获的季节，秋风清凉肃杀，容易感受秋燥之气，出现皮肤干燥、口燥咽干等症状，所以秋冬之时宜服用滋阴之品或搽用滋润护肤之品以防秋燥，保持居室空气之湿润亦有助于避免干燥。而冬天寒冷，人们的饮食也多食辛辣，或饮酒御寒，这样容易产生内热，也容易伤阴，所以要避免过食辛辣和过量饮酒，以防伤阴，同时可适当服用补益精气之品。此外，冬天寒冷，阴气盛极，自然界呈现出一派闭藏的景象，冬天的养阴之道是也是要减少室外活动，早睡晚起，精气内藏，以适应自然界的"闭藏"之气。

总之，四时养生的要诀就是顺四时而适寒暑，民间谚语所谓"冬吃萝卜夏吃姜，不用大夫开药方"就是这个道理。

春三月，此谓发陈，天地俱生，万物以荣，……此冬气之应，养藏之道也

《素问·四气调神大论》　春三月，此谓发陈，天地俱生，万物以荣，夜卧早起，广步于庭，被发缓形，以使志生，生而勿杀，予而勿夺，赏而勿罚，此春气之应，养生之道也。逆之则伤肝，夏为寒变，奉长者少。夏三月，此谓蕃秀，天地气交，万物华实，夜卧早起，无厌于日，使志无怒，使华英成秀，使气得泄，若所爱在外，此夏气之应，养长之道也。逆之则伤心，秋为痎疟，奉收者少，冬至重病。秋三月，此谓容平，天气以急，地气以明，早卧早起，与鸡俱兴，使志安宁，以缓秋刑，收敛神气，使秋气平，无外

其志,使肺气清,此秋气之应,养收之道也。逆之则伤肺,冬为飧泄,奉藏者少。冬三月,此谓闭藏,水冰地坼,无扰乎阳,早卧晚起,必待日光,使志若伏若匿,若有私意,若已有得,去寒就温,无泄皮肤,使气亟夺,此冬气之应,养藏之道也。逆之则伤肾,春为痿厥,奉生者少。

春季三个月是万物生长发育推陈出新的季节,自然界充满着一片生发的景象,万物欣欣向荣。这时人们应该晚睡早起,在庭院中缓缓散步,披开束发,放宽衣带让形体舒展,使意志顺应春生之气而舒畅条达,对于春天赋予人的生发之气不要随便损害、劫夺和克伐它。这就是与春季相应的保养"生气"的道理,若违背了这个道理,就要伤及肝气,以致供养夏季的力量就少了,那么到夏季就容易发生寒性病变。

夏季三个月,是万物茂盛秀丽的季节。由于天地之气不断上下升降交换,使植物开花结果。这时人们应该晚睡早起,不要厌恶夏季的炎热,不发怒,让精神像万物开花成秀那样的旺盛充实,使汗孔保持阳气的宣通,使心情舒畅外向。这是与夏季相应的保养"长气"的道理,如果违背了这个道理,那就要伤及心气,到秋季容易发生疟疾,以致供养秋季"收气"的力量就少了,到冬季还会发生更严重的疾病。

秋季三个月,是各种植物生长平定、收成的季节。此时天高气爽,秋风劲急,地气清肃明朗。这时人们应该早睡早起,起居的时间可与鸡的起宿相仿。精神保持安定宁静,防止秋季肃杀之气的干犯,神气收敛不妄耗,使肺气清肃。这是与秋季相适应的保养"收气"的道理,若违背了这个道理,就会伤及肺气,到冬季变生腹泻完谷不化一类的疾病,以致供养冬季"藏气"的力量就少了。

冬季三个月,是万物闭藏的季节,呈现水冰地裂的寒冷景象。这时人们要适应冬季的特点,不要扰乱阳气,应该早些睡觉,早晨待到太阳升高后起床,使精神内守潜藏而不外露,好像怀有隐私而不外泄,保持若有所得的心态。同时要避免寒气的侵袭,保持温暖,但不要因过暖而使皮肤汗泄,导致阳气损夺。这是与冬气相适应的保养"藏气"的道理,若违背了这个道理,就会伤及肾气,到来年春季容易发生痿厥一类疾病,以致供养春天生发之气的力量就少了。

　　本节论述自然四时生长收藏的规律,提示人类要顺从四时阴阳调神养生。做到春季使神气生发,夏季使神志无怒,秋令使神志安宁,冬令使神志潜藏。人类能顺应四时阴阳变化调养精神情志和生活起居,则体健神旺,可以减少疾病发生。若违逆四时阴阳,则内伤相应五脏,并可能在下一季节发生病变。这一认识充分体现了中医学"天人合一"整体观思想及预防医学思想,具有重要的实践价值。

　　春天是万物复苏、推陈出新的季节。此时人们应该晚入睡、早起床,晨起披散头发、舒解衣带、放松形体,漫步于庭院,让心情愉快、胸怀开畅,保证情志与"春生"之气相适应。如果违背了春季养生的方法,使肝气得不到良好的滋养,到了本该属火、气候炎热的夏天,因为没有足够的"长气",反而容易发生寒性病变,不利于健康。这就是春季养生的真谛。

　　夏季是一年四季阳气最旺盛的季节,也是人体新陈代谢最旺盛的时期。为了适应炎热的气候,皮肤毛孔都是开张疏泄的以促使汗液的排泄,通过出汗来调节体温、适应暑热的气候。因此夏季养生要避暑热,防暑邪,同时要注意保护人体的阳气,防止因避暑而过分贪凉,伤害人体阳气。根据夏季"养长"的养生原则,在这个季节,人们应该晚睡早起,并保持情志的愉悦。尤其要注意顺应夏天阳气旺盛的特点,振作精神,免生郁结,莫因琐事而急躁发怒,进行适当的运动,这样才能使机体更好地保养夏天的"长气"。

　　秋季是"容平",容是从容不迫、不紧不慢;平是平和。秋天养生应该使情志从容平和、不急不躁。保持情性的平和,调整身心,收敛神气。秋天天气转凉,秋风劲疾,地气清朗,为了适应这种气候,要早睡顺应秋季阴精的收藏,早起顺应阳气的舒展,使肺气得以宣降。

冬天是万物闭藏的季节,在这一季节里,天寒地冻,人不要扰动阳气,要早睡晚起,远离严寒之地、靠近温暖的地方。在精神调养方面,要保持精神情绪的宁静,避免烦躁妄动,应该使体内的阳气得到潜藏。如果违背了这一养生法则,就会伤害肾气,到了春天就容易导致四肢虚弱逆冷的痿厥证。这就是冬天的养生之道。

四时养生调神的方法,是"天人合一"思想在养生法则的具体应用,是《内经》养生学说的重要原则之一。《内经》的养生学说特别重视生命的时间节律与养生方法的统一性。《内经》认为人体生命不只是解剖所见的实质器官的组合,而是由以五脏为主体的五大功能系统所组成,并通过经脉的络属,气血的流注等得以联系、调节和控制的有机整体。五脏系统的不同功能活动和不同的阴阳属性,与不同的时令节气相应,构成"天人一体"的以五脏为主联系六腑、五体、五时、五方、五气的功能系统。五脏为主体的五大功能系统,与四时阴阳消长运动统一起来维持生命活动的正常进行,所以顺时养生是十分重要的保健摄生原则。

年四十,而阴气自半也,起居衰矣

《素问·阴阳应象大论》 帝曰:调此二者奈何?岐曰:能知七损八益,则二者可调;不知用此,则早衰之节也。年四十,而阴气自半也,起居衰矣;年五十,体重,耳目不聪明矣;年六十,阴痿,气大衰,九窍不利,下虚上实,涕泣俱出矣。故曰:知之则强,不知则老,故同出而名异耳。智者察同,愚者察异。愚者不足,智者有余,有余则耳目聪明,身体轻强,老者复壮,壮者益治。是以圣人为无为之事,乐恬憺之能,从欲快志于虚无之守,故寿命无穷,与天地终,此圣人之治身也。

语　释

黄帝说：如何调摄阴阳二气呢？岐伯回答：能够掌握"七损八益"的养生之道，那么阴阳二气就可得到调节；不懂得运用这个道理，就有早衰的现象出现。到四十岁时，阴精已经自耗减半，起居动作显得衰退了；到五十岁时，体态笨重，耳不聪目不明；到了六十岁时，阳痿，肾气明显地衰减，九窍功能衰退，下部阳气不足，上部阴气亢实，经常流淌鼻涕，流眼泪。所以说，掌握养生之道的人就身体强壮，未掌握养生之道的人就容易衰老。所以虽然人体同由精气生成，但有强弱寿夭的差异。懂得养生之道的人能察觉其共同性，不懂得养生之道的人只能看到不同的现象。不懂得养生的人精力不足，懂得养生的人精力充沛，耳聪目明，身体轻捷强健，即使年老仍显得健壮，正当壮年的人身体就更加强健了。所以，明达事理的人做顺乎自然的事，无欲无求，以淡泊宁静为快乐，守成于快乐自如的虚静境界，所以能寿命绵长，尽享天年，这就是明达事理人的养生之道。

解　读

这里的"阴气"指的是肾气。中医认为，肾是五脏之本、先天之根，决定着全身脏腑功能的盛衰和人寿命的长短。这句话是说一般情况下人到四十岁左右，肾的精气就衰减一半，全身功能就开始出现衰退的现象，比如掉头发、牙齿松动，皮肤没有光泽、面色枯焦长斑、体力精力下降、性功能减退、尿少频繁、夜尿多、睡眠质量下降、月经不调等。

肾中精气的盛衰与人体生长壮老过程直接相关。直接影响着人的生殖及性功能。人在生长发育期，肾气渐渐盛实；青壮年时期，肾气充盛达到稳定均衡；衰老期，肾气渐衰。人到中年，是非常关键的时期。在事业方面，四十岁往往是厚积薄发、渐入佳境的起点；但在生理上，却难以避免地开始走下坡路，这是一个人生长发育的必然过程。此阶段健康与否决定着人是否健康长寿，人欲维护健康、延缓衰老必须以保养肾气为首务。

这句话也体现出了我国古代著名的"中兴"养生理论。所谓中兴，就是强调人到中年，在刚开始衰老之时，应及时调养体质，即"元气既损，贵在复之"，为老年时期的健康奠定良好的基础。中年中兴，强调的是积极主动的尽早养生。人到中年，身体由盛转衰，若不及时保养，就会诱发疾病，加速衰老。中年人是社会的中流砥柱，是家庭的主心骨，事务繁忙，身心劳顿，一不小心就容易出现早老症、初老症，严重的甚至身体素质急转直下，从此一蹶不振，甚至英年早逝。因此，中年养生，不可不慎。正如明代著名医家张景岳所言："人于中年左右，当大为修理一番，则再振根基，尚余强半。"（《景岳全书·中兴论》）

因此，要想益寿延年、推迟衰老，必须保肾固本。首先要防止过度劳累、用脑过度；其次要节欲，不可纵欲过度，消耗肾精；最后，要积极治疗慢性病，这一阶段有些人已经出现了高血压、糖尿病等疾病，会加速肾气的损耗，因此必须注意摄养。现代研究提示，补肾有助于提高机体免疫力，延缓衰老等。

藏于精者，春不病温

《素问·金匮真言论》 冬不按跻，春不鼽衄，春不病颈项，仲夏不病胸胁，长夏不病洞泄寒中，秋不病风疟，冬不病痹厥，飧泄，而汗出也。夫精者，身之本也。故<u>藏于精者，春不病温</u>。

冬天不做剧烈运动而扰动潜伏的阳气，春天就不会发生鼽衄，不会发生颈项病，仲夏也不会发生胸胁病，长夏不会发生洞泄里寒病，秋天不会发生风疟病，冬天也不会发生痹证、飧泄、汗出过多的病。精气是人体生命的本原和生命活动的根本。所以人若能做到冬天精气封藏而不流失，那么抗病能力就强，到了春天就不容易感受外邪，罹患温热一类的疾病。

《内经》认为精气是人体生命的本原和生命活动的物质基础，所以养生防病的关键在于保护人体之精气。一年四季中以冬天主闭藏，人若能做到冬天精气封藏而不流失，那么抗病能力就强，到了春天就不容易感受外邪，发生温热一类的疾病。

保护精气的最重要原则就是顺应四时阴阳变化规律。一年四季中精气的春生、夏长、秋收、冬藏是环环相扣的。收敛而不扰动阳气是冬三月养生的关键，也是一年四季健康无病的关键。人们在按照四季特点养生之外，最关键的是要保护好精气。若冬季起居失常、房事失节、劳作太甚、情志过极就可使精气耗伤而失于封藏，至来年春阳萌动之时，因生气不足而易患温热病。

现代科技和物质文明使得人们生活安逸，体力活动减少，春夏之际精气失于生长；工作压力大，生活节奏快，作息时间紊乱，夜生活过度，秋冬之际精气失于收藏。再加上人际关系复杂，精神长期处于紧张、焦虑、抑郁的状态之中；饮食不节制，过食肥甘厚味，生活无规律，过度吸烟、饮酒等，这些因素都可使人的脏腑功能失调，气血运行失常，使机体处于"不藏精"状态。久而久之，就会出现胃肠功能失调、代谢功能紊乱、自身免疫功能失衡，导致恶性肿瘤、心脑血管疾病、内分泌系统疾病、血液系统疾病、自身免疫性疾病等生活方式性疾病的发生。所以，千方百计保护机体精气是养生的基本措施。这句话是现代生活方式性疾病预防和治疗总的指导性原则。

预防是最经济最有效的健康策略。2020 年 6 月 2 日，习近平总书记在专家学者座谈会上发表重要讲话，强调坚持预防为主的卫生健康工作方针，是对长期以来实践证明行之有效的做法的坚持、继承、发展。"上工治未病"，为维护人民健康提供有力保障，必须坚定不移贯彻预防为主方针,坚持防治结合、联防联控、群防群控,努力为人民群众提供全生命周期的卫生与健康服务,全面提高人民健康水平。

一曰治神,二曰知养身,三曰知毒药为真

《素问·宝命全形论》 帝曰:人生有形,不离阴阳,天地合气,别为九野,分为四时,月有小大,日有短长,万物并至,不可胜量,虚实呿吟,敢问其方? 岐伯曰:木得金而伐,火得水而灭,土得木而达,金得火而缺,水得土而绝,万物尽然,不可胜竭。故针有悬布天下者五,黔首共余食,莫知之也。一曰治神,二曰知养身,三曰知毒药为真,四曰制砭石小大,五曰知府藏血气之诊。五法俱立,各有所先。今末世之刺也,虚者实之,满者泄之,此皆众工所共知也。若夫法天则地,随应而动,和之者若响,随之者若影,道无鬼神,独来独往。

黄帝说:人生而有形体,离不开阴阳的变化,天地二气相合,从经纬上来讲,可以分为九野,从气候上来讲,可以分为四时,月形有小大,日影有短长,这都是阴阳消长变化的体现。天地间万物的生长变化更是不可胜数,根据患者微细呵欠及呻吟,就能判断出疾病的虚实变化。请问运用什么方法,能够提纲挈领,来加以认识和处理呢?

岐伯说:可根据五行变化的道理来分析。木遇到金,就会被折伐,火遇到水,就会被熄灭;土被木植,就会变疏松;金遇到火,就会被熔化;水遇到土,就会被遏止。这种相互制约的变化,万物都是一样,不胜枚举。所以用针刺来治疗疾病,能够嘉惠天下民众,有五大关键,但人们都弃置不顾,不懂得这些道理。所谓五大关键:一是要精神专一,二是要了解养身之道,三是要熟悉药物真正的性能,四是要注意制取砭石的大小,五是

要懂得脏腑血气变化的诊断方法。能够懂得这五项要领,就可以掌握先后缓急。近世运用针刺,一般用补法治虚,泻法治满,这是大家都知道的。若能按照天地阴阳的道理,随机应变,那么疗效就能更好,如回声的响应,如影子随形,医学的道理并没有什么神秘,只要懂得这些道理,就能运用自如了。

解读

《内经》提出治疗疾病三原则,首先是治神,二是掌握养生之道,三是了解药性。把精神治疗和养生放在药物治疗之前,寓有深意。

关于治神,神在中国文化中占有重要地位,其概念有广义和狭义之分。所谓广义的神多指自然界事物的运动变化或人体生命活动的外在表现;而狭义的神多指人的精神、意识、思维活动。治神就是通过调整医生和患者的精神,是治疗取得效果的关键。所谓知养身,就是懂得养生的道理,防患于未然。所谓知毒药为真,毒药,此泛指治疗疾病的药味。真,本性,此指药味的性能。

经文提出了一个合格的临床医务工作者必须具备的知识和技能。在《内经》中共提出了五方面的内容。作为一个医生,必须明确"治神""知养身""知毒药为真""制砭石小大""知腑脏血气之诊"等,同时还要精通"法天则地"之术,才能随机应变,取得良好疗效。

关于养生的重要性前面的经文已经阐述,此处不再赘述。这里特别要阐述的是关于"治神"。中医学认为神为生命之主,在临床治疗时应该始终把治神放在首要的位置。《内经》指出"凡刺之法必先本于神",强调在针刺过程中要以治神为本,把握神气,针刺才能得气,从而取得疗效。

治神的具体内容涉及医患两方面。一是医者方面,要求医生不仅要诊知人体的有形病理现象,更要注意患者精神状态,在治疗时全神贯注,不可三心二意。医生的职责是救死扶伤,患者的生命安危及其家庭的幸福全掌握在医生手中。因此,医生在临证时,一定要精神高度集中,全心全意为患者服务,这是当医生最基本、最重要的医德。而患者要将精神注意力集中于所刺激之穴位,使医患专注之神气相贯通,达到"两神合一",神聚则气亦聚,患者和医者之气相聚一起,患者就易"得气",然后才可行针及补泻手法。"治神"贯穿于针刺的全过程,是针刺取得疗效的关键。

第二章

人与天地相参

　　天人之学是中国哲学的思维起点，也是中国人最基本的思维方式。中国古代先哲把"天人一体"作为哲学的指导思想。《内经》禀承了中国传统文化的基因，以"天人一体"为理论核心，探讨了人体生命活动的规律。《灵枢·岁露论》言："人与天地相参也，与日月相应也。"《灵枢·刺节真邪》言："与天地相应，与四时相副，人参天地。"《素问·举痛论》言："善言天者，必有验于人。"《内经》"人与天地相参"的观点是建立在中国传统文化"天人合一"思想基础之上，并以当时医学实践的成果丰富和发展了"天人合一"思想。

　　"人与天地相参"的含义：人本自然，人与自然有着相同的根源；人赖大自然而生存，并受大自然的制约；人与自然遵循同一规律，人必须服从自然界规律。《内经》"人与天地相参"思想是建立在人与天地同源——"气"基础之上的，人作为自然万物之一，与天地遵循同一自然规律。所以《内经》作者在肯定世界物质统一性的前提下，把人体置于"天地人一体"的大背景下考察生命活动的规律，并作为中医学独特的医学模式和方法论，广泛应用于诠释生理、病理，指导诊治疾病和养生防病，其中包含着丰富而深刻的科学意义。

人与天地相参也，与日月相应也

　　《灵枢·岁露论》　黄帝曰：有寒温和适，腠理不开，然有卒病者，其故何也？少师答曰：帝弗知邪入乎？虽平居，其腠理开闭缓急，其故常有时也。黄帝曰：可得闻乎？少师曰：<u>人与天地相参也，与日月相应也</u>。故月满则海水西盛。人血气积，肌肉充，皮肤致，毛发坚，腠理郄，烟垢着。当是之时，虽遇贼风，其入浅不深。至其月郭空，则海水东盛，人气血虚，其卫气去，形独居，肌肉减，皮肤纵，腠理开，毛发残，膲理薄，烟垢落。当是之时，遇贼风则其入深，其病人也卒暴。

黄帝问：有时气候寒温适宜，人体皮肤汗孔并没有疏松开泄，然而也有突然发病的，其原因是什么呢？少师回答：您不知道邪气已经侵入了吗？人们虽然处在正常的生活中，但汗孔的开合、缓急，也是有内在的原因和一定的时间的。黄帝问：可以听你谈谈吗？少师回答：人与天地日月自然的变化互相参应。所以，当月亮满圆的时候，海水向西涌盛形成大潮。此时人体气血也相应地充盛，肌肉坚实，皮肤致密，毛发坚韧，汗孔闭合，皮肤润泽固密。在这个时候，即使遇到贼风邪气的侵入，也较表浅不会深入。如果到了月亮亏缺的时候，海水向东涌盛形成大潮，这时人体气血相应虚弱，体表卫气衰退，外形虽然如常，但肌肉消减，皮肤弛缓，腠理开泄，毛发残脆，肉理疏薄，皮肤纹理粗疏而表虚不固，在这个时候，若遇到贼风邪气的侵袭，就容易深陷入里，发病也急暴。

天地和日月，代指自然界。相参，互相参照，互相应验。相参与相应义近。所以本句的意思即人与自然相应（参），可以简称为"天人相应"。提示人们要把人体与自然联系起来作为一个整体去认识和看待。

"人与天地相应"的含义可以从四个方面来理解：

（1）人本自然，人与自然有着相同的根源。《内经》受先秦"气一元论"思想的影响，认为"气"是构成世界的本源，自然界一切事物的生成、发展变化、消亡都是由于阴阳二气相互作用变化的结果。

（2）人赖自然而生存，并受自然的制约。人体生命活动所需要的物质（五气、五味）都来源于天地，自然界的变化必然会影响人体的相应变化。

（3）人与自然遵循同一规律，人必须服从自然界规律。人体生命活动规律与天地运行变化规律相通，人只有顺应天地的变化，才能维护健康。

（4）人与自然的和谐是健康的象征。《内经》对于健康的认识，概括起来说应该具备天人和、形神和、气血和三个条件，天人和就是人与自然的和谐。

人与自然的关系，是中国传统文化的一个基本问题。从人类文明之起始乃至今天，人类从未停止过对宇宙（天）是怎么形成的、生命（人）是怎么产生的、天与人关系如何等问题的思考与探索。天与人的关系之学是中国人最基本的思维方式，也是中国古代哲学研究的核心问题，中国的传统文化集中体现在对天人之学的研究。汉代司马迁说："究天人之际，通古今之变，成一家之言。"宋代邵雍在《皇极经世》中言："学不际天人，不足以谓之学。"从本质上讲，人是人与自然、社会关系的总和。宋代朱熹说："天即人，人即天。人之此生得之于天，既生此人，则天又在人矣。"中医学禀承了中国传统文化的基因，从"天"的研究到"人"，从"人"的探讨到"天"，"善言天者，必质之于人；善言人者，亦本之于天"（《旧唐书·孙思邈传》）。可以认为中医学是以"天人合一"为理论核心，专门探讨人体生命活动规律及其防治疾病、维护健康的学问。

《内经》虽然没有提出"天人合一"四个字，但提出了"人与天地相应"的观点，这是对古代"天人合一"思想的应用和发挥。《内经》把人体置于"天地人一体"的大背景下考察生命活动的规律，奠定了中医学独特的医学模式和方法论，包含着丰富的科学内容。《内经》"人与天地相应"的观点把"天"与"人"作为一个整体来认识，人体是一个以五脏为中心的"天人合一""形神一体"内外相应的大系统，这一思想符合系统论的原则，充分彰显了具有中国传统文化特色的中医学的学术特点。

天地之大纪，人神之通应也

《素问·至真要大论》 黄帝问曰：五气交合，盈虚更作，余知之矣。六气分治，司天地者，其至何如？岐伯再拜对曰：明乎哉问也！<u>天地之大纪，人神之通应也</u>。帝曰：愿闻上合昭昭，下合冥冥奈何？岐伯曰：此道之所主，工之所疑也。

黄帝问道：五运相互交和主岁，太过不及交替为用，我已经知道了。六气分治一年中，主管司天在泉，其气来时是怎样的？岐伯再拜而回答说：问的多么英明啊！这是自然变化的基本规律，人体的生命活动是与天地变化相通应的。黄帝说：人体与司天在泉之气相适应的情况是怎样的呢？岐伯说：这是受自然规律所主宰的，一般医生的疑惑所在。

纪，纲领、纲纪，引申为规律、法则。人神，指人的神气。本句的意思是说，人与自然天地之气是相通应，也即天地与人遵循共同的基本变化规律和法则，与"人与天地相应"意义近似。

古人通过对日月星辰、气候物候的长期观察，认为天地的变化是有周期性规律的，大而言之，有甲子60年的年周期变化，中而言之有一年四季的轮替，小而言之有一日昼夜的交替。即万物是遵循某种法则在运动着，这就叫做"天地之大纪"。那么，是谁在主宰这种周期性的运动呢，是阴阳二气消长变化的结果，所以《素问·阴阳应象大论》说："阴阳者，天地之道也，万物之纲纪，变化之父母，生杀之本始。"按照中国古代"天人合一"的观点，人亦由自然之气聚合而成，与自然天地"同源异构""同频共振"，也有着相应的变化规律。例如,月盈满则人气血充满,月亏虚则人气血亏损;再如春夏气候温热,人阳气旺盛,阴气衰减,秋冬气候寒冷,人阳气衰弱,阴气偏胜。表现为天人相互通应。所以,反常的气候变化,人容易得病;人违背自然规律的生活,也容易导致疾病。只有懂得天人之气相通应的道理,遵循天地自然规律保养身体,才能避免疾病,健康长寿。

本句不用"人气"而用"人神",别有深意。《内经》认为人之所以有别与其他生物成为人,是因为"神气舍心,乃成为人"(《灵枢·天年》)人之形体躯壳,乃至五脏已成,如果没有神气入住,则仍不成为人。所谓"神气",一指魂魄精气神明,二指意志思虑智等高级思维,三指具有神采的脏腑功能,三者缺一不可。所以"神气"概括地说,就是人的生命活力的总括。如此来理解"人神之通应",应该会有更深的体悟吧。

夫道者,上知天文,下知地理,
中知人事,可以长久

出 处

《素问·气交变大论》 帝曰:余闻得其人不教,是谓失道,传非其人,慢泄天宝。余诚菲德,未足以受至道;然而众子哀其不终,愿夫了保于无穷,流于无极,余司其事,则而行之奈何? 岐伯曰:请遂言之也。《上经》曰:<u>夫道者,上知天文,下知地理,中知人事,可以长久</u>,此之谓也。帝曰:何谓也? 岐伯曰:本气位也。位天者,天文也;位地者,地理也;通于人气之变化者,人事也。故太过者先天,不及者后天,所谓治化而人应之也。

语 释

黄帝问道:我听说遇到了适当的人而不教,就会失去传道的机会;如传授给不适当的人,则等于不重视珍贵的大道。我固然是才德浅薄,不足以接受最好最高深的道理,但是民众都哀叹他们不得寿终,因此希望你能

为了保护人们的生命,为了医道的永远流传,而把这些道理传授出来,由我来主管其事,按照规矩去做,你看怎样呢?岐伯说:请允许我介绍一下。《上经》说:所谓得道者,可以上知天文,下知地理,中知人事,并能保持长久,说的就是这个。黄帝又问:这又怎么讲呢?岐伯说:这里的根本在于推求天地人三气的位置啊!位于天,就是日月星辰、风雨寒暑自然天象;位于地,就是海河山川自然地貌;通晓人气的变化的是人与人关系之事。所以太过的气先天时而至,不及的气后天时而至,所以说,岁运的变化有常有变,而人体也随之而起变化。

解 读

道者,指掌握自然变化规律的人,天文、地理,也概指自然环境的种种影响因素。人事,泛指社会人际之事,大至社会,小至人际关系。强调研究医学之道的人,应该上知天文、下知地理和中知人事,只有这样,其学说和医术才能保持长久。

"上知天文,下知地理,中知人事",具有两层含义。

其一,是要求医生必须具有广博的知识,掌握天文、地理、人事等的相关知识,了解天文、地理、人事的变化与人体生命活动之间的关系。中医学认为,人不仅是生物的人,也是自然的人、社会的人,人的身心不仅受自然环境的影响,而且与社会环境、人际关系等因素息息相关。人的生老病死,既要受自然因素的制约,也要受社会因素的制约。因此,研究医学不仅要研究人体本身,更要掌握自然和社会的相关知识,才能把人放在立体世界的空间中去全面考察和研究,以真正成为合格的"道者"。这种思想方法贯穿了朴素的唯物和辩证的思想,也是颇具独创性的观点。

其二,指研究医学之道应该把天文、地理、人事三方面视为一个有机整体综合起来加以研究,提示了"天地人相参"的医学思维模式。大自然,古称"天地",人在天地间生存,与自然界密切相关,自然环境对人的影响,不仅表现在生理方面,而且反映在心理方面。例如,一年四季的春生、夏长、秋收、冬藏，与之相伴的风寒暑湿等气候变化，也影响人的心理和生理状态；各地居民由于所处地域不同，气候寒暖、地势高低、饮食习惯等的不同，所患的疾病和疾病表现也不一样，甚至寿命长短也有差别；工作不同、社会地位不同，其喜怒哀乐也不同。各种不同方面的差异，表现在生理状况、疾病表现不同，其采取的治疗手段等也都有很大的差异。现代流行病学研究也证明，社会事件和心理刺激，如天灾、战乱、社会动乱、窘迫的生活环境、人际关系紧张等都会导致情志异常而容易引发心脑血管、糖尿病、肿瘤等疾病。因此，古代医家不是孤立地看待人，而是把人放在所处的自然环境和社会环境中去考察。这种对身体与自然间互动的关注，其实正反映出传统人体观的特殊价值取向，唯有将人置于自然的网络中，人体的整体性与有机性才能得到适当的关照。这种天、地、人结合研究的观点，充分体现了中医的整体观念，强调因时、因地、因人制宜的辨证施治精神。

中医强调人与自然和谐之外，这里特别强调了医学人文的问题，这是《内经》极为可贵的地方。医学人文精神就是以病人为本的精神，强调一切从人性出发，强调在医疗过程中对人的关心、关怀和尊重，是要倡导当前大背景下的学医人、行医人所应该追求完善的人生价值观。

古代医家提出"天地人相参"的思维，现代人提倡自然和谐、社会和谐、人际关系和谐。天地人相参的观念，核心就在于达到一个"和谐"，即人与自然和谐，人与社会和谐，人的心灵与自身和谐。这是中医给今人留下的代表了先进的东方思维的医学模式，这也正是中医这门智慧之学经久不衰的根本所在。

天覆地载，万物悉备，莫贵于人。
人以天地之气生，四时之法成

《素问·宝命全形论》　黄帝问曰：<u>天覆地载，万物悉备，莫贵于人。</u>

人以天地之气生，四时之法成，君王众庶，尽欲全形，形之疾病，莫知其情，留淫日深，著于骨髓，心私虑之。余欲针除其疾病，为之奈何？岐伯对曰：夫盐之味咸者，其气令器津泄；弦绝者，其音嘶败；木敷者，其叶发；病深者，其声哕。人有此三者，是谓坏府，毒药无治，短针无取，此皆绝皮伤肉，血气争黑。

帝曰：余念其痛，心为之乱惑，反甚其病，不可更代，百姓闻之，以为残贼，为之奈何？岐伯曰：夫人生于地，悬命于天，天地合气，命之曰人。人能应四时者，天地为之父母；知万物者，谓之天子。天有阴阳，人有十二节；天有寒暑，人有虚实。能经天地阴阳之化者，不失四时；知十二节之理者，圣智不能欺也；能存八动之变，五胜更立，能达虚实之数者，独出独入，呿吟至微，秋毫在目。

语 释

黄帝问道：天地之间，万物俱备，没有一样东西比人更宝贵了。人依靠天地之大气和水谷之精气生存，并随着四时生长收藏的规律而生活着，上至君主，下至平民，任何人都愿意保全形体的健康，但是往往有了病，却因病轻而难于察知，让病邪稽留，逐渐发展，日益深沉，乃至深入骨髓，我为之甚感忧虑。我要想解除他们的痛苦，应该怎样办才好？

岐伯回答说：比如盐味是咸的，当贮藏在器具中的时候，看到渗出水来，这就是盐气外泄；比如琴弦将要断的时候，就会发出嘶败的声音；内部已溃的树木，其枝叶好像很繁茂，实际上外盛中空，极容易萎谢；人在疾病深重的时候，就会产生呃逆。人要是有了这样的现象，说明内脏已有严重破坏，药物和针灸都失去治疗作用，因为皮肤肌肉受伤败坏，血气枯槁，就很难挽回了。

黄帝道：我很同情患者的痛苦，但思想上有些慌乱疑惑，因治疗不当反使病势加重，又没有更好的方法来替代，人们看起来，将要认为我残忍粗暴，究竟怎么好呢？

岐伯说：一个人的生活，和自然界是密切相关联的。人能适应四时变迁，则自然界的一切，都成为他生命的泉源。能够知道万物生长收藏的道理的人，就有条件承受和运用万物。所以天有阴阳，人有十二经脉；天有寒暑，人有虚实盛衰。能够应天地阴阳的变化，不违背四时的规律，了解十二经脉的道理，就能明达事理，不会被疾病现象弄糊涂了。掌握八风的演变，五行的衰旺，通达患者虚实的变化，就一定能有独到的见解，哪怕患者的呵欠呻吟极微小的动态，也能够明察秋毫，洞明底细。

解　读

所谓"天覆地载"指天之下、地之上之天地之间。因天地之气的上下交通，互相交合，于是，便产生了大自然万物。这是古代先人对自然界万物形成的看法，如《庄子·田子坊》言："至阴肃肃，至阳赫赫；肃肃出乎天，赫赫发乎地，两者交通成和而物生焉。"即指天地阴阳二气相互交通，和合而生成万物。人作为万物中的一员，也是由天地之气所化生，所以《内经》言"人以天地之气生"。

既然人由天地之气而生，那么他一定与天地四时阴阳之气的消长变化规律同步，如自然之气春夏两季阳气生长，秋冬两季阴气收藏，则在人需要春夏养阳，秋冬养阴，顺应自然之气的消长规律来保养身心，即按照四时天地阴阳变化的法则来对待人的生命与健康，对待饮食起居、工作劳动。这就是所谓的"四时之法成"。

然万物之中，《内经》认为最为重要的、最珍贵、最值得保养呵护的是人。提出"万物悉备，莫贵于人"这样的呼吁，并非代表《内经》撰写时代就非常"贵人"，而恰恰相反，那时，"人"并没有真正被作为"人"来对待。如"杀殉"在春秋战国仍然盛行，主人死了，有人要陪葬。"天子杀殉，众者数百，寡者数十，将军、大夫杀殉，众者数十，寡者数人。"（《墨子·节葬》）

这时候，以孔子为代表的儒家，对这种不仁之举，提出了强烈的抗议，面对杀殉，孔子诅咒道："始作俑者，其无后乎。"较之活人殉葬，后来出现用木俑、泥俑代替,已经有所进步,但在孔子看来,仍然隐藏着对人生命蔑视的观念而直接加以鞭挞。

儒家"仁本位"的文化,深刻影响了《内经》对人生命的看法,作为一门医人医心的学问,将人的生命置于万物之中的最高地位,更为重要,更是理所当然。

2020年新冠病毒肺炎全球肆虐,在保护生命还是发展经济的选择中,许多国家犹豫彷徨,错失防疫良机。而中国在第一时间旗帜鲜明地提出"人民至上、生命至上,保护人民生命安全和身体健康可以不惜一切代价"。事实证明,中国以人为重的防疫思想和策略,使其成为最早走出疫情的国家。这可以说是古老《内经》"莫贵于人"思想及其价值最鲜活的现实映照。

人者,天地之镇也

《灵枢·玉版》 黄帝曰:余以小针为细物也,夫子乃言上合之于天,下合之于地,中合之于人,余以为过针之意矣,愿闻其故。岐伯曰:何物大于天乎?夫大于针者,惟五兵者焉。五兵者,死之备也,非生之具。且夫<u>人者,天地之镇也</u>,其不可不参乎?夫治民者,亦唯针焉。夫针之与五兵,其孰小乎?

黄帝说:我以为用九针治疗疾病是小道,先生却说它上合于天,下合于地,中合于人,我觉得这恐怕是过于夸大了针的作用,请讲讲其中道理。

岐伯说:什么东西比天更大呢?比针大的,有各种兵器,但兵器是为杀人而准备的,不是治病救人的工具。而人是天地间最重要的,怎可不与天地相参伍呢?治理人民之事,针是不可缺少的。那么,针与各种兵器相比,究竟哪个小呢?

解读

　　镇,重要之意。《说文解字注》言:"博压也。……引申之为重也。"镇,又可解释为基础、根本,如魏朝高堂隆《切谏增崇宫室疏》曰:"然则士民者,乃国家之镇也;谷帛者,乃士民之命也。"所以,"人者,天地之镇"是先人在看待天人关系中,认为人生价值至上的观点,也即"以人为本"的价值观,体现了中医学的"人本思想"。

　　对于中医学的"人本思想"的内涵,可以从三个方面解读。从患者与医生的关系说,以患者为主;从"病"与"人"的关系说,以人为主;在"邪"与"正"关系说,以保护"正气"为主。这一理念贯穿于医疗实践活动的始终。中医临床治疗疾病时强调"扶正祛邪""祛邪即所以安正""祛邪而不伤正""有胃气则生,无胃气则死""得神者昌,失神者亡""留得一分津液,便有一分生机"等原则,就是"以人为本"思想的具体表现。"以人为本"在中医学中即意味着以人的生命为本、神气为本、正气为本、胃气为本等。所以,中医学的"人本思想",是站在疾病与人这个角度去探索的,强调尊重人、关爱人、治病救人,而不是人性的善、恶,更不是人与人之间的管理与被管理关系。

　　在一定意义上,人生的价值是人生的意义,评估人生"价值量"大小,可以理解人生的意义如何,人不必刻意地去追求健康长寿,健康长寿有其自然规律,重要的是追求生命的价值和意义,如何最大限度地实现生命的价值。我们要力求从容、淡定、坦然地面对生活,品味人生,乐天知命,以平常之心生活在真实的生命感受之中,如此才能拥有和谐人生,健康长寿也会悄然地不期而临。人类是自然演化过程中产生的不可胜数的生物之一,是迄今为止宇宙间一切生命现象的最高存在形式。天地万物之中,最高贵的莫过于人。人类较其他生物具有更高级、更复杂的生命活动,人区别于其他动物的关键在于精神意识。人不仅具有对外部世界的意识,而且还有自我意识,使之能认识和掌握自然规律,能够在自然规律面前有效地调控自己,并保持人与自然的和谐。故唐代医学家孙思邈《千金要方·序》说:"人命至重,有贵千金。"

中医学的"人本思想"的提出可以上溯到孔孟,儒家的"仁者爱人,民为贵,君为轻,社稷次之""己所不欲勿施于人"是其代表思想,这是中国传统思想文化的精华。西方文艺复兴时期,启蒙运动把人本主义提高到空前高度,这都说明人本思想是社会文明程度的标志,如今"人本思想"已成为社会一种主流的价值取向。

夫百病者,多以旦慧、昼安、夕加、夜甚

《灵枢·顺气一日分为四时》 黄帝曰:夫百病之所始生者,必起于燥湿寒暑风雨、阴阳喜怒、饮食居处。气合而有形,得藏而有名,余知其然也。夫百病者,多以旦慧、昼安、夕加、夜甚,何也?岐伯曰:四时之气使然。黄帝曰:愿闻四时之气。岐伯曰:春生、夏长、秋收、冬藏,是气之常也,人亦应之。以一日分为四时,朝则为春,日中为夏,日入为秋,夜半为冬。朝则人气始生,病气衰,故旦慧;日中人气长,长则胜邪,故安;夕则人气始衰,邪气始生,故加;夜半人气入藏,邪气独居于身,故甚也。

黄帝说:很多疾病的发生,是由于风雨寒暑燥湿等外邪侵袭,或者由于性生活没有节制、喜怒过度等情志刺激,以及饮食和生活起居失常等原因引起。邪气侵入人体产生相应的病理表现,各种致病因素影响内脏会形成相应的疾病。这些内容我已经知道了。许多疾病,经常在早晨病情轻而病人精神清爽,中午病情安定,傍晚病情加重,夜间病情最重,这是为什么呢?岐伯说:这是因为四季变化使人体阳气出现盛衰所造成的。

黄帝说：我想了解四季变化对人体影响的具体情况。岐伯说：春季阳气生发，夏季阳气旺盛，秋季阳气收敛，冬季阳气闭藏，这是四季中自然界阳气变化的一般规律，人体的阳气变化也与它相对应。把一天按照四季划分，早晨相当于春季，中午相当于夏季，傍晚相当于秋季，半夜相当于冬季。早晨阳气生发，能够抵御邪气，邪气衰减，所以早晨病情轻而病人精神清爽。中午阳气旺盛，能够制伏邪气，所以中午病情安定。傍晚阳气开始衰减，邪气逐渐亢盛，所以傍晚病情加重。半夜人体的阳气都深藏内脏，形体只有亢盛的邪气，所以夜半病情最重。

解　读

根据"人与天地相应"的理念，自然界昼夜阴阳的消长变化与人体的生理病理变化密切相关。《内经》认为，大多数疾病的发作是有一定规律的，医生如果掌握了这种规律，对于许多疾病的诊治是有帮助的。这里提出很多疾病在一天之内四个时间段病情的轻重呈现规律性的变化：旦慧，即早晨病轻神慧；昼安，白天病情安定；夕加，傍晚病情逐渐加重；夜甚，入夜病情严重。

在实践临床中，的确很多疾病在一天中的变化与《内经》所说基本相符。如外感发热不退的病人，往往下午近傍晚时体温开始上升，晚上体温最高，到早晨体温会下降。再如有些咳嗽患者，白天咳嗽不明显，一到晚上咳嗽加剧，天亮了咳嗽又缓解，如果没有很好地治疗，病情会这样周而复始，反复不愈。

那么，为什么病情会出现这样的变化呢？这涉及中医对疾病发生发展最基本的认识，即正气的抵抗力和邪气致病力的力量对比是决定因素，正气强于邪气，则不发病或病发也比较轻，邪气强于正气，则易发病或发病较重。而一日之中，正气的抗病能力，随体内阳气的盛衰变化而消长。

从早晨到中午，阳气逐渐旺盛，午后到傍晚，阳气逐渐衰弱，到晚上阳气最弱，因此人的抗病能力也出现了平旦回归，中午强盛，傍晚始弱，夜晚弱甚的规律变化。导致病情出现旦慧、昼安、夕加、夜甚的变化特点。掌握这种变化规律,有助于指导临床制定治疗因时而变、随时而治的策略,提高治疗的效果。

如果深入分析这种临床思维,又与中医的天人观密切相关。一年有春夏秋冬四季变化,人气随之而变,春夏阳气生长,秋冬阳气收藏;同理,一日之中也有四气变化,平旦如春天,白昼如夏天,日夕如秋天,夜半如冬天,人气在一日之中呈现相应的变化,这便是旦慧、昼安、夕加、夜甚的根本原因所在。这是天人观的哲理运用到医疗实践中非常典型的案例,可见,依据文化的思辨,并非空穴来风,而是有其内在道理的。

春生、夏长、秋收、冬藏,
是气之常也,人亦应之

《灵枢·顺气一日分为四时》 黄帝曰:夫百病之所始生者,必起于燥湿寒暑风雨、阴阳喜怒、饮食居处。气合而有形,得藏而有名,余知其然也。夫百病者,多以旦慧、昼安、夕加、夜甚,何也?岐伯曰:四时之气使然。黄帝曰:愿闻四时之气。岐伯曰:<u>春生、夏长、秋收、冬藏,是气之常也,人亦应之。</u>以一日分为四时,朝则为春,日中为夏,日入为秋,夜半为冬。朝则人气始生,病气衰,故旦慧;日中人气长,长则胜邪,故安;夕则人气始衰,邪气始生,故加;夜半人气入藏,邪气独居于身,故甚也。

黄帝说:很多疾病的发生,是由于风雨寒暑燥湿等外邪侵袭,或者由于性生活没有节制、喜怒过度等情志刺激,以及饮食和生活起居失常等原因引起。邪气侵入人体产生相应的病理表现,各种致病因素影响内脏会形成相应的疾病。这些内容我已经知道了。许多疾病,经常在早晨病情轻而病人精神清爽,中午病情安定,傍晚病情加重,夜间病情最重,这是为什么呢?岐伯道:这是因为四季变化使人体阳气出现盛衰所造成的。黄帝说:我想了解四季变化对人体影响的具体情况。岐伯道:春季阳气生发,夏季阳气旺盛,秋季阳气收敛,冬季阳气闭藏,这是四季中自然界阳气变化的一般规律,人体的阳气变化也与它相对应。把一天按照四季划分,早晨相当于春季,中午相当于夏季,傍晚相当于秋季,半夜相当于冬季。早晨阳气生发,能够抵御邪气,邪气衰减,所以早晨病情轻而病人精神清爽。中午阳气旺盛,能够制伏邪气,所以中午病情安定。傍晚阳气开始衰减,邪气逐渐亢盛,所以傍晚病情加重。半夜人体的阳气都深藏内脏,形体只有亢盛的邪气,所以夜半病情最重。

解 读

大自然春夏秋冬四季轮回,万物生长收藏更新,皆由自然阴阳之气消长变化而成。春天阳气开始萌生,阴气逐渐消退,天气慢慢回暖,万物复苏,呈现生机勃勃之象;夏天阳气旺盛,天气炎热,物候繁茂昌盛,一派快速成长的景象;秋天阳气始衰,阴气渐盛,天气转凉,物候逐渐收敛;冬天阴气最盛,天气寒冷,万物潜藏不出。这是自然的常规、规律,故曰"气之常也"。

依据"天人相应"的思想,人体内的阴阳之气随之具有类似春生夏长、秋收冬藏的规律变化,如果人违反了这一规律就会得病,如冬天要注意储藏五脏精气,不要轻易外泄,生活起居上适当增加睡眠时间,多食有营养的食物,减少户外运动量等,否则"冬不藏精,春必病温",到春天容易得外感热病。再如夏天人的阳气自然旺盛,如过于贪凉,就会扼杀阳气生长的自然之性,容易出现胃痛、腹泻等病,到了秋冬可能导致慢性咳喘病复发。所以,在《素问·四气调神大论》有"春夏养阳,秋冬养阴"的四季养生原则,就是要求春夏要保养阳气的生和长,秋冬要保养阴气的收和藏。

我们日常生活中也能体会四季的生长收藏变化,最典型的是我们每天食用的蔬菜、水果,当季当令的一定是最好吃最富有营养的,而人工反季节的品质总是略逊一筹。中国道家崇尚顺应自然,无为而治,中医深受其影响,所以在防治疾病、养生保健上处处强调天人相应,主张因势利导,顺势而为,推崇"自然合理"的哲理。而发端于西方科学革命崇尚"科学合理",主张改造自然甚至破坏自然。两者高下,需今人好好想想,特别在强调建设生态文明的今天,我们是否可以从中医的思想中汲取有益的经验和教训呢。

善言天者,必应于人;善言古者,必验于今;善言气者,必彰于物

《素问·气交变大论》 所谓精光之论,大圣之业,宣明大道,通于无穷,究于无极也。余闻之:<u>善言天者,必应于人;善言古者,必验于今;善言气者,必彰于物</u>;善言应者,同天地之化;善言化言变者,通神明之理。非夫子孰能言至道欤! 乃择良兆而藏之灵室,每旦读之,命曰《气交变》,非斋戒不敢发,慎传也。

所谓精微高明的理论,大圣的事业,宣扬宏大的道理,能通达无穷,探究无极。我听说,善于讲天道的,必定把天道应验于人;善于讲古事的,必定把古事应验于现在;善于讲气的,必定把气表现在物上;善于讲感应的,就和天地的造化统一起来;善于讲生化与变动的,就要了解自然的道理,除了像你这样的人,谁能演说这种至道宏论呢? 于是选择了一个好时日,把它藏在灵兰书室里,每天清晨读它,命名为《气交变》,不是专心诚意的时候不敢打开,要传之后世必须谨慎。

解读

医学是一门人学,要学好这门人学,《内经》提出三个必须具备的基本认识。

第一,从天人相应关系,把握人的本质,即"善言天者,必应于人";第二,医学学术的积累发展,如历史长河流淌与汇聚,只有学贯古今,才能传承发扬,即"善言古者,必验于今";第三,万物皆由气而成,人体本质是气,人生病的核心问题是气病,诊治疾病,要从气入手,即"善言气者,必彰于物"。

中医重视天人关系源于中国哲学的天人观。中国传统文化认为,认识"人"必须联系"天",而"天"以"人"为基础和起点。中国的先人们无论探讨宇宙的生成或探索生命的奥秘,实质上都是围绕着"天人"关系这个核心展开的。"天人之学"是中国哲学的思维起点,也是中国人最基本的思维方式。正如宋代朱熹所说:"天即人,人即天。人之此生得之于天,既生此人,则天又在人矣。"所以,中国哲学实质就是"天人之学"。中医学秉承传统文化的天人合一思想,研究"人"是从"天—地—人"关系的总和入手,故《旧唐书·孙思邈传》载:"善言天者,必质之于人;善言人者,亦本之于天。"

中医重视学贯古今,则与中医学术传承发展的规律密切相关,医学本质上是个经验科学,需要大量的经验积累,不断反复验证,形成知识规则、理论方法。在此基础上不同时代、环境、疾病谱的演变中,产生新的经验,新的理论。而经验知识的传承中,世医家族、师徒传授是主要的方式,形成学术观点一脉相承的各种独特的流派。这样,从中医学术发展的规律和传承的方式,决定了学医者做好学问,做好临床就必须具备由源到流的知识体系,做到贯通古今;既具有扎实的中医古代经典理论知识,又能将古法古方灵活地运用于当今临床,解决现实临床问题。

气和物,是一对富有中医哲理的概念,气具有无形而本质属性,物具有有形而外化彰显的属性,如大到人之肢体关节、小到毫毛汗孔组织,因其可见属于"物",人发生疾病,如关节肿痛,为可见的物的病理变化。而中医认为所有物,均由气的聚散变化而生,物病理的变化本质上是气变化的反映。如关节肿痛的本质是气的阻滞不通,就可采用疏通气的法则来治疗。所以,诊治疾病不能只见物而不见气,应"善言气者,必彰于物"而治病求本。

上述医学的哲理,可以给我们更为广泛的启示。无论做学问还是处理各种事物,第一,要有全局观,处理好局部和整体关系,大处着眼,小处着手;第二,要有历史观,处理好继承创新的关系,古为今用,既保持传统特色,又有时代气息;第三,要有哲学思维意识,透过现象看本质。

天暑衣厚则腠理开,故汗出,寒留于分肉之间,聚沫则为痛;天寒则腠理闭,气湿不行,水下留于膀胱,则为溺与气

《灵枢·五癃津液别》 黄帝问于岐伯曰:水谷入于口,输于肠胃,其液别为五。天寒衣薄则溺与气,天热衣厚则为汗,悲哀气并则为泣,中热胃缓则为唾,邪气内逆,则气为之闭塞而不行,不行则为水胀。余知其然也,不知其何由生,愿闻其道。岐伯曰:水谷皆入于口,其味有五,各注其海,津液各走其道。故三焦出气,以温肌肉,充皮肤,为其津;其流而不行者为液。天暑衣厚则腠理开,故汗出,寒留于分肉之间,聚沫则为痛;天寒则腠理闭,气湿不行,水下留于膀胱,则为溺与气。

黄帝问岐伯:饮食进入口以后,输送到胃和肠,其化生的津液分为五种,如果在天气寒冷和衣服单薄时,津液就会化为尿和气;天气炎热和衣服过厚时,津液就化为汗;情绪悲哀,气并于上,津液就化为眼泪;中焦有

热,胃体弛缓,津液就化为唾液;邪气在体内逆而作乱,阻滞津液以及气的运行,导致不运而停留体内形成水胀病。我知道这些情况,但是不知道其缘由,想请您讲一下。岐伯说:饮食由口而入,饮食物中的酸、苦、甘、辛、咸五味营养,分别注入相应的四海(储藏营养精微物质地方)。饮食物所化生的津液分别沿着一定的道路输布。经由三焦(津液运行输布全身的上中下通道)布散,能够温润肌肉、充养皮肤,就叫做津;那些流注于脏腑、官窍,补益脑髓而不布散的,就是液。天气炎热和穿衣太厚,腠理开泄则出汗。如果又感受寒邪,寒邪就会留滞在分肉里面,使得津液凝聚成沫,阻碍气血流行,不通则痛。天气寒冷,腠理闭塞不能出汗,水液和气涩滞而不能运行布散于腠理,则向下输注到膀胱,就形成尿液和气,排出体外。

解 读

腠理,即皮腠纹理,组织名,是中医对皮肤以及汗孔组织认识,它不但是人体与外界的一道屏障,而且是人与外界进行物质(气、水液)沟通交换的场所。因此,天气寒暑的变化,通过腠理的打开和闭合,人体能自身调节物质(气、水液)的出入,以适应外界的气候变化,保持生理功能的正常工作。如外界温度高的情况下,天气暑热或衣服过厚,导致身体内部过热,这时会自动打开腠理,通过出汗泻热,保持体温的正常;反之,如果天气寒冷,身体为了不让内部热能外泄,就会关闭腠理,这样,人体气与水液与外界交换,就不能通过腠理来进行,转而向下流入膀胱,从小便排出。

日常生活经验告诉我们,夏天的时候,人们出汗多而小便少,冬天的时候,人们出汗少而小便多,这是人适应自然的调节机制,如果一旦这种机制失常,就会导致多种疾病。《内经》这段文字就是对这一调节机制的说明,从今天看来,也是十分科学的。

显然,这种机制的解说,充分体现《内经》站在"人与天地相应"的立场,将人置于自然之中,整体地观察、认识人的生理功能和病理变化,并运用于疾病的防治。临床中,如遇感受寒邪,腠理关闭,导致发热、咳喘,就可以用发汗的方法开泄腠理,祛除寒邪;再如,水液运行障碍停留体内导致水肿病,可以用发汗或利小便的方法来进行治疗。所以,可以看出,《内经》不但富有哲理,文化厚重,而且也包含许多具有科学价值的经验或理论,值得今天借鉴和运用。

第三章

阴阳五行，天地之道

　　阴阳是古人在大量观察、分析自然现象的基础上，被抽象出来的泛指一切相互关联着的事物或现象及某些事物或现象所存在着的相对属性，它是对客观世界实际存在的许多特殊矛盾现象的概括。《内经》认为万事万物都具有阴阳矛盾，都受阴阳之理的制约，阴阳对立双方的交感、互用、消长、转化是世界万物发生、发展、变化、消亡的总根源，阴阳是宇宙运动变化的总规律。《内经》应用阴阳的理论阐释人体的组织结构，人的形体及脏腑组织无不存在着既对立又互根的阴阳关系。人的正常生命活动离不开阴阳的相互制约和相互促进，"阳化气，阴成形"则是体内物质代谢的主要形式，"阴平阳秘"是健康的象征，阴阳失调，则是疾病发生、发展和变化的基本机制。"察色按脉，先别阴阳"，提示阴阳是诊察分析疾病的纲领。"谨察阴阳所在而调之，以平为期"，则强调治疗的根本目的是协调阴阳，以恢复阴阳的和谐。

　　五行学说利用木、火、土、金、水五种元素及它们之间存在的生克制化关系，说明客观世界内部错综复杂的联系。《内经》认为，自然界万事万物并不是杂乱无章的，可以从它们的形质特点分为五大类。这五大类事物的运动遵循着一定的规律。存在于客观世界事物内部的生克制化关系，正是推动万物生生不息，周而复始的重要动因。《内经》的五行学说为我们勾画了世界万物五行生化图式，与此同时，又以五行归类五脏、五腑、五体、五官、五志、五液等，建立了以五脏为中心的五个生理系统，这五个生理系统之间的生克制化关系，维系着人体的生命活动。《内经》认为自然界的五行系统与人体五行系统息息相关，相互沟通和感应，形成统一的整体。

阴阳者,天地之道也,万物之纲纪,变化之父母, 生杀之本始,神明之府也,治病必求于本

《素问·阴阳应象大论》 <u>阴阳者,天地之道也,万物之纲纪,变化之父母,生杀之本始,神明之府也,治病必求于本。</u>

故积阳为天,积阴为地。阴静阳躁,阳生阴长,阳杀阴藏。阳化气,阴成形。寒极生热,热极生寒;寒气生浊,热气生清;清气在下,则生飧泄;浊气在上,则生膜胀,此阴阳反作,病之逆从也。

故清阳为天,浊阴为地。地气上为云,天气下为雨;雨出地气,云出天气。故清阳出上窍,浊阴出下窍;清阳发腠理,浊阴走五藏;清阳实四支,浊阴归六府。

语 释

黄帝说:阴阳是自然界的普遍规律,是指导万物的纲领,是事物发生变化的本源,是事物产生、消亡的根本,自然界万物发生运动变化的动力和显露于外的形象,无不概括其中。

阳气聚集向上成为天;阴气凝集下降成为地。阴是相对静止的运动状态;阳是相对躁动的运动状态。阳气主生发,阴气主成长;阳气主肃杀,阴气主收藏。阳有蒸腾化气作用;阴有凝聚成形的作用。寒到极点可转化为热;热到极点可转化为寒。

寒气凝降而产生浊阴,热气升腾产生清阳。水谷清气在下而不升,就出现完谷不化的泄泻;水谷之浊气在上而不降,可出现胸腹部胀满,这是阴阳升降反常,病变逆乱的情况。

自然界的清阳之气上升为天,浊阴之气下降为地。地上的水气依靠阳的作用蒸腾向上成为云,天上的云依靠阴的作用凝聚下降成为雨,

雨源于地上的水气，云源出于天上的云气。使七窍发挥感觉功能的精气从上七窍而出，大小便从前后二阴而出；卫气宣发于腠理之间，精血津液归藏于五脏；水谷精气充养四肢，水谷变化的糟粕和水液归入六腑传输。

阴阳学说是中国古代的世界观和方法论，其渗透到中医学领域后，不仅作为认识自然和生命的重要方法，而且被赋于医学的含义，作为中医理论体系的重要组成部分。

天地，泛指自然界。道，法则、规律。天地之道，即指阴阳是自然界变化的规律和法则。纲纪，即纲领。父母，是本原、根源的意思。生，新生；杀，消亡。生杀之本始，指阴阳是事物生长和消亡的原由。神明：阴阳不测谓之"神"，事物昭昭谓之"明"。神明之府，即指阴阳是产生自然界万物运动变化内在动力的场所。

道在哲学上用来说明世界的本原、本体、规律或原理，道有体用，从道体看，它是宇宙的本原，又是万物发展变化的生机与动力；从道用看，它是宇宙的秩序和法则，又是无为无形的宇宙本初的自然节律。哲学告诉我们，对立统一是事物存在的基本形态，也是事物存在和发展的内在动力，这是宇宙万物存在和变化的基本规律。阴阳学说认为，阴阳就是一种对立统一，所以，阴阳是天地自然变化的规律，阴阳是万事万物变化的内在原由和动力，人的生命的生长壮老，疾病的起伏波折，也在阴阳的掌控之中。若要认识人的生理、认清疾病的本质，治疗疾病，就必须顺应阴阳规律，在阴阳的对立统一中寻找答案，这才是治疗疾病的根本所在。一句"阴阳者，天地之道也"是摆脱鬼神至上思想制约的宣言，是吹响古代医学走向"科学"的号角。

在传统文化中，人为自然之一员，人的生理和病理变化从根本上与自然四季更替、云雨变幻的道理是一样的，因此也可以用阴阳的理论来认识和解释人的生理和病理变化。自然界阳升阴降而有天地云雨,照耀、滋润万物生长;人身以气为本,分为阴气和阳气,阳气向上向外温暖营养生命头面五官和皮肤腠理、四肢肌肤,能化有形饮食水谷为人身无形的精微物质提供活动的动力;阴气向下向内,能将无形精微物质凝聚成血液津液的有形滋养脏腑组织,并把糟粕通过大小便排出体外。反过来,当人身阳气功能减退或者失调,不能完成向上向外的温养和化气的任务,就有可能出现头面五官和四肢失养的各种病理表现,如头晕、耳鸣、手足冷、容易感冒等。因阳不化有形之谷,则消化不良,大便泄泻并可见未消化的食品残渣。阴气不降,则饮食糟粕不能及时从二便排泄,隔阻在胸腹,出现胸腹胀满的临床表现。所以,中医对疾病最基本也是最根本的认识就是违反了阴阳正常的变化规律,即"阴阳反作"。所以,中医治疗疾病的最基本最根本的原则就是调节阴阳,这便是本段文字中"治病必求于本"的真正含义。

春秋战国时期的中国,处于一种战乱频频,社会动荡,但却思想碰撞,学术激发的一个特殊时期,是中国传统文化思想的丰收期,特别是以老庄的道家思想和以孔孟的儒家思想,为医学理论的建立提供了肥沃的文化土壤。古代医学的先贤们,明智地选择了儒家、道家、阴阳五行家作为构建医学理论的世界观和方法论,从此,医疗者不再依靠祈求神灵解决心身困惑,而是从天人关系,从人身内部来探求生理、病理的规律,寻找治疗疾病的方法。于是便有了《素问·阴阳应象大论》这样一篇不朽的医学论文,由于这篇文章运用阴阳五行学说来解释人身的生理、病理,诊断、治疗,构筑了医学理论发展的基础,所讨论的医学问题极其重要,影响极其深刻,故有人把本篇比作《内经》中的"皇冠"。

《内经》认为气是构成宇宙万物的原初物质,阴阳乃是一气之消息,宇宙万物是由阴阳二气的交互作用所生成,由此决定了宇宙万物无不包含着阴阳的对立统一。或者说,宇宙万物中所包含的具体阴阳,犹如万川之月,均是宇宙生成之初元阴阳的投影。所以,阴阳既是宇宙万物之本原及其发展变化的动力，又是宇宙万物中存在的普遍规律，是万事万物的发展变化所遵循纲领和规范，只有这样，自然和社会才能和谐。阴阳学说被广泛运用于社会生活的各个方面，成为中华民族思想方法和行为方式的准则。张岂之在《中国思想史》中说："阴阳家学说体系世界观建立在朴素辩证思想基础上。根据阴阳家对'阴''阳'这一组对立概念的描述，阴与阳都不是孤立存在的，而是相互制约、相互影响、相互转化的。从这一角度而言，阴阳家尽管在一定程度上带有神秘主义色彩，但其核心思想却具有现代理性思维的雏形。"

2016年，习近平总书记在哲学社会科学工作座谈会上的讲话中指出，中华文明历史悠久，从先秦子学、两汉经学、魏晋玄学，到隋唐佛学、儒释道合流、宋明理学，经历了数个学术思想繁荣时期。在漫漫历史长河中，中华民族产生了儒、释、道、墨、名、法、阴阳、农、杂、兵等各家学说，留下了浩如烟海的文化遗产。中国古代大量鸿篇巨制中包含着丰富的哲学社会科学内容、治国理政智慧，为古人认识世界、改造世界提供了重要依据，也为中华文明提供了重要内容，为人类文明作出了重大贡献。

人生有形，不离阴阳

《素问·宝命全形论》　帝曰：人生有形，不离阴阳，天地合气，别为九野，分为四时，月有小大，日有短长，万物并至，不可胜量，虚实呿吟，敢问其方？岐伯曰：木得金而伐，火得水而灭，土得木而达，金得火而缺，水得土而绝，万物尽然，不可胜竭。故针有悬布天下者五，黔首共余食，莫知之也。一曰治神，二曰知养身，三曰知毒药为真，四曰制砭石小大，五曰知府藏血气之诊。五法俱立，各有所先。今末世之刺也，虚者实之，满者泄之，此皆众工所共知也。若夫法天则地，随应而动，和之者若响，随之者若影，道无鬼神，独来独往。

黄帝说：人生而有形体，离不开阴阳之气的变化，天地阴阳二气相合，别为九野，分为四时，月亮有圆缺，日行有长短，这都是阴阳消长变化的体现，天地间万物的生长变化更是不可胜数，人和天地自然环境是相适应的，根据呿吟的细微之情，就能判断出疾病的虚实变化，我想请问针刺的道理有哪些？岐伯说：根据五行克胜的道理，木得金则克伐，火得水则熄灭，土得木则通达，金得火则破缺，水得土则绝遏，万事万物各具五行之理，无不各有克胜，不胜枚举。

所以用针者普遍应该知道的有五个关键问题，而普通的老百姓只知取用余食以维持生活，哪里懂得针刺的玄妙。这五个关键问题：第一是治神，医生必须精神专一，才能洞悉病情的变化；第二是懂得养生的道理；第三要熟悉药物的性味和功能主治；第四要懂得制取砭石的大小，随病所宜，以适其用；第五要懂得对脏腑气血的诊断。明确了这五个关键问题，施治时知其缓急先后而据灵活运用。现在的医生运用针刺方法，虚者用补法，实者用泻法，这些浅近的道理，一般的医生都会知道。若能够根据天地阴阳消长变化灵活施治，犹如响之随声，影之随形，疗效就会更好。对疾病的认识不要用鬼神来解释，只要懂得这些道理，就能运用自如了。

阴阳概念最早产生于人们对日光向背的认识，即面向太阳为阳，背向太阳为阴，是中国古代重要的哲学概念。古代先人们在认识自然和人类中不断引申阴阳的概念，并逐步形成了阴阳学说，该句话即是阴阳学说运用在中医学的高度概括。

"人生有形，不离阴阳"的生，就是指人的生命的全过程，所说的生命过程，既包括生理的，也有病理的；形，指形体，包括人体五脏六腑、气血津液以及皮毛筋骨，四肢九窍等有形的组织结构。"生"与"形"是辩证的统一。生命活动是建立在形体的物质基础上的，也是表现和反映在"形"

的。因此，全句告诉人们，人体组织结构、生理功能、病理变化，以及疾病的诊断和治疗方面都可用阴阳学说去认识和解读。

《内经》把阴阳学说作为一种世界观和方法论，并以此解释人体的生理病理和指导疾病的防治。中医学认为人体各部位的组织结构，是一个有机的整体，虽然形态各异，功能复杂，但又都可以根据其阴阳的特性，划分人体的一切组织结构，诸如上下、内外、表里、脏腑、经络、气血等。例如，从人体的部位而言，上为阳，下为阴；从人体的内外而言，体表为阳，体内为阴；从体表而言，背部、肢体伸侧为阳，胸腹、肢体屈侧为阴；从内脏而言，五脏为阴，六腑为阳；从一个脏而言，心有心阴、心阳；肝有肝阴、肝阳；肾有肾阴、肾阳等。因此，凡是人体中有形质的各种组织结构，均可划分其阴阳属性。另外，人体的生理活动同样可以阴阳来概括，人体物质属阴，而功能属阳，组织结构和气血津液等物质基础均属阴，这些组织结构和气血津液的运动及其所发挥的功能则均属于阳。人体的物质无功能活动则不能化生，功能活动无物质基础则无从活动。这种人体与功能之间的对立统一关系，是人体生理活动的基本规律。因此说"人生有形，不离阴阳"。

从中医辩证观看，人体的正常生命活动是阴阳双方对立统一的结果。脏与脏、脏与腑、腑与腑、脏腑与其他形体组织、精微物质与人体功能活动等都体现着阴阳双方的对立统一的协调关系，也正是阴阳双方的这种关系，才是维持生命活动的基本动力，并贯穿于生命的始终。同时，阴阳也是对立依存和消长转化的。因此，这句经文也告诉人们，同样可以从阴阳角度出发去认识人体的病理变化以及疾病的诊断和治疗。人体发生疾病就是体内阴阳双方失去协调关系，出现阴阳偏盛偏衰的结果。从病理状态来看，发热属阳，恶寒属阴，气机上逆属阳，气机下陷属阴，病在表属阳，病在里属阴。并且，我们在临床所见的人体的阳盛则多表现为发热，反之，阴盛则多表现为畏寒。由于阴阳的盛衰是疾病过程中病理变化的基本规律，因此，中医临床上常以阴阳为纲领，把疾病的部位、疾病的性质等概括在一起对疾病进行诊断,并进一步以调整阴阳出发,确定疾病的治疗原则,采取补阴或阳的不足,泻阴或阳的有余,以使人体阴阳的失衡状态恢复到平衡协调的正常状态。

"人生有形,不离阴阳",不仅精炼地阐释了阴阳是普遍联系和永恒变化的生命活动的内在动力,也进一步启发人们如何建立全面的阴阳和谐的健康观。所谓健康就是阴阳协调平衡的状态,疾病就是阴阳失于均衡协调的状态,这种阴阳的失调更是由于人体内外环境的共同影响,包括自然界外环境阴阳平衡失调、人体内环境阴阳平衡失调及内外环境的阴阳平衡失调等都会导致人体非健康、亚健康或者疾病状态的发生。因此,《内经》让人们以辩证的目光对待生命活动,人们不但要保持人体自身内部的阴阳平衡,也要达成内外环境的阴阳平衡协调,这才是生命健康的根本保证。

阴阳之要,阳密乃固

出 处

《素问·生气通天论》 凡阴阳之要,阳密乃固。两者不和,若春无秋,若冬无夏,因而和之,是谓圣度。故阳强不能密,阴气乃绝,阴平阳秘,精神乃治;阴阳离决,精气乃绝。是以春伤于风,邪气留连,乃为洞泄。夏伤于暑,秋为痎疟,秋伤于湿,上逆而咳,发为痿厥。冬伤于寒,春必温病。四时之气,更伤五藏。

语 释

大凡阴阳的关键,在于阳气致密于外,阴气才能固守于内。如两者不调和,就好像有春而无秋,有冬而无夏一般。所以调和阴阳,就是最高的法度。因此阳气过亢就不能固密,阴气就会衰竭。阴阳平和协调,精神才能正常。如阴阳分离决绝,精气也就竭绝了。

由于外感病邪，就会发生寒热。所以春天伤于风邪，邪气久留不去，可成为泄泻；夏天伤于暑邪，到秋天可发为疟疾；秋天伤于湿邪，可致肺气上逆而为咳嗽，进一步发展为痿证；冬天伤于寒邪，到春天易发生温病。四时的邪气，更替着损伤五脏。

解 读

密，有严密，密封之义；固，坚固，稳固。这句话的意思是阴阳关系的最重要的核心是阳气的固密作用，以保护人体，抵御外邪。在阴阳学说中，阴阳之间是对立互根、交感消长、制约互用、相互转化、协调平衡的，这些内容概括了阴阳矛盾统一体中对立双方的相互关系，包含着对立统一规律的一般原则问题。然而阴阳并非是一对处于平等地位的矛盾双方，《素问·生气通天论》是重点论述阳气在生命活动中重要性的篇章，强调阳气在阴阳关系中处于主导地位。其中指出"阳气者，若天与日，失其所则折寿而不彰"，以自然界太阳的作用来比喻阳气乃人体生命所必须，失去阳气则影响寿命或失去生命。

中医诸多治法，可以说都是在"阳固乃密"的原则指导下而建立的。比如临床常见的动则自汗、恶风气喘的症状，中医认为是卫阳不固，用黄芪、白术、防风补阳气的药物来治疗，并把这个方子起了一个很好听的名字——玉屏风散；遇见泄泻频繁，甚至大便失禁的情况，中医认为气机下陷、清阳不升，还是用黄芪、人参等温补阳气的药物治疗，名为升阳举陷法。这都是从阳论治，重视阳气的主导作用的治疗方法。

这段经文体现了《内经》的"重阳"思想，为后世医学的发展提供了重要的启示，丰富了中医的理论，有力地指导了临床实践。"重阳"思想认为阳气是阴阳关系的主导，阳主阴从，所谓"离照当空则阴霾自消"，在治疗疾病的出发点偏重于补阳、扶阳、壮阳。宋代的官修方书《太平惠民和剂局方》就是"重阳"的代表，到明代的张景岳的温补学派、清代的郑钦安扶阳学派，其思想皆肇始于《内经》。张景岳在《类经附翼·求正录·大宝论》中言："凡万物之生由乎阳,万物之死亦由乎阳,非阳能死物,阳来则生,阳去则死矣。""得阳则生,失阳则死,此实性命之化源,阴阳之大纲也。"阳气是自然界万物生化的动能,阳气也是人体物质代谢和生理功能的原动力,是人体生殖、生长、发育、衰老和死亡的决定因素。所谓"得阳者生,失阳者亡""阳强则寿,阳衰则夭"。中医学养生和治疗疾病当处处顾护阳气为原则。

阴在内,阳之守也;阳在外,阴之使也

《素问·阴阳应象大论》 天地者,万物之上下也;阴阳者,血气之男女也;左右者,阴阳之道路也;水火者,阴阳之征兆也;阴阳者,万物之能始也。故曰:阴在内,阳之守也;阳在外,阴之使也。

天地,使万物有上下之分;阴阳,使气血有了男女之分;左右,是天体阴阳循行的道路;水火,是阴阳的象征;阴阳的运动,是万物产生的本始。所以说,阴气藏于内,为阳气之镇守;阳气行于表,为阴气之役使。

本节阐述阴阳之间互根互用的关系。守,镇守于内。使,役使于外。阴气居于内,为阳气的主持;阳气居于外,为阴气的役使。言阴阳内外相合互用,不可相离也。

阴阳互为根据,彼此促进。阴精主内,阳气主外;阴精为阳气固守提供物质基础,阳气为阴精生成给予功能保证。阴阳和谐,脏腑经络功能正常,气血运行有序,形肉血气相称,则人体保持健康状态。《素问·生气通天论》亦曰:"阴者,藏精而起亟也;阳者,卫外而为固也。"阳卫于外,是靠阴精在内支持；阴藏于内，是靠阳气在外守卫。阴精藏于内，随时供应阳气的需要；阳保卫于外而固护阴精。

　　阴阳的互根互用揭示了阴阳双方的统一性，而且对人体生命活动规律进行了高度的概括。相互对立的阴阳两方面，又是相互依存，相互为用的，任何一方都不能脱离对立的另一方而单独存在，阴依存于阳，阳依存于阴，每一方均以另一方作为自己存在的前提和条件。阴阳互根互用在人体生理病理过程中体现极为普遍，复杂的生命活动无非是物质与功能之间的对立统一，这一观点对指导临床实践具有重要意义。比如，中医治疗肾阳虚的腰膝酸冷、阳痿早泄等症状的时候，用补阴的同时伍以补肾阳的药。这就是根据阴阳互根原理，阴中求阳、阳中求阴的用药法度，从而提高疗效。

阴平阳秘，精神乃治；阴阳离决，精气乃绝

　　《素问·生气通天论》　凡阴阳之要，阳密乃固。两者不和，若春无秋，若冬无夏，因而和之，是谓圣度。故阳强不能密，阴气乃绝，<u>阴平阳秘，精神乃治；阴阳离决，精气乃绝。</u>是以春伤于风，邪气留连，乃为洞泄。夏伤于暑，秋为痎疟，秋伤于湿，上逆而咳，发为痿厥。冬伤于寒，春必温病。四时之气，更伤五藏。

　　大凡阴阳的关键，在于阳气致密于外，阴气才能固守于内。如两者不调和，就好像有春而无夏，有冬而无秋一般。所以调和阴阳，就是最高的法度。因此阳气过亢就不能固密，阴气就会衰竭。阴阳平和协调，精神才能正常。如阴阳分离决绝，精气也就竭绝了。

　　由于外感病邪，就会发生寒热。所以春天伤于风邪，邪气久留不去，

可成为泄泻;夏天伤于暑邪,到秋天可发为疟疾;秋天伤于湿邪,可致肺气上逆而为咳嗽,进一步发展为痿证;冬天伤于寒邪,到春天易发生温病。四时的邪气,更替着损伤五脏。

解 读

《内经》所谓"阴平阳秘"并非指阴阳双方能量绝对均分,而是指阴阳双方力量处于动态协调平衡,以《内经》的话来说,是一种"和调"的状态。阴阳调和,则人健康无病,反之,如果阴阳分离决绝,则精气内绝,生命完竭。

阴阳学说是我国古代人们用以认识世界和解释世界的宇宙观和方法论。《老子》言:"万物负阴而抱阳,冲气以为和。"《周易·系辞》言:"一阴一阳之谓道。"《内经》受《周易》阴阳学说的渗透和影响,概括阴阳学说的基本规律,即阴阳的对立制约、阴阳互根互用、阴阳消长平衡以及阴阳相互转化。《内经》认为"阴平阳秘,精神乃治"的动态平衡,是人体最佳的生理状态,各种病变都可以看做是内外致病因素作用于人体导致阴阳失调的结果。

中医治病的目的在于修复或维护"阴平阳秘"的状态,阴平阳秘的状态可以用《灵枢·本藏》的"血和""卫气和""意志和""寒温和"来衡量,体现了《内经》"中和"思想。"中和"思想是我国古代重要的哲学思想之一,他渗透到中华文明的哲学、政治、伦理、宗教、教育、文学、艺术等方方面面,深刻影响了国人的生活。《周礼·大司乐》云:"以乐德教国子,中和祗庸孝友",《礼记·中庸》言:"喜怒哀乐之未发,谓之中;发而皆中节,谓之和"是较早的中和思想体现。"中"有中庸、中正、平衡、阴平阳秘等关联概念。

《内经》吸收了中国传统文化中的"中和"思想,并运用到对生命现象的观察和研究中,创立了不同于西方医学的中医学理论体系,形成了中医学特有的生命观、健康观、疾病观、治疗观。首先,中医认为,人体各系统内部要素之间应和谐、协同、协调,以共同完成正常的生理活动,即正常人体应该处于形神之和、气血之和、脏腑之和的状态；其次，"中和"的状态，符合心理健康的状态，即人对于自己情绪的把握，既无不及，也不该太过，应该保持一个适中的状态；第三，在治则、治法、组方法度、用药方法、治疗目标等方面突出"以和为治"；第四，在养生方面，无论是时令、心理、膳食、运动、房事等均强调和谐，都是中和思想的体现。可见，"中和"既是中医学所追求的目标，也是实现"和谐"状态的指导原则。

夫阴阳者，数之可十，推之可百，数之可千，推之可万。天地阴阳者，不以数推，以象之谓也

《素问·五运行大论》　黄帝坐明堂，始正天纲，临观八极，考建五常，请天师而问之曰：论言天地之动静，神明为之纪，阴阳之升降，寒暑彰其兆。余闻五运之数于夫子，夫子之所言，正五气之各主岁尔，首甲定运，余因论之。鬼臾区曰：土主甲己，金主乙庚，水主丙辛，木主丁壬，火主戊癸。子午之上，少阴主之；丑未之上，太阴主之；寅申之上，少阳主之；卯酉之上，阳明主之；辰戌之上，太阳主之；巳亥之上，厥阴主之。不合阴阳，其故何也？岐伯曰：是明道也，此天地之阴阳也。夫数之可数者，人中之阴阳也，然所合，数之可得者也。夫阴阳者，数之可十，推之可百，数之可千，推之可万。天地阴阳者，不以数推，以象之谓也。

黄帝坐于明堂，开始厘正天下八极之纲纪，考建五气运行之常理，于是请问于天师：以前的医论认为，天地的动静以自然界的变化为纲纪，阴阳升降是以寒暑的更替为征兆。我也听先生讲过五运的规律，先生所讲的仅是五运之气各主一岁。关于六十甲子，从甲年开始定运的问题，我又

与鬼臾区进一步加以讨论。鬼臾区说：土运主甲己年，金运主乙庚年，水运主丙辛年，木运主丁壬年，火运主戊癸年。子午年是少阴司天，丑未年是太阴司天，寅申年是少阳司天，卯酉年是阳明司天，辰戌年是太阳司天，巳亥年是厥阴司天。这些观点与以前所论的阴阳不怎么符合，是什么道理呢？岐伯说：天地运气的阴阳变化是阐明宇宙之理的，所以天地阴阳的变化，不能用推演所得，而是从自然物象的变化中去推求。人身中的阴阳是可以用取象比类的方法类推的，因而可以从阴阳中进一步推演阴阳，如此阴阳的变化就纷繁复杂，由十可推广至百，由百可推算至千，由千可推演至万，由万再推测下去，则数不胜数。

解 读

《内经》强调阴阳是存在于自然界的客观规律，故无论是解释季节气候的变化、昼夜晨昏的更换，一切事物的生杀等自然现象，抑或是分析人体的生理、病理、疾病的诊断治疗，药物的四气五味等医学问题，无一不以阴阳理论为准绳。

古代劳动人民和哲学家在社会实践中，面对着生气勃勃变化万千的客观世界，为了探寻万物运动的源泉和变化规律进行了长期而艰苦的观察和研究。春秋晚期墨子曾提出著名的"物生有两"（《左传》）的观点，范蠡把"阳至而阴，阴至而阳。日困而还，月盈而匡"看作是"天之道"。他们的思想闪烁着辩证法的光辉，但都未能做出较充分的论述。老子发展了辩证法，他的见解深刻，影响深远，他丰富的辩证法思想为中国古代哲学做出了重大贡献。他的结论是："反者道之动。"（《老子》）认为道是宇宙的本体，又是变化的原因和总规律，事物向自己的反面转化是由"道"推动的。然而他的"道"是一个无差别的绝对静止的机体。因此，依照老子的逻辑，矛盾生于矛盾，运动生于绝对静止，最后陷入形而上学。在《内经》之前，辩证法思想比较丰富的著作还有《周易》，这部著作是《内经》辩证法思想的重要来源。它认为所有事物内部都包含着阴阳这两种对立的趋势，万物的运动和变化就是在阴阳交感的作用下产生的。《周易》全书演绎了八八六十四卦，是依据太极生两仪，两仪生四象，四象生八卦，八卦又相互重叠而得出的。这种推演方法死板机械，具有形而上学的缺点，《内经》的阴阳学说显示出了进步性。依照《内经》的观点阴阳的对立统一关系是普遍存在的。这种普遍性表现在，事物之间的关系无论多么复杂，都可以纳入到阴阳这两类范畴中去。《内经》把自然界纷纭众多的事物和现象归纳成为阴阳两大类，提出阴阳对立统一是宇宙的总规律，这对于指导人们认识世界时做到提纲挈领，以简驭繁，把握事物的本质，指导人们对复杂的事物进行分析综合，在一定程度上辩证地把握事物的矛盾运动，具有积极意义。但我们仍要明白《内经》的阴阳学说与现代的辩证法则有着质的差别，它们属于不同的时代，具有不同的认识基础。用现在的眼光来看，《内经》夸大阴阳矛盾的普遍性，把它们推广到无限宇宙中去，这是不正确的，但以当时的时代背景来研究，《内经》在对阴阳的分析中，以朴素直观的形式阐述了对立统一规律的一些重要原则，在不少方面超过了他们的前辈，取得了光辉的成就，《内经》中的许多医学原理之所以具有巨大的生命力，以至今天仍有指导临床的价值，其重要原因之一正在于其中贯穿着朴素的对立统一学说。

在中国古代文化中，思维方式有众多，其中《周易》的象数思维可谓是独树一帜，并渗透到中华民族文化中的各个领域。所谓象数思维是以发展理性思维的一种思维模式，顾名思义就是假借象与数进行思维，取象比类，触类旁通。也可以理解为，完全不同的东西可以抽象成相同的东西而加以归类的思维方法。"天地阴阳者，不以数推，以象之谓也"是《内经》传达并发挥象数思维的精准表述。该句中的"阴阳"泛指万物，"象"指物象，物象中既有有形状可见的"形"，又有无形状可见但却可以感受的"象"。也就是说天地万物的变化，不能用数学去推算，只能从自然物象的变化中去推求。

在考察自然天地阴阳的运动变化过程中，古人认识到了天地阴阳的运行之数,虽数之可十,推之可百,数之可千,推之可万,且万之大不可胜数的巨大差异,但透过这些差异,却能在"象"的表现上发现它们阴阳变化的共同特征。因此,可以通过对"象"的认识来把握大小不同周期时限内的阴阳变化。人们知道了春夏秋冬这个运转规律,即春生、夏长、秋收、冬藏,那么就可通过现在看到冬的实象,去逆推出其他的三个春、夏、秋的虚象。虚是看不见的,是成形前的东西,实是可见的,是成形了的东西。人们可以推测出一个很正常的冬天,就会跟随一个正常的秋天。以此类推,我们掌握了这个象的自相似性的规律,我们也就掌握了永恒的自然规律。

重阴必阳,重阳必阴

《素问·阴阳应象大论》 阴胜则阳病,阳胜则阴病。阳胜则热,阴胜则寒。重寒则热,重热则寒。

风胜则动,热胜则肿,燥胜则干,寒胜则浮,湿胜则濡写。

天有四时五行,以生长收藏,以生寒暑燥湿风。人有五藏化五气,以生喜怒悲忧恐。故喜怒伤气,寒暑伤形。暴怒伤阴,暴喜伤阳。厥气上行,满脉去形。喜怒不节,寒暑过度,生乃不固。故<u>重阴必阳,重阳必阴</u>。

阴气偏盛就会造成阳气虚衰的病变,阳气偏盛,就会导致阴气不足;阳气偏盛则出现热象,阴气偏盛就出现寒象;阴寒重复积累到极点向热的方向转化,阳热重复积累到极点向寒的方向转化。

风气偏盛的就出现肢体动摇震颤的症状,热邪偏盛的就会出现局部肿胀,寒气偏盛会出现肌肤浮肿,湿气偏盛会出现泄泻。

自然界有四时季节变化,木火土金水五行的关系,所以万物有生长收藏的规律，气候有寒暑燥湿风的变化。人体五脏所化生五气，产生喜怒悲忧恐五种情志变化。所以喜怒等七情太过易伤人气机，寒暑等六淫之气易侵害人体形体。突然大怒容易损伤肝阴，突然大喜容易涣散心阳。厥逆之气上行，造成上部经脉气血过于满盈，神气就脱离形骸而去。喜怒不节，寒暑失调，生命就不能稳固。阴气积累到极点必然向阳的方面转化，阳气积累到极点必然向阴的方面转化。

解读

在致病因素作用下，阴阳平衡遭到破坏，阴阳出现偏盛偏衰而引起寒、热、虚、实的病变，如果这种变化超过一定的限度就会向其相反的方向转化，即所谓"重阴必阳，重阳必阴"。

四季更换是如此，疾病也是如此，如"冬伤于寒，春必温病；春伤于风，夏生飧泄；夏伤于暑，秋必痎疟；秋伤于湿，冬生咳嗽"，以冬为阴季，寒为阴邪，冬感寒邪，是谓重寒，温病为阳热之病，正是重阴必阳的证明；春为阳季，风为阳邪，重阳必阴，故夏生洞泄寒中之阴病；夏为阳邪，暑为阳邪，重阳必阴，则秋生痎疟。痎疟视为夜发者，其性属阴可知；秋为阴季，湿为阴邪，重阴必阳，则伤上焦之肺气，故冬生咳嗽。这是阴阳转化理论的具体体现。《内经》认为，阴阳可以转化，但不是随时随地都会发生转化，在一定条件下才可以转化，"重"就是阴阳转化的条件。老子讲过许多对立面转化的例子，如"曲则全，枉则直，洼则盈，敝则新""祸兮福之所倚，福兮祸之所伏"，等等，都没有谈到转化的条件问题。韩非在《解老》篇中对老子所说祸福的转化做了进一步的解释。他指出，祸福转化的关键是"得事理"，或者"弃事理"，照着"理"作事，即可由祸转福，背离"理"行动，就要由福转祸。他的解释触及到祸福转化的条件，但仅限于祸福这一对具体矛盾的具体条件，远没有谈到一般矛盾的转化条件问题。《内经》中"重阴必阳，重阳必阴"的论断，则在某种程度上以一般性的形式表达了矛盾转化需要一定条件的思想。虽然《内经》所谓的"重"与唯物辩证法所讲的转化条件尚有很大的差距,但在那个时代已显示出它的进步性。

亢则害,承乃制,制则生化

《素问·六微旨大论》 亢则害,承乃制,制则生化,外列盛衰,害则败乱,生化大病。

自然界的六气如果过于亢盛就会产生危害,只有承接之气可以制约它,这样递相制约才能维持自然界正常的生生化化,在外表现为盛者必衰,衰者必盛。若亢害无制则生化之机紊乱,必有大病发生。

本句经文是对运气理论提出的五运六气间相互承制关系的阐述,也是对五行生克制化规律的高度概括。亢,为亢盛、太过之意。承,意为承继、接着。制,为抑制,制约。生化,为生长,变化。意谓五行中凡某一行之气亢盛时,则一定有损害作用,而相应的另一行之气能承继着予以制约,有了制约则亢者不能为害,才有生化之机。这精辟地阐明了五行之间正常制约的重要性,也充分概括了五行之间促进事物生化不息的动态有序的平衡和稳定状态。

《内经》在阐明运气理论时提出了"亢则害,承乃制,制则生化"的亢害承制理论,以说明五运六气间相互承制的关系。人与自然息息相关,自然界木、火、土、金、水五行之气的演变;风、寒、暑、湿、燥、火六气的更移,必然会影响到人体五脏六腑的制化。五行配以天干,结合六气配以地支,以相生相克的关系而保持生化承制的作用,是中医认识人与自然关系的重要命题和参考。运气理论认为,自然万物承袭相随,接续制约,不亢不制,亢而制约。物极必反,盛极必衰。天有风暑湿燥寒气候变化,地有生长化收藏演变。有春花烂漫,则夏木繁荫,有秋水澄澈,则冬雪璀璨,四季更迭。即存在着自然调控,万物有序的规律。无论是自然事物还是人体,五行亢极则乖,强弱相残,强者愈强,弱者更弱。若亢而过甚则使其所胜受害,而其所下承者必从而制之,使其过盛得到纠正,以维持相对平衡。由此可见,亢害承制的观点揭示出了自然界万物生化运动变化规律及其相互协调与相互平衡的奥秘。

《内经》把五行看作宇宙的普遍规律,自然界万事万物的循环运动并非杂乱无章,各行其事,而是步调相应,井然有序。而这种动态的有序运动能得以维持正是由于自然界内部有一种生化和制约并存的自稳调节机制。一年之中六气的变化受五行的制约,六气不亢是由于受到下承者的制约,有制约才有正常的生化,如果亢而无制则"生化大病",必引起灾变,病害丛生。张介宾在《类经图翼》中说得更清楚:"造化之机,不可无生,亦不可无制。无生则发育无由,无制则亢而为害,必须生中有制,制中有生,才能运行不息,相反相成"。天地间万事万物的运动变化始终离不开这种相互协调、相互制约的调节机制,所以能保持自然界的动态平衡。

自然界如此,人体也复如此。人体的生命活动也离不开生化和制约并存的调节机制。中医认为,人体的生理活动是以五脏为中心的五大系统之间相互联系、相互作用,维持着动态的协调平衡。裘沛然先生认为,人体自身具有自我防御、自我抗病、自我修复、自我调节四大功能,人体依靠这些自稳调节功能维系着生命活动的有序进行。诚如《素问·天元纪大论》所说:"形有盛衰,谓五行之治,各有太过不及也。故其始也,有余而往,不足随之,不足而往,有余从之"。《素问·气交变大论》亦曰:"夫五运之政,犹权衡也,高者抑之,下者举之,化者应之,变者复之,此生长化成收藏之理,气之常也"。所谓"权衡"就是调节,依靠自我调节维持"气之常也"。

元代医家王履对亢害承制理论阐发尤深,认为"亢则害,承乃制"是"造化之枢纽",并引申至人体。若"亢而自制"则使"五脏更相平",即一脏不平,所不胜之脏更相平之,平则生化不息;如"亢而不能自制"则发而为病,故用汤液、针石、导引之法以助之,制其亢,除其害。以此理论指导临床颇有见地。

综上阐述,经文告诉人们人体和自然界存在着自稳调节系统,"亢则害,承乃制,制则生化"是保持动态平衡的必要条件,这对于人们认识机体的正常生理以及病理状态,乃至于临床治疗都具有普遍的指导意义。

《老子》言:"人法地,地法天,天法道,道法自然",这个"自然",是指自然规律。习近平总书记对河流生态保护治理问题明确提出:"要顺应自然,坚持自然修复为主,减少人为扰动把生物措施、农艺措施与工程措施结合起来,祛滞化淤,固本培元,恢复河流生态环境。"与古代自然观一脉相承。

第四章

脏藏于内，象现于外

《内经》对人体生理活动的认识以藏象学说为核心内容。简单地说，藏象学说是专门研究"象"与"藏"相互关系的理论。人体的结构和功能是极其复杂的，人体的生命现象体现在完整的、活生生的机体上。虽然结构和功能有着密切的关系，但《内经》藏象学说并不着重于形体结构的细微剖析，它所揭示的人体正常的生理活动规律，是立足于生命活体所表现的各种征象来概括和阐释机体内部活动的实际情况；从人与自然的相互关系中把握生命活动的规律。

藏象学说以五脏为主体，将六腑、五体、五官、九窍、四肢百骸等全身组织器官分成五大系统，它们相互之间并不是孤立的，通过经脉的络属沟通，气血的流贯，相互联系，形成统一的整体。藏象学说一方面研究脏腑、经络、形体官窍、气血津液各自的生理功能，另一方面从总体上揭示它们之间的复杂联系及其活动规律，同时注意自然界气候、气象、地理等环境因素对机体生理活动的影响，体现了"藏气法时""四时五藏阴阳"的整体思想。

心者，君主之官也，神明出焉

出 处

《素问·灵兰秘典论》　心者，君主之官也，神明出焉。肺者，相傅之官，治节出焉。肝者，将军之官，谋虑出焉。胆者，中正之官，决断出焉。膻中者，臣使之官，喜乐出焉。脾胃者，仓廪之官，五味出焉。大肠者，传导之官，变化出焉。小肠者，受盛之官，化物出焉。肾者，作强之官，伎巧出焉。三焦者,决渎之官,水道出焉。膀胱者,州都之官,津液藏焉,气化则能出矣。

心犹如君主,人的精神意识思维活动由此而出。肺犹如宰相,全身气血由其治理调节。肝犹如将军,谋虑智慧由其而生。胆犹如中正之官,主决定判断。膻中犹如使令之臣,代君行令,表现喜怒。脾胃犹如粮库之官,饮食五味之精微由此而出。大肠犹如传道之官,食物糟粕由此排泄。小肠犹如受盛之官,承受容纳胃传来的食物,分清别浊,变化物质。肾犹如作强之官,精力充沛,强于所用,能产生智能和技巧。三焦犹如疏通水道之官,全身水液通道由其管理。膀胱犹如蓄水之官,全身水液经气化而归蓄于此,津液气化而为尿,排出体外。

君主,即古代帝王。官,处理国事的职称。心统领周身气血之运行,制使四肢百骸之活动,为五脏六腑功能的主宰,故古人将之比喻为"君主"。神明,指精神意识智慧。因此,经文的主要含义是,对于人体来说,心为君主统领五脏六腑,构成整个身体内部整体系统的核心。有如强盛的国家必然有一个贤明的君王,心统率功能正常,则身体健康,寿命长久。反之,心统率功能失常,则会引起其他各个脏腑的不安,从而危及健康,减损寿命。

在理论丰富而结构庞杂的藏象理论体系中,以象的功能动态性质为标准对事物进行分类,并最终通过这些官象来界定脏腑的属性功用。《内经》认为,生命活动正常维持,人体能健康而有朝气,对外界环境变化作出及时反应,与身体内的气血正常运行有着直接关系。血脉是血液循环的通道,而血液又载负着气,运行周身,供给生命所需的各种营养物质。而心有主管全身血脉的功能。所以说,心的正常运行与否直接关系着生命活动能否正常，关系着人能否神志聪慧，活动正常。换言之，心之所以能够成为君主之官的最重要原因是它主管身体的"神"。心能够主管身体之神，其物质基础是心主血脉。有了物质，才能有精神。当然，从现代医学角度来看，《内经》关于"心"主神明的论述或许应该改写成"脑主神明"，毕竟大脑才是主管人体意识的中枢器官。但这也正是中医与西医的差异之处。中医习惯系统思维，它不是将一个孤零零的器官拿出来剖析认识，而是将所有功能有相关性的脏器放到一起，作为一个"心"藏象系统来认识的。所以此"心"非彼心，它包含了解剖意义上的心脏，又不止这颗心脏，在功能上，它将人类大脑功能也涵盖其中。

其实，以身喻国，视国如身，是中医对人体的典型诠释方式之一。《抱朴子内篇·地真》也载："一人之身，一国之象也。胸腹之位，犹宫室也。四肢之列，犹郊境也。骨节之分，犹百官也。……能知治身，则知治国矣。夫爱其民所以安其国，养其气所以全其身。民散则国亡，气竭则身死。"今天，我们依旧可以借古人这种身—国一理的观念来指导社会实践。政府职能部门依旧需要如人体之心那般，明敏善察，从而及时了解民众的需求，并作出相应的政策调整；他们依旧需要从上层开始引领社会良好的风气。如此，整个社会才能欣欣向荣。

悲哀愁忧则心动，心动则五藏六府皆摇

《灵枢·口问》 岐伯曰：心者，五脏六腑之主也；目者，宗脉之所聚也，上液之道也；口鼻者，气之门户也。故<u>悲哀愁忧则心动，心动则五藏六府皆摇</u>。

心是五脏六腑的"君主"之官。目与各经络有密切联系。手足三阳经即以目为交会点;六阴经中,手少阴与足厥阴均连目系,其余各经通过经别也都与目有联系。所以眼睛又被称作"宗筋之所聚";又因为心为悲哀忧愁所撼动时,五脏六腑都因为经脉的牵连而受到影响,至此便使得宗脉被波及,宗脉因此开放泪腺,眼泪流出。鼻为呼吸道的起始部,下连于喉,通过气管而直贯于肺,助肺而行呼吸,是气体出入之门户。心主神明,悲哀忧愁等负面情绪会使得心悸动不安。而心悸动不安又通过经络影响其他的脏腑。

心动,指情绪过于激动而致心悸动。心有两大主要功能:心主血脉,心主神明。心主血脉,指心能推动血液在血脉中运行。心主神明,指心能主持调理人的情绪神智。心主血脉的功能下降,会出现血液循环运行有异甚至不顺畅、堵塞等问题;心主神明的功能下降,则会出现精神恍惚甚至错乱等异常。

《内经》所说之"心"并非一个孤独的器官。而是通过经络与其他脏腑有着千丝万缕的联系。而一旦出了问题,也因为这些密切联系,心的异常必然会波及到其他脏腑。比如,心肺同居上焦,肺主气,心主血脉,气血相偕而行,不可分割。心属火,肺属金,心火亢盛病及于肺,称谓"火旺伐金";心火不足不能制约肺金,出现心阳不振,水饮凌心射肺。心主血脉、藏神,肝主疏泄、藏血。如心血不足,肝藏血不足;心不藏神,肝失疏泄。脾统血,为气血生化之源,脾生化的水谷精微赖心气作用变化而成血液,心气不足,脾不能统血。心属火,肾主水,心肾水火阴阳交泰则健,若心火不能下交肾水,或肾水不能上承心火,导致心肾不交,出现失眠、心悸、烦躁、头晕等病理现象。"心动则五藏六府皆摇",体现了中医的整体思维特点。心作为"君主",统率五脏六腑,通过"心主血脉""心主神明",统领全身的生理活动;在病理情况下,心受致病因素的影响出现心的功能失常,从而进一步影响五脏六腑的功能。

所谓五藏者，藏精气而不泻也，故满而不能实。六府者，传化物而不藏，故实而不能满也

出 处

《素问·五藏别论》 所谓五藏者，藏精气而不泻也，故满而不能实。六府者，传化物而不藏，故实而不能满也。所以然者，水谷入口，则胃实而肠虚；食下，则肠实而胃虚。故曰：实而不满，满而不实也。

语 释

五脏的功能是贮藏精气，不能输泄于外。精气虽需贮藏，却不能像物质那样的集聚成充实的体状，因此说它们是藏而不泻，满而不能实。六腑受纳水谷，吸收精气，传送糟粕，不使停留，因此六腑在受纳水谷时即满，经过吸收与排泄后则空虚，不像五脏那样经常储蓄着充足的精气，所以说它们泻而不藏。水谷入口以后，则胃满肠虚，水谷由胃入肠后，则肠实胃虚，这是传化过程中的自然现象。所以说，实而不满是六腑之常态，满而不实是五脏之常态。

解 读

本节阐述五脏六腑的功能特点。"满而不能实"，此处"实"指水谷充实，"满"指脏中精气盈满。经文提示五脏需要保持精气盈满的状态，但又不可壅塞水谷。五脏的功能特点是藏精而不泻，所以虽然常常充满，却不像肠胃那样，要由水谷充实它。

"实而不能满"，此处"实"指水谷充实，"满"指腑中水谷和糟粕满滞不行。经文提示六腑中水谷和糟粕充实其中，但这些内容物不能满滞不行。相对五脏而言，六腑内部多呈中空状态，而且它们的功能就是受盛和传化水谷，并将其精华吸收消化，再排出无用之物。

心肝脾肺肾五脏，共同的功能特点是内藏精气。这里的"精气"是个广义概念，具体而言，心藏脉，肝藏血，脾藏营，肺藏气，肾藏精。而这些内藏之物皆可以"精气"概称。脏若要保持良好状态，就必须认真负责履行内藏精气的的职责，因为它们是脏正常工作的物质基础。而越是这样，对于脏来说最容易发生的问题就是精气不能保持盈满的状态。中医讲"脏病多虚"就是由此而来。也正因如此，临床上，中医强调"虚则补其脏"，比如小便失禁的患者，如果是虚证，通常会补肾，没有补膀胱一说。但同时，作为一个个活体的脏，它们不可能只出不进，所以必须让这些内藏之物动起来，不仅在脏内运动不息，还需时刻保持内外交通，否则就是一潭死水，脏也会因此出问题。譬如六味地黄丸，是著名的滋养肾阴的成方，但这张方子里除了地黄、山茱萸等补药，也有泽泻、茯苓等利水之药。这两味药的功效不在于滋补，而在于通过利水让补药"动"起来，被身体更好地吸收。

相反，六腑之气宜通不宜滞，滞则胀满，因为其生理功能"以通为用"。比如，临床上，中医认为作为六腑之一的胃需要以通降为用。所以当胃失和降，食物在胃中不能正常向下通降的时候，人就会胃胀甚至胃痛，需要服用厚朴、枳实等导气下行的药物方能恢复正常。

脏和腑，功能特点固然是不一样的，但同时它们又都体现了生命的动态平衡。因此不论是脏还是腑，它们都需要与外界交流沟通，才能保持正常状态。《吕氏春秋》曾有这么一句富有智慧的话"流水不腐，户枢不蠹"，其道理与此相通。

人卧血归于肝，肝受血而能视，足受血而能步，掌受血而能握，指受血而能摄

《素问·五藏生成》 诸脉者皆属于目，诸髓者皆属于脑，诸筋者皆属于节，诸血者皆属于心，诸气者皆属于肺，此四支八溪朝夕也。故人卧

血归于肝，肝受血而能视，足受血而能步，掌受血而能握，指受血而能摄。

目为宗脉之所聚，脏腑之精气皆上注于目，脉与诸脏腑皆有联系。脑为髓汇聚之处，腰膝是人体的大关节，筋多汇聚于此以维络骨节。血居脉内，所以化神。肺主气，司呼吸，所以说诸气皆属于肺。八溪，指肘膝腕等关节；朝夕，与潮汐同。筋脉气血在人体有升有降，上下流行于手足，就如同水有潮汐，其运行也是有节律的。人卧则血流归聚于肝脏，血通过经脉上行于目，目得血之濡养而能视物。气行则血流，所以人体得气血充养而能运动，则足能行走，手能握物，手指能摄取物品。

本节讨论血液的营运和作用。人在睡卧的时候，血液归藏于肝脏。得到血液的濡养，肝所开窍的眼目便可正常视物，脚得血液的濡养能够步行，手掌手指得血液的滋养可以正常抓握。

《内经》认为，肝开窍于目，肝又有藏血的功能。唐代医家王冰说，人卧血归于肝，人动血行于诸经。肝主筋脉，所以双脚、双手包括手指手掌的功能都与肝血的濡养有关。比如当人静卧不动的时候，消耗的能量比较少，肝中的血以贮藏为主，当人开始活动或做更加耗费体能的事情时，需要更多的能量供给肢体，于是人体就会动用肝所藏血液，供给活动的需要。所以肝在中医看来就是个畜血池，或者说是一座能量库，它收纳血液的功能越强大，人体这些组织器官在需要营养的时候越能及时得到供给。否则，肝出现问题，一旦人体骤然需要大量能量供给，血液不能及时濡养，那人体器官就很难正常发挥功能了。要想肝藏血的功能充裕，就得给人体充裕的睡眠时间，因为静卧的人体需要消耗的能量少，肝才有机会多储存一些血液。清代养生家李渔曾说："养生之诀，当以睡眠为先。"睡能养血，睡能益气，睡能健脾强胃，睡能强筋壮骨。而人的一生，约有三分之一的时间是在睡眠中度过,人们应该充分利用这三分之一的时间,为生命积蓄能量。这就是为什么《内经》说"人卧则血归于肝"。从西医的角度来说,睡眠时进入肝脏的血流量比站立时多数倍,有利于增强肝细胞功能,提高解毒能力;另外,中医认为,凌晨1点至3点是肝经"值班"的时间,这时段是养肝的最佳时间。睡前最好用热水泡脚,对于缓解失眠、多梦、神经衰弱等均有益处。

长期血不归肝,肝血亏虚,则会导致血虚生风,肝风内动,容易出现头晕目眩、肢体挛缩拘急、手足抽搐、口眼歪斜、半身不遂等中风表现。

2013年2月28日,十八届二中全会第二次全体会议上,习近平总书记指出,中央之所以要抓住改进作风来推进党的建设,是因为形式主义、官僚主义、享乐主义等问题实际上是党内存在的突出矛盾和问题的突出表征。用中医的话来说,就是"肝风内动""血虚生风"。作风问题,有些看起来似乎不是什么大问题,但广大干部群众反映强烈,不能听之任之,要考虑到"千丈之堤,以蝼蚁之穴溃;百尺之室,以突隙之烟焚。"

五藏六府之精气,皆上注于目而为之精

《灵枢·大惑论》 五藏六府之精气,皆上注于目而为之精。精之窠为眼,骨之精为瞳子,筋之精为黑眼,血之精为络,其窠气之精为白眼,肌肉之精为约束,裹撷筋骨血气之精而与脉并为系。

五脏六腑的精气都向上输注于目而形成眼睛的视物功能,睛的窝穴是眼,骨之精气形成为瞳子,筋之精气形成为黑睛,血之精气形成为眼睛的赤络,气之精形成为白睛,肌肉之精气形成为眼胞,包裹收拢筋、骨、血、气的精气而与眼的脉络合并,形成为目系。

五藏，即心、肝、脾、肺、肾五脏。中医认为五脏皆内藏于人体之内，贮存人体之精华，不得外露。所以五脏即"五藏"。六府，指胆、胃、小肠、大肠、膀胱、三焦等六腑。它们都形态中空，并与饮食的消化吸收有着密切关系，且都通过经络与五脏有着密切联系。这句话说明眼睛的视觉功能均是五脏六腑不断输注精华物质的结果。

经络是联系人体五脏六腑、四肢百骸、上下内外以及气血运行的通道，眼睛与脏腑的联系主要靠经络为之贯通，构成一个完成的体系，维持正常的视觉功能，人体的十二经脉，三百六十五络，其气血皆上于面而走空窍，从经络走形来看，都直接或者间接和眼睛发生联系。明代眼科专著《审视瑶函》因此提出眼目为标，五脏为本的观点。《太平圣惠方·眼论》根据《内经》经文，更为明确地提出了"五轮学说"：上下眼睑归脾，为肉轮；眼白归肺，是气轮；目内眦归心，为血轮；眼之黑睛归肝，称风轮；眼之瞳仁归肾，谓水轮。又根据《内经》相关理论，治疗疾病的时候，虚则补脏，实则泻腑，所以这五轮中哪一轮出了问题，都可以根据虚实，治疗相应的脏或腑。于是，眼病的治疗，与五脏六腑皆有关系。比如，如果一个人得了针眼，即麦粒肿，初期红肿高大的时候，可以泻胃火。因为麦粒肿发生在眼睑，眼睑是肉轮，归脾，红肿高大的阶段，是实邪盛的时候，所以需要泻与脾相表里的腑，即胃。

也正因眼目之精气是否充盈，与五脏六腑皆有关系，人在年老之后，会因为五脏六腑之精气已经不够充足，无法为眼睛提供充足的营养，而得老花眼、青光眼等眼疾。中医根据眼目与五脏六腑皆有联系这一原理，创立了"眼针"，即将整个人体各个脏腑部位都投影到双目这么小的部位，并对症以微小的细针治疗各科疾病。

从这句话，我们深刻地体会到中医整体观学术特点。局部官窍与全身脏腑存在着物质和功能的紧密联系，通过眼睛局部，医生可以诊察到五脏六腑精气盛衰的情况，反过来，眼睛的病变的治疗就不局限于治疗眼睛,可以从调整五脏六腑精气着手。这种注重局部与整体关系的整体思维方式,彰显了中医学的学术特色。

经脉者,所以能决死生,处百病,
调虚实,不可不通

《灵枢·经脉》 黄帝曰:人始生,先成精,精成而脑髓生,骨为干,脉为营,筋为刚,肉为墙,皮肤坚而毛发长,谷入于胃,脉道以通,血气乃行。雷公曰:愿卒闻经脉之始生。黄帝曰:<u>经脉者,所以能决死生,处百病,调虚实,不可不通</u>。

人的最初生成,先形成于精,由精发育而生成脑髓,以骨骼为主干,以经脉为营运,以筋连串骨骼使之坚强,以肉为墙壁保护内脏,当皮肤坚韧时,毛发就附着生长。五谷入于胃,化生出各种营养,脉道借之通行全身,血气运行不息。雷公问:我想请教经脉是如何生成的。黄帝说:经脉理论能帮助医生推断患者预后,治疗各种疾病,调理人体之虚实,所以医生不能不通晓。

本节阐述经脉的生理作用。经是直线和主干之意,与络相对而言。人体之经为主干,络则为相对细小的分支。所以,经脉是人体运行气血的主要通道。决,推断。死生,这里可以泛指预后。处,处理,此处引申为治疗。经脉理论能帮助医生推断患者预后,治疗各种疾病,调理人体之虚实,为医者不能不通晓。

《灵枢·经脉》言:"(经脉是)人之所以生,病之所以成,人之所以治,病之所以起。"通俗来说，譬如一棵树，脏腑是根，经脉则是枝叶。根埋在土壤中，无从观察，从根生发出来的枝叶则相对可察。所以通过经脉，我们不仅能观测外在的表现，还能顺着经脉推测内藏的脏腑的情况。故此，掌握了人体的经脉，就能顺利辨别人体之阴阳，了解人体之表里，分别人体之气血，判断疾病之虚实，甚至推测人体是否顺应了自然规律，从而对疾病的发展趋势作出准确预判。明代医家李梴在《医学入门》指出："医而不知经络，犹人夜行无烛，业者不可不熟。"

众所周知，经脉理论作为我国古代科技成果之一，是中华民族传统医学对世界医学的重要贡献。根植于中国传统文化的中医具有天人合一、形神一体的整体观。人体内部都自成体系，每一个组织脏腑都不能孤立看待。而对于整个宇宙来说微不足道的人体与世界也是一个整体，它一直就存在于自然规律支配之中。这种颇具生态智慧的理念，让中医对生命的认知延续两千多年都未曾落伍。而中医之所以能够将人体内外上下联系起来，首先就因为其独特的经络理论。《灵枢·海论》云："夫十二经脉者，内属于府藏，外络于支节。"人体有五脏六腑，而每一脏每一腑，又是经络出发或终结的地方。脏腑内藏于人体内部，经络则沟通着人体深藏的脏腑和体表的肢体末端、头面。作为主干的经，延伸出无数细小的络脉，覆盖人体表面。由于经络四通八达的沟通联缀，体表每一寸肌肤、人体每一处裸露的器官，都能与体内的脏腑发生联系。也由于有经络的存在，气血能有通道从体表循行至人体深处肉眼看不到的任何地方。于是，体表受寒，不及时祛除的话，它就能沿着经络慢慢侵入人体深处，久而久之便迁延成为沉疴痼疾。也正因如此，自然界外在的气候环境，能影响到人体的健康。

另外，经脉带给人体内外的联系是动态的，因时间的推移不断变化的。比如人体胸前、上肢内侧前、拇指桡侧是手太阴肺经，作为人体主要经脉之一，它与手阳明大肠经相表里（手阳明大肠经在上肢外侧上缘），上接足厥阴肝经于肺内，下接手阳明大肠经于食指。因此，它不仅联系人体内部的肺、大肠,还在体表有相对明确的路线可循。而正因如此,单独这一条经,便使人体内外发生了联系。而经脉之所以能联缀沟通内外、上下,因为其中有经气在运行。经气的运行,则因为有固定路线,并且经与经之间彼此连贯,便有了流注次序:手太阴肺经——手阳明大肠经——足阳明胃经——足太阴脾经——手少阴心经——手太阳小肠经——足太阳膀胱经——足少阴肾经——手厥阴心包经——手少阳三焦经——足少阳胆经——足厥阴肝经,然后再回到手太阴肺经。

经络除了在人体生理情况下担任输转气血、运行营卫、联系脏腑、濡养组织等重要作用外,当机体发生异常变化时,经络还具有反映病候的作用;当病邪侵袭人体时,经络还具有传导作用;在应用针灸或汤药施治时,经络亦有接受刺激和传递的作用,因此它在临床实践方面具有极为重要的价值。

第五章

人身三宝精气神

《灵枢·本藏》载："人之血气精神者，所以奉生而周于性命者也。"气血精神乃是生命之根本。《素问·调经论》强调："人之所有者，血与气耳。"血与气是维持人体生命活动最基本的物质。气的概念肇端于古代哲学，将其引入中医学领域后，被赋予了医学的含义，"人之有身，全赖此气"。人身之气来源于肾中精气、脾胃所化生的水谷之气以及由肺吸入之清气相合成。人体的生、长、壮、老、衰无不赖气以生存。气化是气的特殊运动方式，是《内经》对体内复杂物质代谢过程的朴素认识。血由中焦脾胃受纳运化饮食水谷，吸取其中的精微物质，变化而成。血在脉中循行，内至五脏六腑，外达皮肉筋骨，起着濡养和滋润作用，保证了生命活动的正常进行。

精，是由禀受于父母的生命物质与后天水谷精微相融合而成的精华物质。

神，是指七情（喜、怒、忧、思、悲、恐、惊）、五神（神、魂、魄、意、志）等精神活动。神的盛衰直接反映生命功能的盛衰，"得神者昌，失神者亡"。因此，《内经》防治疾病以"养神""治神"为首务。

精属阴，神属阳。对人体而言，精为本，神为用。《素问·生气通天论》曰："阴平阳秘，精神乃治。""积精"可以"全神"。在病理情况下，精亏则神疲，精亡则神散。

得神者昌，失神者亡

《素问·移精变气论》 岐伯曰：治之要极，无失色脉，用之不惑，治之大则。逆从倒行,标本不得,亡神失国。去故就新,乃得真人。帝曰:余闻其要于夫子矣,夫子言不离色脉,此余之所知也。岐伯曰:治之极于一。帝曰:何谓一?岐伯曰:一者因得之。帝曰:奈何?岐伯曰:闭户塞牖,系之病者,数问其情,以从其意,<u>得神者昌,失神者亡</u>。帝曰:善。

岐伯说:诊治疾病最重要的是不要诊错色脉,能准确地掌握对色脉的诊断,临证用之而不惑乱,这就是治病的大法。如果将色脉的逆从诊察颠倒,治起病来势必倒行逆施,使诊治不能与病情吻合,这种作法,用之于患者,则必亡其神,用之于治国,则必失其国。所以医生必须丢掉陈旧的知识,接受新的技术,使自己达到"真人"的水平。

黄帝道:我已听先生讲过关于治病的主要道理,先生说是不离色脉,这些道理我已经知道了。岐伯说:诊治疾病的主要道理,可以总归为一。黄帝道:什么叫一?岐伯说:这个一就是神,可以通过问诊得之。黄帝道:怎样问法?岐伯说:选择一个安静的环境,关好门窗,密切注视患者,耐心细致的反复询问病情,顺从患者的志意,使之情志舒畅,尽情叙述,诊察其病情,观察其神气的存亡。凡神气旺盛的患者,预后良好;神气丧失的,预后多不良。黄帝道:好。

昌有兴旺发达的意思,亡即消亡。强调"神"对人体的重要性,神的盛衰直接反映生命功能的盛衰,神充则身强,神衰则身弱,神存则生,神失则亡。

关于"神",中医认为,精、气、神为人生三宝,平时"精神""神气"常作为名词连用,精、气是"神"的物质基础,"神"则统御精、气,是人体生命活动的主宰,是生命"昌""亡"的根本。中医所谓的"神"有广义和狭义之别。广义的神泛指人体生命活动的外在表象,神是生命功能的概括,是生命活力的表现;狭义的神,是指人体的精神、意识、思维活动等,神就是精神。平时我们认为一个人精神饱满,生气勃勃,常用"精神抖擞""神采奕奕""神采焕发"等形容,透过表象看本质,亦即说明人体健康、生命力旺盛。

中医判断神之存亡有"得神""失神"的区别,属于中医望、闻、问、切四诊中的望诊,此句特别强调望神,即诊察神之得失对判断人体正气的盛衰、病情轻重以及预后具有重要意义。得神即有神,是精气充足的表现,或者虽病但正气未伤,表现为精神状态良好,意识清晰,思维正常,目光及面色荣润、明亮含蓄,表情自然丰富,反应灵敏等,病情较轻,预后良好。失神的表现则与之相反,临床表现为两目晦暗,目无光彩,面色无华,精神萎靡不振,反应迟钝,形体羸瘦等,提示病情严重,预后不好。临床诊断、治疗疾病以神气为本,神回则形复,神失则形亡。

在养生方面,古人特别重视养神,此句对中医养生理论亦有重要的启发和指导意义,《内经》强调"恬惔虚无,真气从之,精神内守,病安从来",即是阐发了养神的重要性。

诸葛亮有句名言:"夫治国犹于治身,治身之道,务在养神,治国之道,务在举贤。"举贤可安邦兴国,养神能益寿延年。诸葛亮把治身与治国、养神与举贤相提并论,可见治身、养神之重要。"神清意平,百节皆宁",养神是"养生之本"。

出入废则神机化灭,升降息则气立孤危。故非出入,则无以生长壮老已;非升降,则无以生长化收藏

《素问·六微旨大论》　帝曰:不生化乎?岐伯曰:出入废则神机化灭,升降息则气立孤危。故非出入,则无以生长壮老已;非升降,则无以生

<u>长化收藏</u>。是以升降出入，无器不有。故器者生化之宇，器散则分之，生化息矣。故无不出入，无不升降。化有小大，期有近远，四者之有，而贵常守，反常则灾害至矣。故曰无形无患。此之谓也。帝曰：善。

黄帝说：物有不生不化的吗？岐伯说：物体的内部存有生生不息之机，名曰"神机"，物体的外形依赖于气化的作用而存在，名曰"气立"。若出入的功能废止了，则"神机"毁灭，升降的作用停息了，则"气立"危亡。因此，没有出入，也就不会有发生、成长、壮实、衰老与灭亡；没有升降，也就不会有发生、成长、变化、收敛与闭藏。所以升降出入，是没有一种物体不具备的。因而物体就像是生化之器，若器物的形体不存在了，则升降出入也就要分离，生化之机也就停止了。因此说，任何物体，无不存有出入升降之机。不过化有大小的不同，时间有远近的区别，不管大小远近，贵在保持正常，如果反常，就要发生灾害。所以说离开了物体的形态，也就无所谓灾害。就是这个意思。黄帝说：好。

古人很早就认识到世界上有一类细微物质，如风、蒸汽、云雾等，将这类物质统称为气。《说文解字》云："气，云气也，象形。"以后逐渐推而广之，认为整个宇宙包括人在内都是由气这一类精微物质所构成。《庄子·知北游》曰："人之生，气之聚，聚则为生，散则为死……故曰通天下一气耳。"将气上升到了一种哲学概念，使气成为中国古代哲学的最高范畴。中医学气概念的形成，受到古代哲学气学说的渗透和影响。《内经》将"气"这一哲学概念引进中医学中来，认为气是组成万物的本源，气的运动是万物产生的基础，气的运动一旦停止，则万物消亡。联系到人体，人体也有气的升降出入，气运行不息，推动和调控着人体内的新陈代谢，维系着人体的生命进程。一旦气的运动"出入废"或者"升降息"，人就会产生疾病,甚至死亡。

"气"的运动力是很强大的,是永恒运动着的,是无处不存在的。气的运动,叫做气机。升降出入是气运动的表现形式。升与降、出与入是对立的,又是协调相依的。正是这种气机的升与降、出与入的对立而又协调的运动才有了人的生命的存在和机体的正常功能,促使了新生事物的孕育和产生,同时又导致了旧事物的衰败和消亡,以此维持人体功能的稳定和相对平衡的状态。一旦气的运动止息,生命也就因失去了生存之机而毁灭、消亡,所以《素问·六微旨大论》乃有"出入废则神机化灭,升降息则气立孤危。故非出入,则无以生长壮老已;非升降,则无以生长化收藏"之论。

"升降出入,无器不有。"机体气化的升降出入形式是一个十分复杂的过程,五脏皆各有其自身的升降出入运动形式和运动规律,但其间绝不是各自孤立地运动着,而是互相影响,互相协调,互相维系,分工合作,共同完成机体的各项新陈代谢活动,从而维护生命的正常。

推而广之,《内经》认为每一个有形器物内部都发生着气化作用,升降出入运动是一切器物的共性,所不同的不过是"化有大小,期有近远",就是说在气化方面,只有规模大小和时间长短的差异。《内经》用气化观点说明了一切有形器物形成和毁灭的原因,说明了世界上的事物存在着普遍的联系。气的升降出入聚散运动使整个宇宙充满了生机,既可促使无数新生事物的孕育和发生,又可引致许多旧事物的衰败与消亡,如此则维持了自然界新陈代谢的稳定与平衡。气的运动止息,宇宙则失去生生之机,整个世界就会毁灭,生命就会消亡。

气化有广义和狭义之分,广义的气化是指自然界阴阳之气相互作用所产生的一切变化,包括天地阴阳之气对一切事物的产生、成长、消亡所带来的影响。狭义的气化是指人体内部各种物质的生化活动,也可以理解是人体新陈代谢的代名词。现代生物学认为,新陈代谢是生物体生命活动存在的基本方式。而中医所说的气化内涵,实际表达了人体这一复杂生命过程中物质和能量的转化、代谢过程。这就是中医学对人类生命活动本质的表达。气化是人体代谢的基本形式。

总之,气化是自然界万物变化的基本形式,气化是人体生理病理变化的基本机制。有人说"中医学详于气化,略于形质",有人直接把中医学叫做"气化医学"。

气始而生化,气散而有形,气布而蕃育,
气终而象变,其致一也

《素问·五常政大论》 帝曰:<u>气始而生化,气散而有形,气布而蕃育,气终而象变,其致一也</u>。然而五味所资,生化有薄厚,成熟有少多,终始不同,其故何也?岐伯曰:地气制之也,非天不生,地不长也。帝曰:愿闻其道。岐伯曰:寒热燥湿,不同其化也。

黄帝说:万物之气在其开始的阶段,便具有生化的作用,其气逐渐扩散,而具有一定的形态,由于气的布化,而能够发育生殖,气化的终止,物体则发生变易,这种情况是完全一致的。然而五味的资生,生化有厚有薄,成熟有多有少,开始和终止也不相同,这是什么缘故呢?岐伯说:这是由于地气的制约,所以万物非天气而不能生,非地气不能长。黄帝说:我想听听其中的道理。岐伯说:寒热燥湿等不同之气,其气化作用各不相同。

《内经》将自然界从无到有的发生、发展的过程概括为生、长、化、收、藏五个阶段,如《素问·天元纪大论》言:"寒暑燥湿风火,天之阴阳也。

三阴三阳上奉之。木火土金水火，地之阴阳也。生长化收藏下应之。"这就是《内经》"生化"名称的由来。而在《素问·五常政大论》中表达为化始、成形、布散、化终四个阶段，如"气始而生化，气散而有形。气布而繁育，气终而象变，其致一也。"

"气始而生化"：气，指气候或阳气。这是阐述气候变化与物化现象之间的关系。始即开始。生化，即生长变化。"气始而生化"，意即春天阳气发动，气候开始转向温暖，植物开始萌芽生长，此即张隐庵所谓"气，谓五运之化气，气始而生化者，得生气也。"

"气散而有形"：散，有扩散之义。此处指阳气的扩散和增强。"气散而有形"，意即阳气增强扩散就可以使万物进一步成长。例如夏天阳气增强，气候由温转热，植物逐渐生长成形，此即张隐庵所谓"气散而有形者，得长气也。"

"气布而蓄育"：布，指布散，即阳气的进一步扩散和增强。蓄育，指生长茂盛。意即阳气愈盛，万物生长愈好。例如夏天烈日炎炎，自然界绿树成荫，欣欣向荣，逐渐成熟，此即张隐庵所谓"气布而蓄育者，得化气也。"

"气终而象变"：终，指终结，此处指阳气增长到了极度由盛转衰的阶段。象，指自然景象。变，指变化或改变。"气终而象变"，意即阳气到了极度就会向相反的方面转化。阳极阴生，例如在秋天、冬天气候由温热转为寒凉，万物由萌芽生长、欣欣向荣变为树凋叶落、一片凄沧，整个自然景象发生了完全不同的变化，此即张隐庵所谓"气终而象变者，感收藏之气，物极而变成也。"

"其致一也"，意思是前述之气，虽然从前后来说，有始有终，从物候来说，有生长有收藏。但是，这都是生物成长中的一个过程。从生物成长本身来说是一致的。

从整个气候和物候之间的关系来说，春生、夏长、秋收、冬藏。季节的先后，阳气的多少是生物生命变化全过程的不同时期不同表现；从物候变化来说，从生物本身的生长和消亡来说是一致的，没有分歧和差异。但是从生物本身的作用和具体表现来说，由于在各个时候，生物本身所受到的气候影响不同，因而其在质量上、作用上仍然有所不同。所以文中接着指出："五味所资，生化有薄厚，成熟有少多，终始不同。"这就好像一个人的生命一样，一个人有生长壮老已的不同阶段，从整个人生来说它们之间是一个自然连续的过程，没有什么根本的分歧和差异，但是从具体表现和作用来说，年青和年老仍然有其差别。

《素问·五常政大论》中的这句话阐述了生命发生、发展的道理，在《素问·六微旨大论》中有"上下之位，气交之中，人之居也"，进一步论述了生物体和生活环境统一的关系，说明人必须有"应则顺，否则逆，逆则变生，变则病"的适应环境、掌握自然规律的认识。这里除了医学知识之外，还包含着很丰富的哲学、天文学、历算学和生物学等内容。虽然医学古籍里，无生化论之称，但其有关物种之起源、进化、新陈代谢等朴素的辨证论述，实为生化学说之滥觞。它在中国医学思想上的贡献是探求天人关系的真理，放出世界可知论的光芒，这不能不是中国医学上极可宝贵的萌芽。

神转不回，回则不转，乃失其机

《素问·玉版论要》　黄帝问曰：余闻揆度奇恒，所指不同，用之奈何？岐伯对曰：揆度者，度病之浅深也；奇恒者，言奇病也。请言道之至数，五色脉变，揆度奇恒，道在于一。<u>神转不回，回则不转，乃失其机</u>，至数之要，迫近以微，着之玉版，命曰合玉机。

黄帝问道：我听说揆度、奇恒的诊法，可以运用于多方面，但所指不同，怎样运用呢？岐伯说：揆度，是揣测衡量疾病的深浅。奇恒，是说的异于正常的病。请让我谈谈诊病的至理,五色、脉变、揆度、奇恒等,虽然所指不同,但道理只有一个,那就是神。神机在人体运转不息,向前而不退却,如果退却,人就失去生生之机了,所以诊病的至理,浅显易见的是色脉,而其微妙之处却在于神,请把这些道理写在玉版上,名为玉机。

首先来看"神转不回"的涵义。应当指出"神转不回"的神不是一个封建迷信的概念,而是中医学的术语,意思是神机在人体运转不息。神的产生是有一定的物质基础的,它来源于先天父母的精气,如《灵枢·本神》言:"两精相搏谓之神。"随着父精母血的媾合,生命产生,神也就产生了。人既生之后,神依赖于后天的饮食五味水谷之精以滋养。神藏于心,"心者,生之本,神之处也"。(《素问·六节藏象论》)神依赖形体而存在,形与神俱,不可分离。正所谓"形者神之质,神者形之用"。

神是人体生命活动的主宰,人不能离开神而存在。人是一个有机的整体,五脏六腑,气血津液,经络、皮、肉、筋、骨、脉,五官九窍……它们都有着各自不同的生理功能,都在神的统帅下组成一个有机的整体,共同完成人体各项功能活动。神是人类精神活动的主宰,统帅魂、魄、意、志。人的精神思维活动,如认识、分析、判断、推理,意志、决心、思考、记忆……都是神的体现,《内经》将其分为五类即神、魂、魄、意、志,分属五脏,"心藏神,肺藏魄,肝藏魂,脾藏意,肾藏志"(《素问·宣明五气论》),它们都表示一定的精神活动。

神的变化表现在抵抗病邪和维持人体健康方面。"神者,正气也。"(《灵枢·小针解》)人体抗邪的能力即称为正气。神气旺、正气充,身体就健康,"精神内守,病安从来?"(《素问·上古天真论》)神是维持身体健康的重要因素,"人之血气精神者,所以奉生而周于性命者也。"(《灵枢·本藏》)

神的变化还表现在它是治疗显效的基本条件,神有与病邪作斗争的能力。医生在治病时应专心致志,精神集中,做到"深浅在志,远近如一,如临深渊,手如握虎,神无营于众物。"(《素问·宝命全形论》)这样才能诊断准确,施治精当,从而有较好的疗效。否则,很难收到预期的效果。同时患者要有战胜疾病的信心,保持乐观主义精神,以有利于疾病的治疗。在针刺治疗时,患者也应当集中精神,与医生相配合,以尽快发挥疗效。《素问·针解》云:"必正其神者,欲瞻病人目,制其神,令气易行也。"如果神气已去,则百药难施,即所谓"神不使"。《素问·汤液醪醴论》言:"帝曰:何谓神不使?岐伯曰:针石,道也。精神不进,志意不治,故病不可愈。"

另外,神的变化是观察疗效的依据,《素问·诊要经终论》曰:"秋刺皮肤,循理,上下同法,神变而止。"意思是治疗当密切观察患者的神色。

以上都说明了"神"在人体运转不息,体现在生命的各个方面。明确了"神转不回"的意义,"回则不转,乃失其机"也就容易理解了。前者说明神的正常生理变化,那么后者阐述了神出现异常的病理状态,从正反两方面说明神在人体中的重要意义。"回则不转"就是说如果神发生了紊乱和异常,不能正常变化,人体的生理功能就失去协调,即所谓"失其机"。那么神"回则不转"的原因是什么呢?内伤七情、外感六淫,皆会使神产生病变,尤其与情志关系最为密切。过度的精神刺激,如怒、喜、思、悲、恐、忧、惊等都会伤神。

神病不仅会导致人体生理功能、脏腑功能失调,也会引起形体的损伤,表现不同的功能受损。神之病表现在精神思维活动方面,轻则精神萎靡,感情呆滞,闷闷不乐,进而哭笑无常,烦躁不宁,登高而歌,弃衣而走,骂詈不避亲疏,甚则神识不清,昏不知人等。

综上所述,中医学以"神转不回,回则不转"的理论去观察推理,揭示了生命的整体性和动态性的规律。放眼大千宇宙,无穷无尽,万象更新,无始无终,处在无限的运动之中,浩浩茫茫,涵盖八荒,至微至著,至隐至显,正如《内经》所谓"神转不回,回则不转"。

请言神,神乎神,耳不闻,目明心开而志先,慧然独悟,口弗能言,俱视独见,适若昏,昭然独明,若风吹云,故曰神

《素问·八正神明论》　帝曰:妙乎哉论也! 合人形于阴阳四时,虚实之应,冥冥之期,其非夫子孰能通之。然夫子数言形与神,何谓形? 何谓神? 愿卒闻之。岐伯曰:请言形,形乎形,目冥冥,问其所病,索之于经,慧然在前,按之不得,不知其情,故曰形。帝曰:何谓神? 岐伯曰:<u>请言神,神乎神,耳不闻,目明心开而志先,慧然独悟,口弗能言,俱视独见,适若昏,昭然独明,若风吹云,故曰神</u>。三部九候为之原,九针之论,不必存也。

黄帝说:多么奥妙的论述啊! 把人体阴阳虚实的变化和天地阴阳、四时、虚实的变化结合起来,这是非常微妙的结合,若不是先生你,是谁也不能通晓的。然而先生屡次谈到形和神的问题,什么是形,什么是神呢? 我想请你详尽地讲给我听。岐伯说:请让我来讲什么是形,形是事物反映于外的形象,这只能从外看见其概况,其中细微的东西就不容易看到,必须通过问其发病的原因,再仔细诊察经脉的变化,结合起来分析,对病的认识就会很清楚,如果按诊仍不可得,是因为不了解病情,因为外部有形迹可察,所以称之为形。黄帝说:什么叫神呢? 岐伯说:请让我来讲什么是神。所谓神,虽未听到,但一见就会心明眼亮而悟出智慧,独自明白并领悟其中的道理,妙不可以言传,就好像大家共同观察一个东西,唯有我能看见,如在昏暗迷蒙之中,而我却明明白白,就像乌云被风吹走而日光重新映出一样的彰明,所以叫做神。诊病时,若以三部九候为本原,则神悟可得,九针的理论虽不存,亦无不可。

所谓神,是古人对大千世界事物的领悟,用"阴阳不测谓之神"来解释。对于事物规律的认识,只有大智大慧的人才能"慧然独悟""昭然独明",这种感悟"若风吹云",突然而来,顿然领会,不是用语言可以完全阐述清楚的,它并不完全依靠逻辑而是用整个心灵去体验和感悟。

"慧然独悟",用心理学的术语叫做"直觉思维",也称非逻辑思维。它是一种没有完整的分析过程与逻辑程序,依靠灵感或顿悟迅速理解并作出判断和结论的思维。这是一种直接的领悟性思维,也可以认为是逻辑思维的凝聚。直觉思维与逻辑思维同等重要,偏离任何一方都会制约一个人思维能力的发展。现代社会需要创造性的人才,这种"慧然独悟"的思维是基于对研究对象的整体把握,而这正是中医诊察疾病的特点所在。《内经》认为,医生对病人神气的观测、感悟,妙不可言传,"若风吹云""昭然独明"。但必须指出的是,如果没有丰富的临床经验积累,没有娴熟的诊疗技术,没有丰富的阅历和扎实的理论知识,"进与病谋,退与心谋",很难达到如此神妙的境界。由此可见,中医对技艺的要求,不仅仅停留在望闻问切四诊、用针处方的熟练操作层面上,更着重于医生个人的智慧、悟性、素质和各种技能综合与灵活的运用能力。达到这种境界,就有可能以心会心,面对一个对象,而"以心击之,深穿其境"。

直觉领悟属于重要的创造性思维方式,是《内经》理论形成的重要方法。当然,运用这种方式把握到的真理带有较大的或然性,必须经过实践的进一步验证,或进行严密的逻辑论证才能升华为有价值的理论。

气相得则和,不相得则病

《素问·五运行大论》 所谓面南而命其位,言其见也。上下相遘,寒暑相临,气相得则和,不相得则病。帝曰:气相得而病者何也?岐伯曰:

以下临上,不当位也。帝曰:动静何如?岐伯曰:上者右行,下者左行,左右周天,余而复会也。

这里说的"左""右"是面向南方所见的位置。客气和主气互相交感,客主之六气互相加临,若客主之气相得的就属平和的气候,不相得的就是不正常气候要致病。黄帝说:客主之气相得而生病的是什么原因呢?岐伯说:气相得指的是客气生主气,若主气生客气,是上下颠倒,叫做下临上,仍属不当其位,所以也要生病。黄帝说:天地的动静是怎样的?天在上,自东而西向右运行;地在下,自东而西向左运行。左行和右行当一年的时间,经周天三百六十五度及其余数四分度之一,复会于原来的位置。

《内经》中运气的七篇"大论"将气候、物候、病候的变化,纳入"五运"和"六气"两大系统,从时间和空间的统一整体上考虑和研究它们之间的相互关系。中医的运气学说认为,运气有太过、不及、胜复、郁发等具体变化,气候、物候、病候也会发生相应的变化。

此句的"气"为中心词,可以理解为气候,关键在于"相得"与否。所谓"相得"即季节与气候相应,属于正常气候,不会致人于病;"不相得"即季节与气候不相应,为异常气候,容易导致疾病。此句阐释了气候与疾病的重要关系。中医所说的气候,指自然界中的风、寒、暑、湿、燥、火六种气象因素,在正常情况下称为"六气",能够滋养万物。若此六气太过、不及或非其时而至,则会成为致病因素,此时称为"六淫",会影响及人,导致人体的生理功能异常,从而产生疾病。

中医学认为,人体脏腑、经络、气血的功能活动与自然界的四时气候变化有密切关联,如"春生、夏长、秋收、冬藏","春三月……夏三月……

秋三月……冬三月……"四时不同的养生方法等,均说明人体形成了与四时气候变化相适应的规律,若顺应此自然规律,则人体健康,若悖逆此规律,则人体易生疾病。

人罹患疾病后,疾病的发展变化甚至治疗用药亦受到气候变化的影响。如《内经》认为,"用寒远寒,用凉远凉,用温远温,用热远热,食宜同法"。意思是说用寒性药物应避免寒冷的天气,用凉性药物应避免凉爽的天气,用温性药物应避免温暖的天气,用热性药物应避免炎热的天气。在日常生活中,饮食与用药的原则是一致的。在现代社会,在水果市场可见许多反时令水果新鲜上市,人们感觉物以稀为贵,常常购买食用。殊不知,很多疾患多由此而生。比如冬季天寒地冻,人若食用性味寒凉的西瓜或冷饮等,则会损伤胃阳,导致胃痛、泄泻、痛经等病。炎炎夏日,人若多食辛燥热辣的火锅,则会耗气伤津,导致津液亏损、阴虚火旺等证。诸多疾病常与不良生活嗜好有关。遵守四时气候变化规律,懂得顺时养生,对避免疾病,保持健康是很重要的。另外,中医学强调"治未病",其基本原则为"因时因地因人制宜"。其中,"因时制宜"即是强调未病先防要注重四时气候的变化。

"气相得则和,不相得则病",此句深刻地揭示了中医学病因理论的精深微妙,并对疾病的预防、诊治及养生理论具有重要的指导意义。

人之血气精神者,所以奉生而周于性命者也。……卫气和则分肉解利,……肢节得安矣

《灵枢·本藏》 黄帝问于岐伯曰:<u>人之血气精神者,所以奉生而周于性命者也</u>。经脉者,所以行血气而营阴阳,濡筋骨,利关节者也。卫气者,所以温分肉,充皮肤,肥腠理,司开合者也。志意者,所以御精神,收

魂魄,适寒温,和喜怒者也。是故血和则经脉流行,营复阴阳,筋骨劲强,关节清利矣。卫气和则分肉解利,皮肤调柔,腠理致密矣。志意和则精神专直,魂魄不散,悔怒不起,五藏不受邪矣。寒温和则六府化谷,风痹不作,经脉通利,肢节得安矣。此人之常平也。五藏者,所以藏精神血气魂魄者也。六府者,所以化水谷而行津液者也。此人之所以具受于天也,无愚智贤不肖,无以相倚也。然有其独尽天寿,而无邪僻之病,百年不衰,虽犯风雨卒寒大暑,犹有弗能害也;有其不离屏蔽室内,无怵惕之恐,然犹不免于病,何也? 愿闻其故。岐伯对曰:窘乎哉问也! 五藏者,所以参天地,副阴阳,而连四时,化五节者也。五藏者,固有小大高下坚脆端正偏倾者;六府亦有小大长短厚薄结直缓急。凡此二十五者,各不同,或善或恶,或吉或凶,请言其方。

语 释

黄帝问岐伯道:人的血气精神,供奉着生命的营养而遍及生命的方方面面。人的经脉,是供气血通行和阴阳运行、滋润筋骨、滑利关节的。人的卫气,是温养肌肉,充养皮肤,滋养腠理,掌管皮肤汗孔和腠理开合的。人的志意,是统领精神活动,控制魂魄,调节人体功能以适应寒暑变化,调和喜怒情绪的。因此,血气和调就会使经脉通畅,从而使荣养遍及全身内外阴阳,筋骨强劲,关节润滑灵利;卫气和调就会使肌肉舒展滑利,皮肤柔软且色泽协调,腠理细密。志意和顺就会使精神集中,思维正常,魂魄守身而不散,怨恨愤怒不致发作,如此则五脏不受外邪侵扰;如果能适应寒暑气候变化,就会使六腑正常消化运行所吃的谷物,使得风痹不会发生,经脉通畅,四肢关节的活动平安正常。以上这些就是人体正常的生理状态。五脏,是孕藏精神血气魂魄的;六腑,是消化水谷而输送化成的津液到全身去的。五脏六腑都是人与生俱来的,没有愚蠢和聪明的人、贤良和不肖的人的区别,各种人都没有不同之处。但有的人独享天寿,健康长寿而且没有外邪所致的疾病,活到高龄而不衰老,有时虽然触及了风雨、暴冷、大暑等致病因素,还是不受外邪的侵害,而有的人终日不离遮盖和室内,也没有感受到惊恐,但仍然不免常常生病,这是因为什么? 我想了解其中的原因。岐伯回答道:这真是一个难以回答的问题啊! 五脏,是与天地相对应,与阴阳相配,与四季相连,与五时变化相适应的。五脏,本身固然有体积大小、位置高低、本质坚脆、位置偏正的区别,六腑,本身也有大小、长短、厚薄、曲直、缓急的不同。大凡五脏六腑所具有的这二十五种差别,各不一样,善还是恶,吉还是凶,请让我讲解其中的差别。

气血精神乃是生命之根本。《素问·调经论》强调:"人之所有者,血与气耳"。血与气是维持人体生命活动最基本的物质。气的概念肇端于古代哲学,引入中医学领域后,赋予了医学的含义,"人之有身,全赖此气"。人身之气来源于肾中精气、脾胃所化生的水谷之气以及由肺吸入之清气相合成。人体的生、长、壮、老、衰无不赖气以生血由中焦脾胃受纳运化饮食水谷,吸取其中的精微物质,变化而成。血在脉中循行,内至五脏六腑,外达皮肉筋骨,起着濡养和滋润作用,保证了生命活动的正常进行。

血属阴,气属阳。气血之间互根互用,气血阴阳之间的协调平衡,是健康的标志。反之,血气不和,机体由此而产生疾病。因此,《内经》提出了"疏其血气,令其调达,而致和平"的重要治疗法则。

精是维持人体生命活动的基本物质。

神的活动以脏腑气血为基础,又是脏腑气血生理活动的反映。

精属阴,神属阳。对人体而言,精为本,神为用。《素问·生气通天论》言:"阴平阳秘,精神乃治。""积精"可以"全神"。在病理情况下,精亏则神疲,精亡则神散。

由此可见,古人早在《内经》时代就开始探索物质和功能的作用和相互关系,认为物质和功能占有同样的地位,"人之血气精神者,所以奉生而周于性命者也",认为血气和精神是维持生命的基本物质和功能,血气是生命的物质基础,精神代表生命功能活动,是人体生命活动的主宰,两者密切配合,使生命活动得以正常运行。

经文还对"人之常平"即健康人的概念作了解读。所谓健康,其关键在于一个"和"字,即"血和""卫气和""志意和""寒温和"。这里所说的"血和""卫气和",可概括为血气运行和畅;"志意和",精神活动正常;"寒温和",指人能适应外界寒温环境。由此,我们可以领悟《内经》关于健康的标准有三:一是人体功能活动正常,以气血运行和畅为标准,具体表现在"经脉流行,营复阴阳,筋骨劲强,关节清利""分肉解利,皮肤调柔,腠理致密";二是人的精神活动正常,即"志意和",具体表现在"精神专直,魂魄不散,悔怒不起,五藏不受邪";三是人体能适应外界的环境,即"寒温和",具体表现在"六府化谷,风痹不作,经脉通利,肢体得安"。此三条内容,与世界卫生组织关于健康的定义有异曲同工之妙,世界卫生组织认为,健康是身体上、精神上和社会适应上的完好状态,而不仅仅是没有疾病或者不虚弱。该定义包涵三个意思:(1)躯体无异常;(2)心理活动正常;(3)能够适应外界环境。可见,其与《内经》所论不谋而合,但《内经》认为健康的本质是和谐,其意义更加深刻。对和谐的认识和追求,肇始于人的生命过程的本身,以及人的生命过程与自然过程之间那种内在的统一与和谐。自然界一切事物的运动变化过程(包括人的生命过程)能够保持和谐状态,就能生生不息,万古流长,健康也不例外。

中医"和"的健康理念,是中华"和"文化的活化石。

习近平总书记出席孔子诞辰2 565周年国际学术研讨会并发表重要讲话,说:"中华民族历来是爱好和平的民族。中华文化崇尚和谐,中国'和'文化源远流长,蕴涵着天人合一的宇宙观、协和万邦的国际观、和而不同的社会观、人心和善的道德观。在5 000多年的文明发展中,中华民族一直追求和传承着和平、和睦、和谐的坚定理念。以和为贵,与人为善,己所不欲、勿施于人等理念在中国代代相传,深深植根于中国人的精神中,深深体现在中国人的行为上。"

张岱年先生认为,"和"是中国传统文化的基本精神之一,从《诗经》的"和乐且孺",《尚书》的"庶政惟和""燮和天下"等,到今天"和谐社会"理念的提出,几千年来,"和"思想渗透到中华文明的哲学、历史、政治、伦理、宗教、教育、文学、艺术等方方面面,深刻地影响了国人的生活。

《内经》强调"天人相应"下人与自然和谐相处,注重各个脏腑气血间和平互生,提倡"标本相得"的医生与患者和睦关系,深刻反映了中华和谐文化蕴含智慧和哲理,值得在新时代提倡和发扬。

第六章

生病起于过用

　　阐释疾病的起因及其发生、发展和转归的规律,是《内经》研究的重要问题。《内经》认识到外在自然气候的反常变化和内在情志的刺激,是导致疾病发生的两大重要致病因素,前者称为"六淫",后者称为"七情",并根据这些病因的来源不同,将其分为阴阳两大类。风雨寒暑,邪从外入,故属阳;饮食起居失节、情志变动,病由内生,故属阴。《内经》关于病因的阴阳分类,是我国最早的病因分类法,是后世"三因论"分类法的基础。

　　对于外感病而言,致病因素作用于人体后能否使人发病,发什么病,还与人体内的正气强弱、个体体质特点、精神状态有着重要关系。《内经》提出了"正气存内,邪不可干""邪之所凑,其气必虚,阴虚者,阳必凑之"的重要发病观。强调正气在发病中的重要作用,"两虚相得,乃客其形",正气不足是发病的先导。

　　对于内伤病的病因,多由生活起居、饮食劳倦、精神情志引起。而对于是否发病,《内经》提出了"生病起于过用"的重要观点,其临床意义和文化意义都值得重视。

　　在病机理论方面,《内经》以邪正盛衰、阴阳失调、升降失调阐释病变的基本机理,提出了著名的"邪气盛则实,精气夺则虚",以及"百病生于气"的学术论断。在《素问·至真要大论》中提出了"病机十九条"作为审察分析病机的示范。至于疾病的传变与转归,《内经》除指出某些"卒发"疾病无明显传变规律外,着重提出了表里相传、循经传变、脏腑相移和循生克次第传变等多种方式,均示人以规矩。

两虚相得，乃客其形。两实相逢，众人肉坚

《灵枢·百病始生》 黄帝问于岐伯曰：夫百病之始生也，皆生于风雨寒暑，清湿喜怒。喜怒不节则伤藏，风雨则伤上，清湿则伤下。三部之气，所伤异类，愿闻其会。岐伯曰：三部之气各不同，或起于阴，或起于阳，请言其方。喜怒不节则伤藏，藏伤则病起于阴也；清湿袭虚，则病起于下；风雨袭虚，则病起于上，是谓三部。至于其淫泆，不可胜数。

黄帝曰：余固不能数，故问先师，愿卒闻其道。岐伯曰：风雨寒热，不得虚，邪不能独伤人。卒然逢疾风暴雨而不病者，盖无虚，故邪不能独伤人。此必因虚邪之风，与其身形，<u>两虚相得，乃客其形。两实相逢，众人肉坚</u>。其中于虚邪也，因于天时，与其身形，参以虚实，大病乃成，气有定舍，因处为名，上下中外，分为三员。

黄帝问岐伯道：各种疾病的产生，都与风雨寒暑、清湿等外邪的侵袭，以及喜怒等情志内伤有关。喜怒不加节制，会使内脏受损伤。风雨之邪，会损伤人体的上部；阴寒潮湿之邪，会侵害人体的下部。造成人体上部、内部和下部损害的三种邪气不同，我想听听其中的道理。岐伯回答说：喜、怒、哀、乐是人的情感，风、雨、寒、暑属于气候变化，阴冷潮湿则为大地环境，从致病的角度，他们是三种不同性质的邪气，所以有的先发生在阴分，有的先发生在阳分，我就此讲讲其中的道理。凡喜怒不节等情志不调而发病的，则内伤五脏，五脏属阴，所谓病起于阴。阴冷潮湿这种邪气容易乘虚侵害人体下部，所谓病起于下。风雨寒暑之邪容易侵袭人体的上部，所谓病起于上。这是根据邪气的致病特点分为三个方面。至于

邪气侵袭人体之后的各种发展变化,就更加复杂,难以计数。

黄帝问道:我对千变万化的病变不能尽数了解,所以请教先生,希望彻底明白其中的道理。岐伯说:正常的风雨寒热,未形成致病邪气,一般是不会伤害人体而致病的。突然遇到狂风骤雨而不生病,是因为人的身体健壮,正气不虚,故单有邪气也不能致病。所以疾病的产生,必然是身体虚弱,又感受了贼风邪气的侵袭,两虚相合,才会产生疾病。若身体强壮,肌肉坚实,四时气候也正常,大多数人不容易发生疾病。凡是疾病的发生,决定于四时气候是否正常,以及身体是否虚弱,若人体正气不足而邪气盛,就会发生疾病。邪气一般都根据其不同性质侵袭人体的一定部位,再根据不同的发病部位而确定其名称,上下中外,一共分为三部。

解　读

此处的两虚,一指人体正气亏虚,二指外来的虚邪之风,即不正之风。如果外来的虚邪之风遇到正气虚弱的人体,则会留滞于人体而发病。两实是与两虚相对而言,一指人体正气充实,二指实风,即没有虚邪的正常之风。正气充足,自然界气候正常,人就会保持身体健康。一般情况下,正气充实,能够抗御邪气,人不发病。只有正气虚衰,不能胜邪才会发病。可以看出,《内经》认为人体在发生病变时,有外因和内因两个方面同时起作用,这是一种全面看问题的观点。

人同时感受邪气,为什么有的人生病?有的人不生病?再以2020年新型冠状病毒肺炎为例,同样的密切接触者,有的人发病,有的人不发病,即使发病临床上表现类型也有所不同,有的症状比较重(重型),甚至危及到生命(危重型),有的表现比较轻微(轻型、普通型),甚至还有无症状感染者。为什么会有这些差别?到底是哪些因素决定着我们人体是否生病呢?

对此,《内经》的答案是"两虚相得,乃客其形"。我们可以从三个方面来理解。

虚邪是外因。不得虚邪不发病，外感疾病的发生，肯定有一个外因，新冠病毒肺炎的发生，前提是有新冠病毒肺炎的存在。这也提醒我们，日常生活应该尽量避免虚邪侵犯。尤其是遇到致病力强的病邪，要隔离、回避，做好预防。

正气虚是发病的内因。正气强弱是是否发病和发病轻重的关键，有调查报告显示，新冠病毒肺炎患者大约80％患者症状较轻，14％左右发展为严重疾病，这是什么原因呢？其实人体正气的强弱在其中起了关键作用，正气充足，不容易受到虚邪的侵犯，"正气存内，邪不可干"，疫毒邪气不易侵犯，或者即使得病，也往往症状比较轻，预后好，恢复的也比较快。"正气"代表了人的抗病能力。

发病是内外因共同作用的结果。作为外因的邪气只是为发病提供了条件，只有通过内因，也就是正气不足或失调，才能发挥致病作用。因此一般来说，正气强弱，是发病与否的先决条件，是疾病过程中矛盾的主要方面。所以正气充盛，抗病力强，即使有致病因素存在也未必发病。我们强调正气的重要性并非说明邪气在发病过程中地位不重要，如果邪气致病力非常强的时候也一定要注意回避，因为邪气太强也会损害人的正气，所以要辩证地看待这个问题。

唯物辩证法认为，任何事物的产生、发展和灭亡，总是内因和外因共同作用的结果。但内因是事物发展的根本原因，外因是事物发展的第二位的原因。"外因是变化的条件，内因是变化的根据，外因通过内因而起作用。"（《毛泽东选集》第1卷，第277页）

2015年9月11日，习近平总书记在中共中央政治局第二十六次集体学习时强调："我们共产党人的根本，就是对马克思主义的信仰，对共产主义和社会主义的信念，对党和人民的忠诚。立根固本，就是要坚定这份信仰、坚定这份信念、坚定这份忠诚，只有在立根固本上下足了功夫，才会有强大的免疫力和抵抗力。"人体免疫力和抵抗力就是《内经》所谓的正气。

另一方面,党中央要求严格执行"八项规定"精神,坚决反对主观主义、官僚主义、形式主义、以权谋私、弄虚作假和个人专断、追求奢华等不正之风。则从制度上抵御各种"虚邪贼风"。这样,从坚定信仰和制度防范内外两个方面着手,就有可能达到《内经》所说的"两实相逢,众人肉坚"的境界。

可见,《内经》"两虚相得,乃客其形"所蕴含的内外因辩证观,富于哲理,对认识生命、防治疾病有着重要价值,同时,对于国家社会治理、政治建设各方面都有很好的启示。

寒气化为热,热胜则腐肉,肉腐则为脓,脓不泻则烂筋,筋烂则伤骨,骨伤则髓消

《灵枢·痈疽》 黄帝曰:余闻肠胃受谷,上焦出气,以温分肉,而养骨节,通腠理。中焦出气如露,上注溪谷,而渗孙脉,津液和调,变化而赤为血。血和则孙脉先满溢,乃注于络脉,皆盈,乃注于经脉,阴阳已张,因息乃行。行有经纪,周有道理,与天合同,不得休止。切而调之,从虚去实,泻则不足,疾则气减,留则先实。从实去虚,补则有余,血气已调,形气乃持。余已知血气之平与不平,未知痈疽之所从生,成败之时,死生之期,有远近,何以度之,可得闻乎? 歧伯曰:经脉留行不止,与天同度,与地合纪。故天宿失度,日月薄蚀;地经失纪,水道流溢,草萱不成,五谷不殖;径路不通,民不往来,巷聚邑居,则别离异处。血气犹然,请言其故。夫血脉营卫,周流不休,上应星宿,下应经数。寒邪客于经络之中,则血泣,血泣则不通,不通则卫气归之,不得复反,故痈肿。<u>寒气化为热,热胜则腐肉,肉腐则为脓,脓不泻则烂筋,筋烂则伤骨,骨伤则髓消</u>,不当骨空,不得泄泻,血枯空虚,则筋骨肌肉不相荣,经脉败漏,熏于五藏,藏伤故死矣。

语 释

黄帝说：我听说肠胃纳受谷物而化生精气，上焦输出卫气，以温润分肉，荣养骨节，开通腠理。中焦输出营气，像雨露一样，有滋养灌溉周身的作用，向上灌注于肢体肌肉的会合处，并渗泄到细小的孙络，与津液和调，变化而成为赤色的血液。血液和畅，孙脉就先满溢，从而注入络脉，络脉都充满了，于是注入经脉。阴阳诸经被血液充盈之后，随着呼吸运行全身。气血运行，有其纲纪法度，其周流遵循一定的道路，与天地自然相合协同，无有休止。医生诊按脉息调理气血虚实，须用心专至，补泻均应得宜。用泻法去除实邪，泻得过度，就会损伤正气而使它不足；针刺时出针快，邪气就可减去；针留止不出，正气就可得到养护。用扶正的方法消除虚弱，如补得太过，就会实有余而助长残留的虚邪。血气和调了，人体才能保持正常。我已经知道了血气平和与不平和的道理，但不知道痈疽发生的原因，及其形成、消散的时日，而且痈疽患者或生或死，生死的日期有远有近，应如何测度？以上这些问题，你能讲给我听听吗？

岐伯说：经脉流行不止，与天同其法度，与地合其纲纪。所以，天体运行失其常度，就会出现日蚀、月蚀等异象；地上江河失其纲纪，水道就会溃决而泛滥流溢，众草不能生长，五谷不能繁育，道路不通，百姓不能往来，或聚于街巷，或居于邑落，彼此隔离，异地而处。人的血气也会出现类似情况。让我来谈谈其中缘故。人体血脉及营卫之气，周流全身而不停止，上与天的日月星辰相应，下与地的十二经水之数相应。如果寒邪侵入于经络之中，血液就会凝涩；血液凝涩，则不畅通；血液不通，卫气就会归往其处而不能回返，所以形成为痈肿。若寒邪郁而化热，热气炽胜会导致肌肉腐烂，肌肉腐烂，则化而为脓，如果脓液不能泻出，就会烂筋；筋烂，就会伤骨；骨受伤害，骨髓就会消解；骨髓消解，则骨中空。如果痈脓仍不得排除，血液坏损亏虚，筋骨肌肉不能相互荣养，进而经脉败漏，恶气向内熏蒸五脏，五脏俱伤，所以人就死亡了。

本句讲述了由于寒邪所伤，化火生热，导致痈疽形成的病机。痈疽，指的是发生于体表、四肢、内脏的急性化脓性疾患，是一种毒疮。痈一般发于肌肉，红肿高大，多属于阳证，疽多发于骨之上，平塌色暗，多属于阴证。人体的营卫气血，就好像日月星辰、江河流水一样运行不息，并且有受寒则凝，遇温则行的性质。因此，气血是维持正常生命活动的基本物质，必须保持调畅与平和，不论是邪盛所致的实证，还是正虚引起的虚证，都要及时采取正确的方法，使气血平调以维持正常的生理活动，也就不会生痈疽一类的病证。

如果气血运行失常会怎么样呢？《内经》原文以江河泛滥、草木枯死、道路阻塞、民不聊生、离乡背井的例子为喻，指出了人体经脉气血运行失常，就会有痈疽之患的道理。原文指出，如果寒邪入侵导致血液凝涩，进而血液不通，气血瘀滞形成痈肿。寒郁日久化热，导致肌肉腐烂，再进一步则化而为脓。并且提出，痈疽的脓液一旦形成，就应当及时切开引流，排脓通畅，使脓毒排有去路，这是防止脓毒内陷的主要措施。否则脓毒内陷，就会伤筋烂骨，内熏五脏，引起脓毒败血症而死亡。《内经》对这一问题的认识非常深刻，这对后世中医外科学的发展有着深远的影响，比如中医外科治疗骨髓炎，采用提脓拔毒疗法，将积存在病灶区内的各种致炎因子，随脓液通过窦道排除体外，改善瘀滞肿胀状态。一旦脓液形成，就应及早排脓引流。

2014年1月14日，习近平总书记在十八届中央纪委三次全会上讲话指出："全党同志要深刻认识反腐败斗争的长期性、复杂性、艰巨性，以猛药去疴、重典治乱的决心，以刮骨疗毒、壮士断腕的勇气，坚决把党风廉政建设和反腐败斗争进行到底。"刮骨疗毒的故事主人公是关羽，据说他左臂中了毒箭之后，时常作痛，华佗切开关羽的臂膀，刮掉渗入毒药的骨头，然后就痊愈了。腐败现象就像是侵入党的健康肌体的脓毒，坚定不移割除腐败脓毒，是坚持党的性质和宗旨的必然要求，是坚持党的领导、巩固党的执政地位和执政根基的必然要求。这里提出的"刮骨疗毒、壮士断腕",昭示了一种敢于向自己开刀的果敢气概,以实际行动显示了我们党面对腐败毒瘤决不讳疾忌医,以自我革命的勇气"举起手术刀",捍卫肌体的健康、队伍的纯洁,捍卫共产党人务实为民清廉的政治基因的坚定决心。

可见,《内经》蕴含的排脓去毒思想不仅对认识生命、防治疾病有着重要价值,同时,对于国家社会治理方面都有很好的启示。

百病生于气也

《素问·举痛论》 余知<u>百病生于气也</u>,怒则气上,喜则气缓,悲则气消,恐则气下,寒则气收,炅则气泄,惊则气乱,劳则气耗,思则气结,九气不同,何病之生? 岐伯曰:怒则气逆,甚则呕血及飧泄,故气上矣。喜则气和志达,荣卫通利,故气缓矣。悲则心系急,肺布叶举,而上焦不通,荣卫不散,热气在中,故气消矣。恐则精却,却则上焦闭;闭则气还,还则下焦胀,故气不行矣。寒则腠理闭,气不行,故气收矣。炅则腠理开,荣卫通,汗大泄,故气泄。惊则心无所倚,神无所归,虑无所定,故气乱矣。劳则喘息汗出,外内皆越,故气耗矣。思则心有所存,神有所归,正气留而不行,故气结矣。

我已经知道很多病的发生都和气机紊乱有关。怒则气上逆,喜则气舒缓,悲哀则气消弱,恐惧则气下沉,寒则气收敛,热则气耗泄,惊则气逆乱,过劳则气耗散,思虑则气机郁结,气的九种变化,将引起什么疾病呢? 岐伯答:大怒则气上逆,甚至血随气升而呕血,进食气逆而呕逆,这就是气逆引起的病变。喜则气机和调,心情舒畅,营卫通利,所以气机舒缓。

悲哀太过则心脉拘急，肺失宣降而胀大叶举，上焦之气不能宣通，营卫之气不能正常布散，热郁于中，耗伤正气，所以气被消耗。恐则精气衰退，上焦郁闭不通，气还下焦而为胀，气下陷而无升。寒性收敛，使腠理闭塞，阳气不能外达而收敛于内。热则腠理开泄，营卫通利，大汗淋漓，气随汗泄。惊则心气无所依附，神不守舍，思虑混乱不定，以致气机紊乱。过劳则喘息汗出，正气外内散失，所以气耗。思虑过度，事存于心，神凝于事，使正气留滞而不行，所以气机郁结。

解读

　　本节提出中医重要的发病观。气，是一种运动着的有能量的精微物质，它充养敷布全身，能转化为各脏腑、组织、器官，包括卫外、抗病的各种功能。因而各脏腑及器官组织的一切升降出入的功能活动，都与气的表现有关，可以说气是生命活动的具体标志。气的正常运动就是生理。反之，如果气的运动发生异常，就是病理。一切致病因素首先引起气的运动的紊乱，然后衍生出种种病理变化。从这个意义上便可将许多疾病的发生的机理归结为气的运动(气机)失调，即"百病生于气"。

　　"百病生于气也"，这里的气是指各种致病因素影响到正气的异常变化而导致的各种病变。这些致病因素包括情志过激、寒热偏盛、疲劳过度等因素，都能导致脏腑功能紊乱，正气失调，从而发生多种疾病。在各种致病因素中，又以情志异常最为常见，可以说，精神情志因素在《黄帝内经》的发病学中，占有重要地位。在临床实践中，精神因素影响疾病的发生、发展、好转、恶化的事例确实不少。比如《内经》讲"怒则气上"，指人生气的时候气机会往上走，肝气上逆，表现为头晕、头疼、耳鸣等，甚至气随血逆，诱发急性脑血管病的发生。"悲则气消"，过度悲伤会消耗人的正气，《红楼梦》里的林黛玉体弱多病，可以说与她多愁善感的性格有很大关系。而过度恐惧会导致人的气机下陷，甚至二便失禁、遗精等，即"恐则气下"。"思则气结"，指过度思虑后气机郁结，出现胸闷胀满、嗳气健忘、抑郁焦虑等症状，气滞、血瘀、痰凝还可表现为甲状腺结节、乳腺增生、子宫肌瘤等。人突然遭受某种强烈的精神刺激，或是长期处于不良情绪之下，久而久之必然造成阴阳气血逆乱，脏腑功能失常，气血津液损伤，从而导致疾病的产生。

掌握了"百病生于气"的道理，在日常生活中，我们就要注意适当调整自己的情绪，积极面对生活的苦难挫折。情志和悦，则气机顺畅，脏腑生机盎然，百病不生。

勇者气行则已，怯者则着而为病也

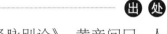

《素问·经脉别论》　黄帝问曰：人之居处动静勇怯，脉亦为之变乎？岐伯对曰：凡人之惊恐恚劳动静，皆为变也。是以夜行则喘出于肾，淫气病肺。有所堕恐，喘出于肝，淫气害脾。有所惊恐，喘出于肺，淫气伤心。渡水跌仆，喘出于肾与骨。当是之时，<u>勇者气行则已，怯者则着而为病也</u>。故曰：诊病之道，观人勇怯、骨肉、皮肤，能知其情，以为诊法也。

黄帝问道：人们的居住环境、活动、安静、勇敢、怯懦有所不同，其经脉血气也随着变化吗？岐伯回答说：人在惊恐、忿怒、劳累、活动或安静的情况下，经脉血气都要受到影响而发生变化。所以夜间远行劳累，就会扰动肾气，使肾气不能闭藏而外泄，则气喘出于肾脏，其偏胜之气，就会侵犯肺脏。若因坠堕而受到恐吓，就会扰动肝气，而喘出于肝，其偏胜之气就会侵犯脾脏。或有所惊恐，惊则神越气乱，扰动肺气，喘出于肺，其偏胜之气就会侵犯心脏。渡水而跌仆，跌仆伤骨，肾主骨，水湿之气通于肾，致肾气和骨气受到扰动，气喘出于肾和骨。在这种情况下，身体强盛的人，气血畅行，不会出现什么病变；怯弱的人，气血留滞，就会发生病变。

所以说,诊察疾病,观察患者的勇怯及骨骼、肌肉、皮肤的变化,便能了解病情,并以此作为诊病的方法。

解　读

勇怯,指的是体质的强弱和心理承受能力的大小。一般来说,勇者体质相对强壮,心理承受能力大;怯者,体质弱,心理承受能力相对小。已,是止的意思。"当是之时,勇者气行则已,怯者则著而为病也",这句话指出人的勇怯与疾病发生与否,有着十分密切的关系。

从发病学角度而言,疾病发生与否取决于两个方面,机体的功能状态和邪气的强弱及性质。也就是正气与邪气力量的对比。而人体正气的强弱又是疾病发生与否的决定性因素。体质壮实,正气旺盛,不易受邪,发病少;而体质弱者,正气虚,易被邪气侵袭,易发病。从体质角度分析,勇怯可以反映出人体正气的强弱虚实,体质强壮之人(勇者),气血通畅,经脉和调,即使遇到惊恐、疲劳等突然刺激,也只是出现一时性的生理反应,通过脏腑的自身调节,这种一时性的生理反应可能很快消失,机体又重新恢复平衡协调,可以不发病。但如果身体虚弱的人(怯者),气血不和,脏腑经脉失调,如果受到如原文所说的夜行、堕坠、惊恐、渡水、跌仆等诸种不良刺激,脏腑功能难以进行自身调节,长时期处于失调状态,就容易发生病变。

从精神心理角度看,心态、志意,具有自我控制和调节作用。勇者气行则已,怯者著而为病,深刻揭示了勇怯与发病的密切关系。勇者,心理承受能力强的人,对外部、内部刺激的承受能力大,并有着很好的调节能力,使紊乱的气机得到及时调整而不发生疾病;怯者,心理承受与调节能力相对差一些,容易受到内外刺激因素的影响,进而引起气血紊乱,促使疾病的发生。

可见,致病因素作用于人体是否发病,与人的体质因素以及心理承受能力有重要关系,体质不同,心理承受力各有差别,不仅直接关系发病与否,而且关系对病邪的易感性、发病后所引起的病理变化以及疾病的转归。

孔子在《论语》中指出君子之道有三:"仁者不忧,知者不惑,勇者不惧。"将勇作为品行高尚的君子必须具备的三种美德之一。确实,从健康角度而言,凡忧郁、焦虑,特别是对自己所患病证充满恐惧、忧虑心理,精神沮丧、意志消沉,往往会加速病情的恶化;反之,如果以博大的胸怀和气度,保持开朗乐观的思想,常常能促使病情向好的方向发展。因而,以宽广的胸怀对待困难和挫折,以乐观的心态对待生活,对战胜疾病充满信心,更有利于保持健康和促进机体的早日恢复。

阴之所生,本在五味;阴之五宫,伤在五味

《素问·生气通天论》 阴之所生,本在五味;阴之五宫,伤在五味。是故味过于酸,肝气以津,脾气乃绝;味过于咸,大骨气劳,短肌,心气抑;味过于甘,心气喘满,色黑,肾气不衡;味过于苦,脾气不濡,胃气乃厚;味过于辛,筋脉沮弛,精神乃央。是故谨和五味,骨正筋柔,气血以流,腠理以密,如是则骨气以精,谨道如法,长有天命。

精的产生,本源于饮食五味。藏蓄阴精的五脏,又因饮食五味太过而损伤。过食酸味,导致肝气过亢,而使脾气衰竭。过食咸味,则大骨受伤,肌肉短缩,心气抑郁不舒。过食苦味,心跳急促而烦闷,面色黑,肾气不能平衡。过食甘味,脾伤不运则生湿,湿阻脾胃则生胀满。过食辛味,筋脉败坏弛缓,精神也受到损害。所以应谨慎地调和饮食五味,使骨骼正直,筋脉柔和,气血流通,腠理固密,这样就能使骨、筋、气、血、腠理强盛。如严格地遵循五味调和的原则,就能达到自然赋予人的寿命。

解　读

　　这里阴,指的是阴精。五宫,即五脏。这句话的意思是说一方面饮食五味化生为精微可以滋养五脏,是五脏精气之源;另一方面,如果饮食五味太过,又能损伤五脏,破坏五脏间的相互平衡协调,导致各种病变的产生。

　　可以看出饮食五味对人体具有"养"和"伤"的双重作用。"民以食为天",人的生命活动需要足够的能量供给,这就要依靠摄入足量的蛋白质、脂肪、糖、维生素等营养物质;各种美味佳肴,对人们来说无疑是一种享受。但是,就是这些鲜美的饮食却又是某些疾病产生的祸根。如果饮食不节,导致脾胃受损,升降失常,会聚湿、生痰、化热,进而损伤其他脏腑。因此,饮食有规律非常重要,要根据年龄、性别、体质 安排合理的饮食。现代医学也认为,许多疾病,如贫血、消化道炎症、溃疡,甚至恶性肿瘤,与饮食没有规律、饥饱失常有密切关系。另外,饮食不洁也是一种重要的致病因素,它包括食用不洁的饮食,未洗净的饮食,腐败变质以及含有毒素的饮食等,可引起多种肠胃道病证,如腹痛、吐泻、痢疾等。现在随着人民生活水平的提高、卫生知识的普及,饮食不洁的情况大为改观,相比之下,饮食偏嗜则较为突出。《内经》认为,饮食五味要调和,不应偏嗜,才能获得各种必需的营养。如果长期偏嗜某种食物,就会引起某一内脏功能失调,久而久之,就会导致病变。比如现在一些发达国家,如美国、丹麦和新西兰等国,由于高脂食物过多地摄入,而产生了各种"文明病",如肥胖病、高血压、糖尿病、心血管疾病等。我国由于近年来独生子女的增多,出现饮食偏嗜逐渐增多的趋势,营养过剩儿童增多。

　　所以说,饮食五味是维持人体生命活动的物质基础,饮食五味调和,则五脏精充气壮,全身都能得到营养,脏腑阴阳协调。从而骨骼强壮,发育正常,筋脉柔和,气血流畅,腠理致密,身体健康。如果饮食失调,五味偏嗜,则不但无益,反而为害。所以,"谨和五味"是养生防病的重要法则之一。因此,合理地调整膳食结构,是养生防病的重要一环。

《荀子·王制》曰:"水则载舟,亦则覆舟。"成语"水能载舟,亦能复舟"即来源于此。《内经》关于饮食与人体健康的关系,就是讲的这个哲理。2016 年 10 月 21 日,习近平总书记在纪念红军长征胜利 80 周年大会上发表重要讲话,告诫全党必须牢记"水能载舟,亦能覆舟"的道理,事异理同,值得深思。

阳气者若天与日,失其所,则折寿而不彰,故天运当以日光明

《素问·生气通天论》 阳气者若天与日,失其所,则折寿而不彰,故天运当以日光明,是故阳因而上,卫外者也。因于寒,欲如运枢,起居如惊,神气乃浮。因于暑,汗,烦则喘喝,静则多言,体若燔炭,汗出而散;因于湿,首如裹,湿热不攘,大筋缫短,小筋弛长,缫短为拘,弛长为痿;因于气,为肿。四维相代,阳气乃竭。

人身的阳气,就像天上的太阳一样重要,假若阳气失去了正常的运行而不能发挥其重要作用,人就会减损寿命或夭折,生命功能亦虚弱不足。所以天体的正常运行,是因太阳的光明普照而显现出来,而人的阳气也应凭借其上升外越之性,起到保护身体,抵御外邪的作用。

由于寒邪侵袭,卫阳之气如户枢般开合运转自如,生活起居被扰,神情不安,卫阳之气则上浮与邪气抗争。由于暑邪侵袭,多汗,烦躁不安,气喘气急,喝喝有声;或神静而多言,身热如焚烧的炭火,汗出之后,热随汗而解。由于湿邪侵袭,头部如有物蒙裹般沉重,湿热之邪不除,则大筋、小筋或为收缩变短,或为松弛变长。短缩则成拘挛,松弛而为痿弱。由于风邪侵袭,发为浮肿。寒、暑、湿、风(气)四种邪气更替伤人,则阳气衰竭。

本节阐述阳气的重要作用。"折寿而不彰"指人的寿命夭折而不彰著于世。天运，即天体的运行。《内经》将人体的阳气比作自然界的太阳。天体的运行不息，是靠太阳的光明、人的生命活动，是赖阳气的温养。若阳气虚损或失去正常的运行规律，就会使体力衰弱，抵抗力下降，外感内伤诸邪侵犯人体，发生诸多疾病，甚至缩短寿命，因而保持阳气的充沛及正常运行，在防病保健中有重要的作用。可以说阳气是生命之根本。人体脏腑经络的活动无不赖阳气以温煦和推动；气血津液精的生化、运行，糟粕的排泄，全仗阳气的气化功能；人体抵御外界环境的寒冷，保持正常的体温，离不开阳气的生发、温煦作用。同时，阳气还具有卫外御邪功能。阳气主外，为人体卫外之藩篱，外邪入侵，阳气首当其冲。

人体阳气具有气化温养功能，能温养全身，推动人体脏腑经络的功能活动，并把来自外界的物质，化生为人体的精微物质，推动精微物质运行输布以充养全身、维持人的生命活动。筋得到阳气温养，才能柔韧自如，使肢体运动灵活。神得到阳气之温养，才能保持正常的神志活动。可以说人体的一切生命活动都离不开阳气的气化温养功能。临床上阳虚患者往往神气不振，精神委靡、思维迟钝、反应不灵敏等，这就是阳气不能温养神明的表现。阳虚不能温养形体，则表现为肢冷畏寒，形体蜷缩，面色淡白，阳虚不能温运脏腑气血，则会导致脏腑气血失常一系列病证，甚则"折寿而不彰"。张介宾结合实践经验在《类经附翼》中指出："天之大宝，只此一丸红日；人之大宝，只此一息真阳。"进一步阐明人体阳气的重要性。

此处，将人体的阳气类比做天空中的太阳，是古人取类比象思维方式的体现，是古代人们一种认识事物的方式。这在中医学尤其是在中药学中，运用尤为广泛。《内经》有言："览观杂学，及于比类，通合道理。"又言："不引比类，是知不明也。"古人发现，人与万物皆在天地间，其实和天地自然并无二致，"取类比象"是古人认识世界的一种思维方式，把长期实践中积累的经验集中起来，发现事物之间的相类性，"观其所聚，而天地万物之情可见矣"；在对"类"有了认识以后，"因而伸之，触类而长之"。学习中医就是要把握古人认识事物的方式，从思维方法和哲学方法上去理解古人，透过"象"去感悟中医。

生病起于过用

《素问·经脉别论》 故饮食饱甚，汗出于胃。惊而夺精，汗出于心。持重远行，汗出于肾。疾走恐惧，汗出于肝。摇体劳苦，汗出于脾。故春秋冬夏，四时阴阳，生病起于过用，此为常也。

在饮食过饱的时候，则食气蒸发而汗出于胃。惊则神气浮越，则心气受伤而汗出于心。负重而远行时，则骨劳气越，肾气受伤而汗出于肾。疾走而恐惧时，由于疾走伤筋，恐惧伤魂，则肝气受伤而汗出于肝。劳力过度时，由于脾主肌肉四肢，则脾气受伤而汗出于脾。春、夏、秋、冬四季阴阳的变化都有其常度，人在这些变化中所发生疾病，就是因为对身体的使用过度所致，这是常识。

所谓过用，指的是超越常度，过度的使用。《内经》认为很多疾病的发生，缘于"过用"。比如饮食过量，或劳逸过度，或精神心理过于紧张，都会导致五脏、经脉失调，超越生理常度，而发生疾病。此提示我们无论是饮食、劳逸，或是精神活动以及顺从春夏秋冬四时阴阳上都要适度，一旦超出这个"度"，就会引起脏腑、经脉、阴阳、气血的异常变化。体质壮实适应性强的人，可经过自身的调节，使机体气血、阴阳重新恢复协调平衡，在临床上不表现出疾病。但是体质虚弱的人，其失调的气血阴阳难以通过自身调节恢复平衡协调,即可发生疾病。"生病起于过用"具体包括以下几个方面的含义。

1. 饮食五味过用

　　主要包括饮食不节,饮食偏嗜等,《内经》中曾反复强调这一点,即饥饱失常,五味偏嗜是造成多种疾病发生的原因。虽然饮食五味是维持人体生命活动的后天之本,但若暴饮暴食,饥饱失常,或五味偏嗜,饮食不节,则均会构成"过用",成为发病之因。当今社会由于物质日益丰富,饮食过用多表现为几方面:一是暴饮暴食,日积月累,导致胃肠功能失调;二是追求高能量、高蛋白饮食,大量食用牛奶、白糖、鸡蛋、面包等。其实,东方人的体形和需求较西方不同,如果盲目模仿西方饮食结构,很容易造成消化不良和营养素的失衡;三是由于地理气候、口味等因素造成的五味偏嗜。饮食过用最终均会导致脾胃损伤,湿热内生,气血阻滞,造成形体肥胖,形成胃肠病、糖尿病等多种常见病。

2. 精神情志过用

　　适度的情志活动有益于健康,若精神反常,情志太过,则为"过用",过则为病。所谓七情致病,多由七情"太过"所造成。大怒大喜之后突发中风现在很常见。《内经》认为,大怒会使人的气机上逆,过喜会使人的气机缓散,大惊会使人的气机散乱,过思会使人的气机郁结不舒。精神情志过用,就容易损伤人体的脏腑气机和气血,也容易遭致疾病。

3. 劳逸过用

　　劳指劳力、劳心及房劳;逸指安逸。现代社会由于工作生活节奏比较快,劳逸过用更多地表现在过劳上。体力过度劳作则耗气伤身,脑力劳动太过则耗伤心血,过于频繁的性生活会导致肾精亏虚,从而造成身体消瘦,积劳成疾。另一方面,过度安逸也会成为致病因素,人每天需要适当的活动,才能保持气血畅通。过度安逸,会导致气血不畅,筋骨不利,肌肉无力,神情木然,反应迟钝。《内经》认为无论过劳或过逸,都不利于健康,甚至会生病,而且同样伤及五脏六腑。

4.治疗过度

药物及各种治疗方法其使用的目的在于治病,若没有明显的病证而服药或接受治疗,同样会损伤身体,导致疾病。比如现代很多人不管自己合适不合适,喜欢进补,迷恋参、胶、鹿茸、虫草之品,殊不知过量服用,不仅无益,反而有害。还有的人因为怕上火而经常喝凉茶,结果导致胃气受伤,脾不运化,容易腹痛腹泻。再有临床上医生过多过滥地使用抗生素,造成耐药性、菌群混乱等不良后果。这些都属于医疗过度的危害。

儒家著作《中庸》谈到:"发而皆中节谓之和,中也者,天下之大本也。和也者,天下之达道也。致中和,天地位焉,万物育焉。"中庸思想告诉我们做事要恰到好处,不走极端,动而中节。这体现在日常养生习惯的各个方面,比如体力、脑力、情志等各方面的活动都应适度,饮食要有规律,不要过饥过饱等。孙思邈有段话最能体现"中节"的养生智慧:"唾不至远,行不疾步,耳不极听,目不极视,坐不久处,立不至疲,卧不至懑,冬不欲极温,夏不欲穷凉。"万事万物过犹不及,正如《内经》所言:"生病起于过用",须引以为戒。

风者,善行而数变,……故风者百病之长也

《素问·风论》 黄帝问曰:风之伤人也,或为寒热,或为热中,或为寒中,或为疠风,或为偏枯,或为风也,其病各异,其名不同,或内至五藏六府,不知其解,愿闻其说。岐伯对曰:风气藏于皮肤之间,内不得通,外不得泄;风者,善行而数变,腠理开则洒然寒,闭则热而闷,其寒也则衰食

饮,其热也则消肌肉,故使人快慄而不能食,名曰寒热。

　　风气循风府而上,则为脑风,风入系头,则为目风,眼寒。饮酒中风,则为漏风。入房汗出中风,则为内风。新沐中风,则为首风。久风入中,则为肠风,飧泄。外在腠理,则为泄风。<u>故风者百病之长也</u>,至其变化,乃为他病也,无常方,然致有风气也。

语 释

　　黄帝问道:风邪侵犯人体,会引起寒热,热中,寒中,疠风,或偏枯和风病。由于病变表现不同,所以病名也不一样,甚至侵入到五脏六腑,我不知如何理解,愿听你谈谈其中的道理。岐伯说:风邪侵犯人体常常留滞于皮肤之中,使腠理开合失常,风邪既不能向体内通行,也无法向体外发散;然而风邪来去迅速,变化多端,如果汗孔闭塞,则阳气内郁,使人感到烦闷;寒冷则会引起饮食减少,发热则会使肌肉消瘦,所以造成人阵寒而不能饮食的症状,称为寒热病。

　　风邪循着风府穴直上就是脑风病。风邪侵入头部累及目系,就成为目风病,两眼畏惧风寒。饮酒后感受风邪,就成为漏风病。行房汗出时感受风邪,成为内风病;刚洗过头时感受风邪,成为首风病;风邪久留不去,内犯肠胃,则形成肠风或飧泄之病;风邪停留于腠理,则成为泄风病,所以风邪是引起多种疾病的首要因素,其侵犯人体之后,由其变化而变生其他各种疾病,没有一定常规,但其病因都是风邪入侵造成的。

解 读

　　善行,指善动不居,游移不定;数,屡次、频繁的意思。此处指风邪伤人病位不定,而且症状变化频繁迅速。比如风湿性关节炎,中医又称做痹症,若是风邪偏盛引起的,可出现游走性关节疼痛,痛无定处。再比如因风邪而致的荨麻疹,症状表现为皮肤风团,时隐时现,瘙痒时作时止,发无定处,此起彼伏等。这些都是风邪善行的致病特点。数变也说明了风证的病情具有瞬息万变的特点,其含义有两个方面:一是发病快,起病急骤而突然,比如中风,患者可见突然仆倒,口眼歪斜,不省人事等;二是指病程短,病情变化快,比如风水证,初起时只有恶寒发热等症状,很快就会出现眼目浮肿,小便短少,进而全身浮肿的症状,善变特征表现十分明显。

长者,始也,首也。风为百病之长,可从以下几个方面来理解,一是风邪在一年四季之中无时不有,致病多端而且广泛,风邪可从多种途径为病;二是指风邪常与其他邪气相合侵犯人体,常常是外感病的先导。比如风邪可兼热、兼寒、兼湿等;三是风邪侵犯,可因患者体质、受邪时间、中邪部位以及饮食起居等方面的不同,相应产生不同的病变,如脑风、目风、肝风、心风、脾风、胃风、漏风等。可以看出,病情因风而起者非常多见,正是因为风的这种动而不居、变化不定的特性,使其能成为百病的先导。

中医学对外感病因的认识,是通过取象比类的思维方式,基于自然界气候、环境变化的规律,抽提出某类本质特性,再联系人体疾病状态下临床所表现的共性特征进行聚类。比如正常情况下,"风"为自然界正常的"六气"之一,过亢为害而成"六淫"邪气。风邪作用于人体所表现出的病理征象,运用类比的方法将两者联系起来,比如善行数变,变动不居等。从致病因素与机体的相互作用中认识病因、从致病因素与机体的整体联系中认识病因的"辨证求因"正是中医学病因认识方法的特点之一。

浆粥入胃,泄注止,则虚者活;
身汗得后利,则实者活

《素问·玉机真藏论》 黄帝曰:余闻虚实以决死生,愿闻其情。岐伯曰:五实死,五虚死。帝曰:愿闻五实五虚。岐伯曰:脉盛、皮热、腹胀、前后不通、闷瞀,此为五实;脉细、皮寒、气少、泄利前后、饮食不入,此为五虚。帝曰：其时有生者何也？岐伯曰：<u>浆粥入胃，泄注止，则虚者</u><u>活；身汗得后利，则实者活</u>。此其候也。

黄帝说：我听说根据虚实可以判断疾病预后，希望听一听其中的详情。岐伯说：五种实证预后差，五种虚证预后差。黄帝说：想听这五实和五虚的情况。岐伯说：脉来势盛、皮肤发热、脘腹胀满、大小便不通、郁闷眼花，这些叫做五实。脉象细弱、皮肤发冷、短气乏力、大小便不禁、不欲饮食，这些叫做五虚。黄帝问：五实、五虚有时也能出现生机，这是为什么？岐伯回答：如果浆粥饮食能入，大便泄泻得止，那么五虚证的预后可以转好；如果汗出，大便通畅，那么五实证的预后可以转好。这就是根据虚实判断疾病预后的道理啊。

泄注，指大便泄泻；后利，指大便通利。《内经》以虚实为纲领来归纳疾病的两大类型，一类为正气亏虚为主的，称为"虚者"；一类为邪气内实为主的，称为"实者"。原文指出"虚者"的转机在于"浆粥入胃，泄注止"，即胃气来复，脾胃消化吸收功能的恢复；"实者"的转机在于"身汗得后利"，即邪有出路，能通过出汗和大便排出。

实者是由于邪气充斥人体所导致的，可以出现脉盛、皮热、腹胀、前后不通、闷瞀五种表现，中医称为五实证。后世医家认为这代表了五脏邪气偏胜的五种情况，譬如脉来势盛是心受邪气过盛，皮肤发热是肺受邪气过盛，腹胀是脾受邪气过盛，大小便不通是肾受邪气过盛，郁闷眼花是肝受邪气过盛。而虚者也有脉细、皮寒、气少、泄利前后、饮食不入五种表现，是由于五脏精气严重虚损，精华物质不足而导致，比如脉细是心气不足，皮肤发冷是肺气不足，气短是肝气不足，大便泄泻是肾气不足，不思饮食是脾气不足，中医叫作五虚证。

虽然不论五实还是五虚，皆提示病情危急，然而五虚与五实并非是绝对的死证。对于五实证而言，由于其成因是邪气盛于内脏，不能外泄而出，故而其转机在于给邪以出路。原本身热无汗的能够出汗了，使邪从表而出；大小便不通的通利了，里邪有了出路，邪去则正安，即原文所说的"身汗得后利，则实者活"。对于五虚证而言，由于其成因在于五脏精气耗损，"饮食不入"，"泄利前后"，有出无入，因此其转机在于能吃些"浆粥"之类的半流质饮食，慢慢恢复胃气；泄泻若得停止，说明正气不再外耗，这些表现都预示着五虚有转好之机。即原文所说的"浆粥入胃，泄注止，则虚者活"。《内经》这段论述为临床判断、救治虚证、实证提出了基本法则，即虚证重视补益脾胃、实证务使邪有出路。

中医有"闭门留寇"之说，《医学心悟·论补法》言："即其人本体素虚，而客邪初至，病势方张，若骤补之，未免闭门留寇。"祛邪如同驱赶盗寇，本想把病邪祛除，却误用补法，把门关上，结果邪无出路，反滞留于体内。所以，为保持身体健康，必须及时把各种痰浊、瘀血邪气清除出去。同理，在社会生活中，为保证党的队伍的纯洁，对于失去理想信念、违反党的纪律腐败分子必须清除出党的队伍，以提高党的队伍的纯洁性，防止闭门留寇。

邪气盛则实，精气夺则虚

《素问·通评虚实论》　黄帝问曰：何谓虚实？岐伯对曰：邪气盛则实，精气夺则虚。帝曰：虚实何如？岐伯曰：气虚者肺虚也，气逆者足寒也，非其时则生，当其时则死。余藏皆如此。

黄帝问道：什么叫虚实？岐伯回答说：所谓虚实，是指邪气和正气相比较而言的。如邪气亢盛，是为实证。若精气不足，是为虚证。

黄帝道：虚实变化的情况怎样？岐伯说：以肺脏为例：肺主气，气虚的，是属于肺脏先虚；气逆的，上实下虚，两足必寒。肺虚弱不在相克的时令，其人可生；若遇克贼之时，其人就要死亡。其他各脏的虚实情况亦可类推。

本节阐述虚实辨证的总纲。邪气亢盛则表现为实证，精气脱失则表现为虚证。虚和实是相比较而言的一对病机概念。

中医对疾病发病机理的认识，关键是八个字，称为八纲，即阴阳、表里、寒热、虚实。其中阴阳是指导性和方向性的，统领其余六纲。六纲中，表里讲的是病变部位。寒热、虚实讲的是疾病的性质，其中寒热侧重于从邪的方面判断疾病性质，虚实从正邪两方面判断疾病性质。

"邪气盛则实"，说明邪气亢斥机体内外，以邪气亢盛为矛盾主要方面，发病以后，邪气比较强，但人体正气不虚，还能够积极与邪抗争，邪正交争剧烈，所以临床上表现出一系列反应剧烈有余的症状。比如面赤、声高气粗、腹部胀满、二便不通、舌苔厚腻、脉势洪大等。实证多见于体质比较强壮的患者。这些病证虽看起来症状较重，但正气充足，如果能够及时正确治疗，一般病程较短，对身体危害较小，相对容易恢复。

"精气夺则虚"，说明精气不足，或严重耗损，以正气虚损为矛盾的主要方面，那么人体精气血津液不足，脏腑生理功能减弱，正气与外邪斗争无力，临床上表现出一系列虚弱、衰退、不足的症状。比如神疲乏力、面色无华、气短自汗、畏寒肢冷、食少便溏、脉虚无力等。虚证多见于体质比较虚弱的患者。这些病证虽看起来症状不那么重，但正气弱，病程长，即使治疗正确，恢复也比较缓慢，有些甚至不能完全彻底康复。

值得一提的是，在疾病发病过程中，精气（正气）和邪气的力量对比并不是一成不变的，而是在不断斗争过程中，呈现力量对比的消长变化。一般而言，精气（正气）渐强旺盛，会促使邪气消退，疾病向愈；邪气渐强，则会损耗精气(正气)。而且在邪正消长过程中,不仅可以产生比较单纯的虚或实证,还会出现虚实错杂之证,而且后者占绝大多数。如以虚为主,兼有实邪的虚中夹实证;以实为主,兼有正虚的实中夹虚证等。

可见,虚实病机及预后的关键在于正气强弱与否,那么在治疗过程中应该处处顾护正气,或扶正以祛邪,或祛邪以安正,在养生方面要注意保养正气,防止其脱失,比如静思宁神养心、劳作有节养肝、饮食有常养脾、吐纳调气养肺、节欲保精养肾等,从而达到防病健身、延年益寿的目的。

阳气者,精则养神,柔则养筋

《素问·通评虚实论》　阳气者,精则养神,柔则养筋。开合不得,寒气从之,乃生大偻;陷脉为瘘,留连肉腠,俞气化薄,传为善畏,及为惊骇;营气不从,逆于肉理,乃生痈肿;魄汗未尽,形弱而气烁,穴俞以闭,发为风疟。故风者,百病之始也,清静则肉腠闭拒,虽有大风苛毒,弗之能害。此因时之序也。故病久则传化,上下不并,良医弗为。故阳畜积病死,而阳气当隔。隔者当写。不亟正治,粗乃败之。故阳气者,一日而主外,平旦人气生,日中而阳气隆,日西而阳气已虚,气门乃闭。是故暮而收拒,无扰筋骨,无见雾露,反此三时,形乃困薄。

阳气能温养神气而使精神爽慧,温养筋脉而使肢体柔和运动自如。如阳气开合不能发挥作用,寒邪就能侵入,可发生形态伛偻,不能直立的病证。邪气内陷经脉可成为瘘管。如邪气滞留肌肉腠理,可从经腧传入而内迫五脏,进而出现易惊善恐的症状。如营气运行不畅,阻逆在肌肉腠理,就会发生痈肿。如自汗不止,为腠理之形弱而不固,阳气被邪热消耗之故,若穴俞又被风寒所袭而闭塞,就会发生风疟。

　　所以，风邪是多种疾病的始因，但只要阳气清静不被扰动，则肌肉腠理固密能抗拒邪气，虽然有厉害的风邪毒气，也不能伤害。这是顺应天时变化的规律。所以病久不愈便会传变，发展到人体上部与下部之气不相交通之时，纵有高明的医生也无能为力了。因此阳气蓄积而病死的，为阳气挡隔所致。挡隔之时当用泻法，若医疗水平低劣的医生不迅速给予正确治疗，则使病情败坏、恶化。

　　所以阳气白天主司体表，平旦的时候阳气开始生发，日中的时候阳气最隆盛，日西的时候阳气已渐趋衰减，汗孔就关闭。因此夜暮降临应收敛闭拒，不要扰动筋骨，也不要冒着雾露。如违反平旦、日中、日西三时阳气消长规律，形体就会困顿而衰弱。

解　读

　　"阳气者若天与日"，太阳对于自然界的生物来说不可或缺。而阳气对人体的重要性犹如太阳之于生物。说明阳气具有维持生命以及温煦的作用，没有阳气也就没有生命。另外，阳气有养神和养筋两方面的作用，"阳气者，精则养神，柔则养筋。"《内经》这一句话讲的是阳气的生理功能，原文用了倒装的修辞手法，应理解为：阳气者，养神则精，养筋则柔。也就是说阳气具有养神、养形两方面的功能，养神则令神气精明，养形（包括筋脉）则形体活动自如。阳气不仅可以温养精神，使人神清气爽，而且还可以温养筋脉，则筋脉柔韧有力。

　　阳气温养精神的作用在日常生活中就能发现，如阳气充足的人通常情绪会比较乐观欢畅，给人感觉充满阳光。而阳气不足的人情绪则容易悲观、低落，表情往往乌云密布，缺乏阳光。再如老年人因为阳气功能逐渐衰退，除了乏力、畏寒之外，精神往往不及年轻的时候，白天很容易打瞌睡。均说明阳气具有温养神气的重要作用。

　　阳气温养筋脉的作用的例子也不少见，如一些老年人很容易腿抽筋，虽不是什么大病，但对于年迈的人来说，还是有点苦不堪言。一般认为是老年人吸收利用钙质的功能衰退了,而依照《内经》的观点,这实际上就是老年人阳气逐渐衰微,温煦推动功能减退,筋脉失去濡养,筋脉拘急而导致的抽筋。所以用温补阳气、舒筋通络的方法就可以有效缓解。由此观之,阳气具有养筋肉而使其柔韧的作用,有利于筋肉骨节的灵活运动。

中国传统文化十分重视太阳的作用,汉代《论衡》言:"夫日者,火之精。"《内经》把人的阳气比喻为大自然的太阳,是赋予生命的必要条件。失去太阳,万物不能生存;而人体失去阳气,体内就失去了新陈代谢的活力,生命就要终止。所以《景岳全书》提出"阳强则寿,阳衰则夭"的观点,还说到"凡欲保重生命者,尤当爱惜阳气",阳气在生理情况下是生命的动力,在病理情况下又成为了抗病的主力,因此也提示中老年人在养生方面尤其应重视保养阳气,如是则精神振作,筋脉柔和,保持年轻活力。

五藏受气于其所生,传之于其所胜,气舍于其所生,死于其所不胜

《素问·玉机真藏论》 五藏受气于其所生,传之于其所胜,气舍于其所生,死于其所不胜。病之且死,必先传行,至其所不胜,病乃死。此言气之逆行也,故死。肝受气于心,传之与脾,气舍于肾,至肺而死。心受气于脾,传之于肺,气舍于肝,至肾而死。脾受气于肺,传之于肾,气舍于心,至肝而死。肺受气于肾,传之于肝,气舍于脾,至心而死。肾受气于肝,传之于心,气舍于肺,至脾而死。此皆逆死也。一日一夜五分之,此所以占死生之早暮也。

黄帝曰:五藏相通,移皆有次;五藏有病,则各传其所胜。不治,法三月,若六月,若三日,若六日,传五藏而当死。是顺传所胜之次,故曰:别于阳者,知病从来,别于阴者,知死生之期,言知至其所困而死。

语 释

五脏所受的病气来源于它所生之脏,一般传给它所克之脏,但若留止在生己之脏,进而就会死于克己之脏。疾病发展到将要死亡之时,病气将传克我之脏。传到克我之脏,就会死亡。这是病气的逆传,所以会死亡。例如肝受病气于心,一般传到脾,若病气留止于肾,进而传到肺而死亡;心受病气于脾,一般传到肺,若病气留止于肝,进而传到肾而死亡;脾受病气于肺,一般传到肾,若病气留止于心,进而传到肝而死亡;肺受病气于肾,一般传到肝,若病气留止于脾,进而传到心而死亡;肾受病气于肝,一般传到心,若病气留止于肺,进而传到脾而死亡。这些都是因病气逆传而死。一日一夜的时辰可以分为五,分属五脏,这就能预测出五脏病气逆传至其所不胜而死的大约时辰。

黄帝说:五脏之气相互贯通,五脏之气的转移有一定的次序,故五脏有病一般传其所胜之脏。病不早治,必至相传,远则三月、六月,近则三日、六日,五脏传遍,就会死亡。这就是相克而传的顺传次序。所以,辨别阳和之胃气脉可以了解病由,辨别真脏脉可以预知疾病死生的时间,至其所不胜的脏气当旺之时令则死。

解 读

人体是一个有机的整体,五脏之间相互联系,相互影响。疾病侵犯人体,从外入里,会在五脏之间转移变化,《内经》称之为传化,又叫做传变。就疾病在五脏中的传变规律,这一篇是论述最为全面的。按五行的生克制化讨论了疾病在内脏中的传变,要想深入理解这段话的意思,首先就要明确五脏之间的生克关系,中医学生克制化理论深受古代哲学思想的影响。《春秋繁露》载:"木生火,火生土,土生金,金生水,水生木。"这是木火土金水五行递相资生的关系,并认为"金胜木""水胜火""木胜土""火胜金""水胜火",这是木土水火金五行递相制约的关系。《内经》将这一理论用于解释藏象理论的构建,将五行配属于五脏,木—肝,火—心,土—

脾,金—肺,水—肾。

一般情况下,疾病的传变分为顺传、逆传和不以次传三种,并以此推测疾病预后。"顺传",是按五行相克的顺序传化,如肺病传肝,肝病传脾,脾病传肾,肾病传心,心病复传肺,五脏传遍,脏气衰竭而死。临床也常见顺传的病例,如脾胃不好,久病泄泻的患者,渐渐出现手足不温暖、怕冷,甚至凌晨泄泻,这就是典型的脾病传肾。"逆传",即不按五行相克顺序而传。本段原文认为肝受病气于心,病气传脾,留舍在肾,至肺而死。"五藏受气于其所生,传之于其所胜,气舍于其所生,死于其所不胜。"举例来说,肝(木)受病气于心(火),一般传到脾(土),若病气留止于肾(水),进而传到肺(金)而死亡。在这个过程中,肺受病气于肾是子病传母脏,肺传病气于肝是传于相克之脏,病气留舍在脾是病气留在母脏,至心而死是传行至克我之脏而死。其中,既有相生两脏的传变,又有相克两脏的互传,病气逆乱,脏气损伤严重,病情比较严重。总的来说,顺传预后相对较好;如果反向传变者为逆传,预后较差。

《内经》五行生克制化理论深受中国古代圜道观的影响,"圜道",即宇宙万物自在的循环运动规律。今人又称之为"圆运动",古人认为天体运行、日月星辰运转、四季寒暑变迁、昼夜晨昏更迭,乃至于虫鱼草木、人体生命运动等,诸凡有节律的自然现象,均是"圜道"理念的具体体现。正是由于"圜道"所表达的循环运动广泛存在于自然界、人类社会乃至生理病理变化之中,所以其很早就渗透到中华民族传统文化的各个层面,成为中国人很重要的思维方式之一。

久视伤血,久卧伤气,久坐伤肉,久立伤骨,久行伤筋

《素问·宣明五气》 五劳所伤:久视伤血,久卧伤气,久坐伤肉,久

立伤骨,久行伤筋,是谓五劳所伤。

五种过度的疲劳,各有它所伤的对象:长久的视物,则劳心而伤血;长久的睡卧,则劳肺而伤气;长久的静坐,则劳脾而伤肉;长久的站立,则劳肾而伤骨;长久的行走,则劳肝而伤筋。这就是五劳所伤。

久,这里指过长时间。原文指出视、卧、坐、立、行五种持久过度的疲劳,会伤及血、气、肉、骨、筋,还会伤及其所应和的五脏。其中"久视、久立、久行"是劳作过度,而"久卧、久坐"则是安逸过度,不论过劳还是过逸,均会损害人体健康,"五劳所伤"实为劳逸太过,病起过用,是对《素问·经脉别论》"生病起于过用"最好的脚注。

"久视伤血"。长期用眼过度,容易导致双目疲劳,视力下降,相信大家都深有体会。然而,长期用眼的危害还不止于此,《内经》认为"心主血""肝藏血""肝开窍于目",人身精气皆上注于目,但目与血的关系最为密切,目得血滋养才能视物、辨物,用目过度又会伤血。日常生活中,如果长时间读书看报,或沉迷于电视电脑,就会引起视力疲劳,出现双目干涩、视力下降、头晕眼花、心悸失眠等血虚症状。因此生活中一定要注意用眼卫生,不可长时间、过度用眼,过一两个小时就应该闭目养神,休息片刻。养神亦即是养血。

"久卧伤气"。通常感觉疲劳了,最好卧床休息一下,有助于及时消除人体疲劳,恢复旺盛的体力与脑力。但俗语说"流水不腐,户枢不蠹",长时间卧床,不仅不能解乏,反而会感觉越睡越累,精神萎靡,昏沉乏力。这是由于长期卧床,缺少运动,导致气血运行不畅,脏腑功能活动减弱,出现精神不振、倦怠乏力、食少纳呆、头晕气短等气虚症状。

"久坐伤肉"。人体在活动后,适当的静坐休息,可以使活动之余的气血津液滋养肢体肌肉,使肌肉丰满健美。但是生命在于运动,坐着工作虽然舒服,但是从长久来看,却未必有利健康,长时间久坐会导致筋脉迟滞,气血运行不畅,脾气虚弱,运化失常,而脾主肉,久坐则容易伤肉,导致肌肉松软乏力,而且还会引起颈椎僵硬,消化功能紊乱,痔疮便秘等。

"久立伤骨"。适当、适时的站立,可以锻炼骨骼关节,促进其正常的功能活动,尤其是青少年,在生长发育期,更应重视这一点。然而长时间的站立,需要骨骼肌的支撑,长期从事站立工作的比如教师、售货员、发型师、餐饮从事者,每天都要站数小时,这对身体的伤害程度不比久坐给人造成的伤害低。长期久站,会使人筋疲力尽、腰酸腿痛,容易诱发驼背、腰肌劳损、下肢静脉曲张等疾病。为了预防这些疾病的发生,久立工作者应注意工作中的自我保健。

"久行伤筋"。适当的走动、跑步,可以使人体经筋更加柔韧强健,运动灵活。而长久的行走则会伤到筋,时下"暴走"盛行一时,殊不知长时间的行走或是跑步,会使筋肉受到伤害。《内经》言:"膝为筋之府",因过度行走或跑步而导致膝盖半月板以及韧带损伤的并不少见,即久行伤筋,这也提醒我们日常运动项目要结合自己的耐受力来选择,不可过于勉强。

今天,随着社会的发展,时代的进步,生活丰富多彩,有的工作忙碌,经常加班;有的沉迷酒吧、KTV、游乐园等;有的宅于家中,无所事事。然而,实践证明,现代人生病的一个重要原因就是生活没有规律,或工作过于疲劳,或生活恣意妄行,或过度安逸。《内经》这段话告诉我们,过劳或是过逸都会成为疾病发生的因素,唐代孙思邈《千金要方》曰:"养性之道,常欲小劳,但莫大疲及强所不能堪耳。"视、卧、坐、立、行是人生命活动的五种体态,有静有动,有劳有逸。生命活动既不能过静过逸,也不能过动过劳。"五劳所伤"提示我们,健康的生命活动应该是动静结合、劳逸适度的。在日常生活中,应注意建立良好的生活行为习惯,劳逸结合,使"五劳所伤"变为"五劳所养"。

正气存内,邪不可干,避其毒气

 出处

《素问·刺法论》　黄帝问曰:余闻五疫之至,皆相染易,无问大小,病状相似,不施救疗,如何可得不相移易者?

岐伯曰:不相染者,<u>正气存内,邪不可干</u>,避其毒气。天牝从来,复得其往,气出于脑,即不邪干。气出于脑,即室先想心如日,欲将入于疫室,先想青气自肝而出,左行于东,化作林木;次想白气自肺而出,右行于西,化作戈甲;次想赤气自心而出,南行于上,化作焰明;次想黑气自肾而出,北行于下,化作水;次想黄气自脾而出,存于中央,化作土。五气护身之毕,以想头上如北斗之煌煌,然后可入于疫室。

语释

黄帝说:我听说五疫发病,都可互相传染,不论大人与小儿,症状都相似,若不用上法治疗,怎样能使它不致互相传染呢?

岐伯说:五疫发病而不受传染的人,是由于正气充实于内,邪气就不会干扰侵犯,还必须注意避免接触邪毒之气的侵袭。邪气自鼻孔吸入,又从鼻孔排出,正气充盈于脑,邪气便不能侵犯。使正气充盈于脑的具体方法是,在去病室之前先要振作精神,觉得自己心中阳气很充足,好像太阳一样光明。将要进入病室时,先想象自己的肝气很充实,好像有青气从肝脏发出,向左而运行于东方,化作生机勃勃繁荣的树木,以诱导肝气。其次再想象肺气很充实,好像有白气自肺脏发出,向右而运行于西方,化作干戈金甲,以诱导肺气。其次再想象心气很充实,好像有赤气自心脏发出,向南而运行于上方,化作火焰光明,以诱导心气。其次想象肾气很充实,好像有黑气自肾脏发出,向北而运行于下方,化作寒冷之水,以诱导肾气。其次想象脾脏很充实,好像有黄气自脾脏发出,留存于中央,化作黄土,以诱导脾气。五脏之气充实,就可以防卫身体,再想象头顶上有北斗星照耀,精神充沛,正气旺盛,然后才可以进入病室,就可以达到预防疫病的目的。

所谓正气,是与邪气相对而言的,即人体正常功能活动的统称,包括各种维护健康的能力,譬如自我调节能力,适应环境能力,抗邪防病能力以及康复自愈能力等。邪,指邪气,邪气和正气是相对而言的,各种导致人体疾病发生的致病因素均可称为邪气,包括外界或人体自身的各种致病因素,比如异常的气候变化、细菌、病毒等病原微生物、寄生虫、过敏原,以及痰饮、瘀血、结石等都属邪气的范畴。而毒气,是指具有强烈致病性的邪气,比如瘟疫、禽流感、非典、新冠病毒肺炎等。

对于"正气存内,邪不可干,避其毒气",可以从以下几个方面理解。

第一,体内存在旺盛的正气,人体就不易受到外邪的侵犯,正气在疾病发生过程中处于主导地位,对于人的健康来说,正气起着决定作用,外邪的肆虐必须以正气不足为前提。人体正气弱,抗病能力减弱,就容易生病。正气充足则人体能够发挥正常的脏腑气血功能活动,抗病能力和康复能力比较强,病邪难以侵入,虽有邪气侵犯,也不容易发病;即使因邪气过盛而发病,也相对容易康复。可以说,正气存内是邪正矛盾的主要方面。提示人们在养生保健中养护正气的重要性,正气充足可以达到预防疾病的目的。

第二,告诉人们正气与邪气都是动态的因素,二者的关系并不是一成不变的。邪正双方力量的对比不仅很大程度上决定着疾病的发生,而且也直接影响着疾病的发展趋势以及预后转归。正气强,邪气弱,就不发病或病情比较轻;邪气强盛,则疾病由浅入深,逐渐加重。在临床上,我们可能会看到这样的患者,感冒发热恶寒,同时又有疲乏无力的症状,这种情况治疗用发汗散寒、驱除表邪的方法是不行的,而是要扶正气、解表邪,正邪两方面兼顾,增强人体正气,驱除邪气,往往会获得比较好的效果。

第三,虽然重视正气的主导作用,但并不排除邪气对疾病发生的重要作用,甚至在一定条件下邪气可以起主导作用。《内经》在提出"正气存内,邪不可干"的同时,紧接着强调要"避其毒气",如果遇到致病强烈的邪气,一定要注意回避,做到及时诊治,有效隔离,控制传播。比如新冠病毒肺炎,作为强盛的邪气,与人体正气的力量对比中占据了明显的优势。因此我们在保护正气的同时,要避免邪气的侵犯。

《内经》的"正气存内,邪不可干,避其毒气"理论充分体现了外因为发病条件,内因为发病关键的发病学观点。在维护健康,避免生病方面对我们有着重要启示。这一理论同样适用于党的思想政治建设,正气充足,同时加大反腐力度,坚决抵制各种歪风邪气,就能够抵抗一切不正之风和腐败因素的干扰,让社会得以和谐进步。

风胜则动,热胜则肿,燥胜则干,
寒胜则浮,湿胜则濡泻

《素问·阴阳应象大论》　<u>风胜则动,热胜则肿,燥胜则干,寒胜则浮,湿胜则濡泻</u>。天有四时五行,以生长收藏,以生寒暑燥湿风;人有五藏化五气,以生喜怒悲忧恐。故喜怒伤气,寒暑伤形,暴怒伤阴,暴喜伤阳,厥气上行,满脉去形,喜怒不节,寒暑过度,生乃不固。

风气偏盛的就出现肢体动摇震颤不停的症状,热邪偏盛的就会出现局部肿胀,寒气偏盛的出现肌肤浮肿,湿气偏盛的出现泄泻。自然界有四时季节变化,木火土金水五行的关系,所以万物有生长收藏的规律,气候有寒暑燥湿风的变化;人体五脏所化生五气,产生喜怒悲忧恐五种情志变

化。所以喜怒等七情太过易伤人气机,寒暑等六淫之气易侵害人体形体。突然大怒容易损伤肝阴;突然大喜容易涣散心阳。厥逆之气上行,造成上部经脉气血过于满盈,神气就脱离形骸而去。喜怒不节,寒暑失调,生命就不能稳固。

解 读

自然界五种邪气致病有其一定的特点,如"风胜则动",在自然界空气的流动形成了风,刮风的时候,表现为树木、物体的摇动,风具有飘忽不定、轻清上扬、四季皆有但以春天为多的特点。联系临床,人体感受风邪,表现为肢体摇动、晃动、震颤、抽搐,甚至瘙痒症状游走不定等特点,和风有类似之处,那么这些症状发生的病因病机就和风有关。"热胜则肿",肿,这里指的是痈疡红肿。自然界火热具有温暖、炎热、升腾、燃烧等特性,联系人体热邪侵犯营血,腐败肌肉,可以发生痈疡,出现局部红肿等。"燥胜则干",燥邪盛表现为人体津液干涸之象,比如口干欲饮、便秘、小便短赤、皮肤干燥皲裂等。"寒胜则浮",浮,指的是浮肿。寒属于阴邪,偏盛容易损伤阳气,导致阳气不行,津液不运,出现浮肿病证。"湿胜则濡泻",自然界湿有泥泞、黏着、有湿则水浑浊、湿物沉重容易下沉等特性,联系人体,湿邪偏盛,困顿脾胃,运化失司,出现水样泄泻。这是古代医家长期临床实践的经验总结,成为后世病邪辨证的纲领。

《内经》这些原则性的论述,对今天的临床乃至现实生活仍有着重要的指导意义。譬如干燥综合征,是一种以侵犯泪腺、唾液腺等外分泌腺体为主要表现的自身免疫性疾病。临床上主要表现为干燥性角结膜炎和口腔干燥症,还可累及内脏器官。由于其病因不明,目前现代医学尚无有效的治疗办法,中医根据其症状表现为口腔干燥、鼻腔干燥、皮肤干燥甚至阴道干燥等,从《内经》"燥胜则干"理论出发,用滋阴润燥生津之法,如黄柏、知母、生地黄、天花粉、麦冬、肉苁蓉、白芍等,往往能够取得很好的疗效。

再比如,每年的六七月间,江南地区会出现黄梅天。连日阴雨绵绵,再加之气温升高,气压偏低,湿度大。《月令》云"土润褥暑",湿热交蕴,蒸蒸而炽。空气中湿度增加,体质虚弱的人不能很好地适应这种闷热潮湿的气候,就会出现精神倦怠、少气懒言、胸闷,甚至大便溏泻等脾胃不和症状,中医称之为疰夏。从《内经》"湿胜则濡泻"理论出发,一方面可以选择室外湿度最低的时段开窗通风,或者打开空调器的去湿档,降低屋内的湿度;另一方面,可以适当煮一些绿豆薏米粥或是橘皮代茶饮祛湿,或是服用一些芳香化湿中成药,如"藿香正气胶囊"等。

象思维是古代医家获取知识、经验,建构理论体系的重要方法,《内经》这一段论述通过取象比类,发现不同现象之间的类似性,采用象征、比喻的方法来加以说明。这种思维在春秋时期即得到普遍运用,《孙子兵法》亦言:"兵形象水,水之形避高而趋下,兵之形避实而击虚。"根据自然界水的特征来比喻作战规则。可以说,象思维活跃在中国古代哲学、医学,甚至兵法等中华文化的各个领域,象思维与《内经》理论的建构有着密切的关系。

五藏不和则七窍不通

《灵枢·脉度》　五藏常内阅于上七窍也:故肺气通于鼻,肺和则鼻能知臭香矣;心气通于舌,心和则舌能知五味矣;肝气通于目,肝和则目能辨五色矣;脾气通于口,脾和则口能知五谷矣;肾气通于耳,肾和则耳能闻五音矣。五藏不和则七窍不通,六府不和则留为痈。故邪在府则阳脉不和,阳脉不和则气留之,气留之则阳气盛矣。阳气太盛则阴脉不利,阴脉不利则血留之,血留之则阴气盛矣。阴气太盛,则阳气不能荣也,故曰关。阳气太盛,则阴气弗能荣也,故曰格。阴阳俱盛,不得相荣,故曰关格。关格者,不得尽期而死也。

五脏的精气，常从体内经历于面部而上通于七窍。肺气通于鼻，肺气和调，鼻子就能辨别香臭。心气通于舌，心气和调，舌头就能辨别五味。肝气通于眼，肝气和调，眼就能辨别五色。脾气通于口，脾气和调，口就能辨别五谷之香。肾气通于耳，肾气和调，耳朵就能听清五音。如果五脏不和，七窍就会不通；六腑不和，气血就会留滞而结为痈肿。所以邪气在腑，属阳的经脉就不和；阳脉不和，气就会留滞；气滞，阳脉就会偏盛。邪气在五脏，属阴的经脉就会不利；阴脉不利，气就会留滞；气滞，阴脉就会偏盛。阴气太盛，使阳气不能运行，这叫做关。阳气太盛，使阴气不能运行，这叫做格。阴阳都盛，不能相互营运，这叫做关格。关格的人活不到应有的年纪就要早死。

七窍，即头面部之两目、两耳、鼻、口、舌。经文讨论了五脏与七窍在生理病理上的密切联系。五脏藏于内，七窍居于头面部，但是中医学人体内外是相通应的，内脏与体表孔窍具有对应关联关系，五脏的精气通过所属的经脉可以上通七窍，所以五脏精气的盛衰常常可以从人体头面七窍反映出来。五脏气和说明五脏精气充盈，功能发挥正常，此时五官七窍就可以辨色、味、声、形；五藏不和则七窍不通，提示如果五脏出现病理变化，往往可以通过七窍的表现反映出来，因此七窍有病也可从五脏着手治疗。

有关五脏与七窍具体的对应关系，《内经》认为：肝开窍于目，心开窍于舌，肺开窍于鼻，脾开窍于口，肾开窍于耳。肝开窍于目，就是说眼睛就像是肝的一扇窗户，眼睛的问题归肝管。现在患眼疲劳的人很多，这除了跟用眼过度有关外，深层次的原因是肝血亏虚造成的。日常生活中看到有的人情绪不佳，有时会出现两目昏蒙，视物不清的症状，这通常是由于肝郁气滞所致。鼻塞不通、鼻窍干燥不润、流青黄鼻涕等症状往往是由于肺气不宣造成的；而舌通常可以反映心的病候，比如，心火旺可见口舌生疮，有的人舌质紫暗，甚至有瘀斑，说明心血瘀阻。而人的食欲、口味与脾的运化功能密切相关。如果出现食欲不振，口味异常，如口淡乏味、口腻、口甜等症状，通常是由于脾失健运，湿浊内生导致，我们看到一个人口唇红润光泽，会觉得他的精气神很好，气血很充足；反过来口唇淡白没有光泽，说明他的脾运化功能不好。肾病容易表现在耳朵上。肾虚容易出现耳鸣耳聋，听力减退。耳病常常是因为肾虚导致的。肾好，耳朵灵听力好，头发光泽。而耳鸣，尤其是一些慢性的耳鸣耳聋都与肾气虚都有关。

经文告诉我们认识和处理问题要遵循两个原则。第一，从整体观出发去认识人体的生理和病理，五脏和颜面部七窍各司其职同时又协调配合，七窍的功能反映了五脏精气的盛衰，反过来说五脏病患可以通过七窍反映出来。所以调治七窍病变，要看局部外部（七窍），也要重视全局内部（五脏）。第二，五脏功能的正常与否的核心问题并非功能的强弱，而主要在于是否和谐，脏腑之间是否和谐，脏腑与肢体官窍之间是否和谐，脏腑与精神状态是否和谐，脏腑与天地自然是否和谐，和者健康，不和为病。

可见，"五藏不和则七窍不通"所蕴含的整体观思想、和的思想，对认识生命、防治疾病有着重要价值，同时，其所蕴含的哲理、思路对医学之外的各领域都有很好的启示。

阳虚则外寒，阴虚则内热，
阳盛则外热，阴盛则内寒

《素问·调经论》　经言阳虚则外寒，阴虚则内热，阳盛则外热，阴盛则内寒，余已闻之矣，不知其所由然也。岐伯曰：阳受气于上焦，以温皮肤分肉之间，今寒气在外，则上焦不通，上焦不通，则寒气独留于外，故寒栗。帝曰：阴虚生内热奈何？岐伯曰：有所劳倦，形气衰少，谷气不盛，

上焦不行,下脘不通,胃气热,热气熏胸中,故内热。帝曰:阳盛生外热奈何? 岐伯曰:上焦不通利,则皮肤致密,腠理闭塞,玄府不通,卫气不得泄越,故外热。帝曰:阴盛生内寒奈何? 岐伯曰:厥气上逆,寒气积于胸中而不写,不写则温气去,寒独留,则血凝泣,凝则脉不通,其脉盛大以涩,故中寒。

黄帝说:古医经上所说的阳虚则外寒,阴虚则内热,阳盛则外热,阴盛则内寒,我早已听说,但不知它们是怎样产生的? 岐伯说:卫阳之气是由上焦输布而来,能温养皮肤肌肉,今寒邪外入,抑遏上焦阳道,不能输布卫气,则使寒气独留在肌表,所以发生恶寒战慄的症状。黄帝问:阴虚生内热是怎样产生的? 岐伯回答:由于劳倦过度,形气衰少,脾胃气虚,使清气不能升于上焦,浊气不能降于下脘,胃中谷气停留,郁而化热,热气熏于胸中,所以发生内热。黄帝问:阳盛生外热是怎样产生的? 岐伯回答:由于上焦不通利,使皮肤致密,腠理闭塞,汗孔不通,卫气不能发泄外越,所以就发生外热。黄帝问:阴盛生内寒是怎样发生的? 岐伯回答:由于阴寒之气向上逆行,寒气积于胸中不泻,不泻则阳气消散,寒气独留,使血液凝涩,凝涩则血脉不通,脉象盛大兼涩,就形成内寒。

这一段话主要讨论了阴阳失调的致病机理,在疾病发生发展过程中,由于各种原因导致阴阳双方失去相对的平衡协调而出现阴阳偏盛偏衰等变化。一般来说,邪正关系决定着疾病的虚实情况,而阴阳失调决定着疾病寒热属性。"阳虚则外寒,阴虚则内热,阳盛则外热,阴盛则内寒。"这段话从阴阳的角度分析内外寒热产生的机理。但由于医学理论的发展,此处阴阳虚盛的概念和后世有所不同。

"阳虚则外寒",我们每个人因为有卫阳之气的温煦,故而有一定的抵御外寒能力，卫阳之气在身体的上部借助肺的宣发功能布散到全身，这个过程如同公园草地上的自动喷雾灌溉，雾露喷洒均匀地滋润花草的叶茎根。卫阳之气走在肌肉的纹理之间，起到温煦的作用；行至皮肤的腠理毛孔，与外界相交通，根据外界的气温调节毛孔的开合。如果卫阳之气不足，抵御外寒能力减退，就会出现恶寒，甚至寒战的症状表现。

"阴虚则内热"，《内经》认为每日所食的水谷首先入于胃中，经过消化提取出其中精细微小的精华，脾运输到四肢，而剩下的糟粕随大小便排泄而出。过度的劳倦，容易损伤脾气，脾虚运化水谷能力减退，谷气留在胃中，久而久之，升降失常，郁久化热，会产生发热症状。金元时期名医李东垣生于战乱年代，他发现许多城池都曾被围困数月，解围后会突然出现大量生病死亡的情况。其他人都认为是感受伤寒，唯独他对此提出疑问。经过仔细观察，他认为生病的主要原因是由于围城期间朝饥暮饱、饮食失节，损伤了脾胃，一旦围解，则饱食太过，更伤脾胃，所以出现发热等证候，这是因脾虚而致的发热。

"阳盛则外热"，指人体感受外寒以后，腠理汗孔闭塞，卫气不能疏泄外达而被郁遏，进而出现发热。所以这个治疗时要注意散寒邪通阳气，发汗解表。临床上，医生会遇到有的人受寒后发烧，但特别怕冷，夏天还要盖着被子，甚至有的患者后背皮肤都跟着疼，这就是人体卫阳之气被外寒郁遏所导致的发热，民间常使用葱姜煎汤发汗，临床也可以服用麻黄汤解表发汗，都是一个道理。

"阴盛则内寒"是指由于感受寒邪或者饮食寒凉，导致寒气停留胸中，耗散阳气，寒气独留体内。比如冬季气候寒冷，人体阳气易出现相对不足，有些老年人会出现腰背发凉，胸痛如压，四肢冰凉怕冷，胃脘冷痛，脉象沉涩甚至水肿等表现。

中国古代哲学蕴含着丰富的对立统一思想，老子提出"有无相生，难易相成，长短相形，高下相倾，音声相和，前后相随"，认为事物都是相反的事物相互依存的辩证关系。《易传》言"一阴一阳之谓道"，是说矛盾双方的对立统一。又谈到"刚柔相推而生变化,"指矛盾双方的对立统一是变化的原因。

唯物辩证法认为,对立和统一是矛盾运动过程中两种不可分割的基本关系。对立面的相互斗争创造着双方相互依存的形式,又在它自己所创造的形式内为破坏这种形式而创造条件。因为统一受斗争制约,所以不会是永恒的僵死的统一,而在统一之中包含有事物的发展。统一又制约着斗争,具体的统一性规定着斗争的具体性质、具体形式和界限等。对立面的相互统一使矛盾统一体保持相对稳定的状态,也就使双方的斗争具有确定的内容和形式,并使斗争的成果得以巩固。

《内经》这段话蕴含着丰富的辩证法思想,认为人体内对立统一的阴阳双方,互相平衡协调,才能保证生命活动的正常进行。人体的阴阳协调平衡,则健康无病;阴阳失衡,则百病丛生。其不仅从生命、健康方面有着现实价值,同时,从哲学层面也给人以启迪。

夫邪之生也,或生于阴,或生于阳。
其生于阳者,得之风雨寒暑;其生于阴者,
得之饮食居处,阴阳喜怒

《素问·调经论》 实者何道从来？虚者何道从去？虚实之要,愿闻其故。岐伯曰:夫阴与阳,皆有俞会,阳注于阴,阴满之外,阴阳匀平,以充其形,九候若一,命曰平人。夫邪之生也,或生于阴,或生于阳。其生于阳者,得之风雨寒暑;其生于阴者,得之饮食居处,阴阳喜怒。

帝曰:风雨之伤人奈何？岐伯曰:风雨之伤人也,先客于皮肤,传入于孙脉,孙脉满则传入于络脉,络脉满则输于大经脉,血气与邪并客于分腠之间,气脉坚大,故曰实。实者外坚充满,不可按之,按之则痛。帝曰:寒湿之伤人奈何？岐伯曰:寒湿之中人也,皮肤不收,肌肉坚紧,荣血泣,

卫气去,故曰虚。虚者聂辟气不足,按之则气足以温之,故快然不痛。帝曰:善。阴之生实奈何?岐伯曰:喜怒不节则阴气上逆,上逆则下虚,下虚则阳气走之,故曰实矣。帝曰:阴之生虚奈何?岐伯曰:喜则气下,悲则气消,消则脉虚空,因寒饮食,寒气熏满,则血泣气去,故曰虚矣。

黄帝问:实证是通过什么途径来的?虚证是通过什么途径去的?这是虚实的关键,想听一听它的道理。岐伯回答:阳经和阴经,都有经气注输会合之处,阳经经气灌注于阴经,阴经经气满溢则输注于外之阳经。阴阳平衡,以充实人的形体,九候脉象一致,才称为正常人。病邪的产生,有的来自于内伤,有的来自于外感。来自于外感的,是受了风雨寒暑的侵袭;来自于内伤的,是由于饮食不节、起居失常、房室七情过度造成的。

黄帝问:风雨是怎样伤人的?岐伯回答:风雨伤人是先侵犯皮肤,然后传入孙脉,孙脉满再传到络脉,络脉满就传输到大的经脉,血气与邪气一起停留在分肉腠理之间,使经脉坚硬粗大,所以称为实证,实证是外表坚实充满的,不能按压,按压则疼痛。黄帝问:寒湿是怎样伤人的?岐伯回答:寒湿侵犯人体,使皮肤收引,肌肉坚硬紧张,营血涩滞,卫气散失,所以称为虚证,虚证多见皮肤松弛而有皱纹,经气不足,按摩可使经气充足而能温煦,所以觉得舒服而不痛。黄帝说:好。内伤实证是怎样发生的?岐伯回答:喜怒不节,过怒伤肝,则使阴气上逆,上逆则下部阴气虚,阳气乘虚凑之,所以为实证。黄帝问:内伤虚证是怎样发生的?岐伯回答:过喜引起阳气涣散,陷而不升,悲哀太过使肺气消散,消散则血脉空虚;由于过食寒冷饮食,寒邪伤动脏气,血气涩滞而不足,故为虚证。

本节阐述阴阳分类病因的大纲。邪,是各种致病因素的总称,包括存在于外界的或由人体内产生的各种致病因素。中医病因学在整体观念的指导下,将人和自然社会环境、人体内的各种组织结构、脏腑生理功能、临床实践等结合起来,用动态变化的观点分析各种因素在人体发病过程中所起的作用。《内经》这一句话根据病邪的来源不同,将邪气分为阴阳两大类,可以说开创了后世病因分类的先导,阳邪主要是外来的,来源于自然界气候的异常变化,主要损伤人体外部肌表;阴邪主要是内伤所致,比如饮食不调、情志失节、房劳过度、起居无常等,容易损伤人体内在脏腑精气。

阴阳学说是中国古代哲学的范畴,是古人用于认识和解释自然变化的自然观和方法论。其融入中医理论体系,即广泛的运用于阐释人的生命运动,疾病的发生发展变化机理,成为中医理论体系非常重要的一部分。比如脏腑有阴阳,脏为阴腑为阳;气血有阴阳,血为阴气为阳;人身也有阴阳,左为阴右为阳,下为阴上为阳,里为阴外为阳。

关于病邪的阴阳之分,《内经》言:"其生于阳者,得之风雨寒暑;其生于阴者,得之饮食居处,阴阳喜怒",分为外感和内伤两大类。所谓阳邪,就是从外而来的"外邪"或者"表邪",自然界的风雨寒暑等六淫邪气都属于阳邪,当然,阴阳是相对而言的,外感之邪都属"阳邪",这个阳邪又可以有阴阳之分,比如风暑燥属阳,寒湿属阴。"阴邪"就是指的"内邪"或者"里邪",其中,喜怒是七情,阴阳指男女两性。内邪是怎么产生的呢?比如忧虑过多则伤耗心神、大怒容易伤肝、沉迷于房事容易伤肾。饮食不节,内伤脏腑,容易导致痰湿内生;起居不慎,碰伤摔折导致淤血内生。这些都属于阴邪,都可以伤及内脏,而不是伤及皮毛,所以叫病生于阴。

《内经》认为人体在发生病变时,有外因和内因两个方面同时起作用,这是一种全面看问题的观点。这个观点提醒我们,疾病的发生有外因和内因两个方面,日常保健一方面要抵御外邪,注意规避外来的邪气,另一方面要对个人生活的合理安排和自身情绪的控制和调节。和谐美好的社会环境,不仅是人类政治经济发展的需要,也是每个人健康幸福生活的基本保障。

第七章

诊病之要，四诊合参

诊法，即诊断疾病的方法。《内经》诊法的内容包括望、闻、问、切四诊，其中对望色和切脉的论述尤为详细，有很大的实用价值。

望诊方面，通过观察面部色泽变化的善恶，可以推断五脏疾病及其预后；通过望形体姿态，可以测知体质的强弱和疾病的轻重。《素问·脉要精微论》指出："精明五色者，气之华也"。凡色泽明润含蓄，是脏腑精气充足的表现；色泽枯槁晦暗，是脏腑精气衰弱的征象。诊脉的方法有遍诊脉法、三部九候诊法、人迎寸口脉诊法以及寸口脉诊法等。《内经》还发明用健康人的呼吸来测定患者脉搏迟速的诊断方法，所谓"常以不病调病人"。对寸口脉诊的原理，二十余种脉象的主病，"真藏脉"的脉象特征和预后，以及诊脉的注意点等作了较系统的阐述。

《内经》强调诊察疾病必须"四诊合参"。《素问·阴阳应象大论》指出："善诊者，察色按脉，先别阴阳，审清浊而知部分；视喘息，听音声，而知所苦；观权衡规矩，而知病所主；按尺寸，观浮沉滑涩，而知病所生。以治无过，以诊则不失矣"。两段文字都强调望、闻、问、切四诊综合应用，才能作出正确的诊断，所谓"能合色脉，可以万全"。

善诊者，察色按脉，先别阴阳，审清浊，而知部分；视喘息，听音声，而知所苦；观权衡规矩，而知病所主；按尺寸，观浮沉滑涩，而知病所生

《素问·阴阳应象大论》 以我知彼，以表知里；以观过与不及之理，

177

见微得过,用之不殆。<u>善诊者,察色按脉,先别阴阳,审清浊,而知部分;</u><u>视喘息,听音声,而知所苦;观权衡规矩,而知病所主;按尺寸,观浮沉滑涩,而知病所生</u>。以治无过,以诊则不失矣。

以医生正常的生理状况测度患者异常的病理状况,从表面症状了解其内在的病变,以观察邪气的太过与精气不足的机理,见到微细的外表症状可以掌握其病变的癥结所在。用这些方法诊治疾病则不会有误治的危险。善于诊察疾病的医生观察面色切按脉象,首先就要辨别阴阳,审视患者面色的明润晦浊,可以掌握其病变部位;观察病人喘息情况,听辨其发出的声音,可以知道病痛的状况;观察患者的四时脉象(权衡规矩:春应中规,夏应中矩,秋应中衡,冬应中权,此喻四时脉象),可以了解疾病所主的脏腑经络;诊尺肤的滑涩,按寸口脉的沉浮可以知悉疾病所产生的原因。用这些方法治疗疾病不会有过错,用这些方法诊断疾病不会有偏差。

这段话阐述了中医诊断最核心的两个问题:一个是诊断的主要目的,一个是诊断基本方法。

关于诊断的目的,是通过观察患者皮肤、分泌物颜色变化,结合切按脉象状态等诊断方法,达到辨别疾病阴证或阳证的目的。所谓"先别阴阳",即首先要分辨疾病的阴阳属性,即病证属阴还是属阳,因为阴阳为辨证论治的前提和依据,亦是后世中医辨证中八纲辨证的总纲,所以是最基本、最重要的。

关于诊断的方法,是对"察色按脉"的进一步说明。其一为望色,即主要通过审看患者的面色清浊(明朗或晦暗)及其分布情况,了解病患的部位所在;其二为闻诊,即通过听闻患者所发出的声音,如呼吸声、咳嗽声等了解病苦所在;其三为切诊,体会脉象随四季气候变化而有特征性的变化，如春应中规，夏应中矩，秋应中衡，冬应中权（权为秤锤，衡为秤杆，规为作圆之器，矩为作方之器，以此比喻四季脉象），掌握四时脉象，可以知道主病所涉及到的脏腑经络。上述这些方法只是举例，并不是诊断方法的全部，意在说明不同的诊法有不同诊断作用，各有所长，互相不能替代，只有把多种诊断方法互相参合，综合分析，才能比较准确地诊断疾病。《内经》之后东汉的《黄帝八十一难经》发挥这一精神，总结出"望而知之谓之神，闻而知之谓之圣，问而知之谓之工，切而知之谓之巧"的"望闻问切"四诊，成为中医诊断的最基本方法。

对于中医诊病，社会上有种误解，认为只要医生搭脉或者看舌，就能说出病由，否则就是医生技术不过关。多年前关于中医搭脉与西医 B 超PK——诊断妇女是否怀孕，或者是生男生女等事件，就是对中医认识不足的表现。因为中医诊治特别强调四诊合参，望闻问切，从多方位、多层面获取患者的信息，综合分析，才能准确诊断，而不是通过某一种诊察手段以偏概全来下定论。

中医的四诊合参，告诉我们一个道理，即要掌握事物的本质或规律，必须全面采集相关信息，多角度地了解情况，把收集的信息作去粗取精、去伪存真的综合分析，才能作出相对比较可靠的研判，中医如此，现代医学也如此。现代医学诊断也需要根据患者过去的病史、目前的临床表现、各种实验室指标结合起来，才能做出准确诊断。所以说，中医"四诊合参"是诊断疾病的方法，更是一种对待问题的科学思维方法，运用在社会生活的各个方面。

在社会生活中种处理各种问题时，首先要开展全面的调查研究，毛泽东同志说："没有调查就没有发言权"。调查研究是从实际出发的中心一环，是尊重客观规律、发挥主观能动性的典型形式，所以调研不能偏听偏信一面之词，要全面了解情况，听各方意见，综合分析，否则会得出片面的认识。习近平总书记在中央党校开学典礼上时也曾讲过："调查研究是做好领导工作的一项基本功，调查研究能力是领导干部整体素质和能力的一个组成部分。"并强调领导干部的调研,不仅要"始终坚持",还要"不断加强"。可见,"四诊合参"不但是医生的本领,也是广大干部应具备的功夫。

气口何以独为五藏主

《素问·五藏别论》 帝曰:气口何以独为五藏主?岐伯曰:胃者,水谷之海,六府之大源也。五味入口,藏于胃以养五藏气,气口亦太阴也。是以五藏六府之气味,皆出于胃,变见于气口。

黄帝问:为什么仅从气口能知道五脏的主病呢?岐伯回答:胃是容纳饮食物的处所,六腑的源泉。饮食五味入口后,储留于胃,用以滋养五脏之气。气口也属于足太阴脾经。五脏六腑的气血,都来源于胃,所以脏腑气血的变化可以在气口部位表现出来。

原文以"气口何以独为五藏主"为题,讨论寸口诊病的道理。气口,腕部桡骨内侧脉搏跳动之处,即医生切脉的部位,又称脉口、寸口。五藏,指五脏。首先,气口属手太阴肺经,根据《内经》记载,"肺朝百脉"实际意思是百脉(十二经脉)朝会于肺,通过经脉的联系将全身脏腑功能活动情况,传送于肺经的气口。医生可通过气口脉动的触摸感觉诊察全身经脉及其所属脏腑的精气盛衰,这是在气口诊脉的基本原理。其次,在人体中流经气口的气血,是由水谷精微化生而来,而水谷精微又是源自脾胃,故说"气口亦太阴也"(此"太阴"不是手太阴肺经而是指足太阴脾经);另外,脾胃是脏腑运化活动的基础,通过诊察气口可以把握脏腑精气盛衰状况,从而诊察全身疾病,故原文的下文紧接着说"五藏六府之气味皆出于胃，变见于气口"。

　　经文告诉我们两点，首先，气口诊病的重要性，气口作为全身脏腑精气情况的诊察点，是非常重要的窗口，所以医生在临诊时把脉是必不可少的诊断手段，即诊气口脉是诊病中的重点。其次，原文不仅提到了气口，还提到了五脏，即气口与五脏是诊病的两大方面，气口诊脉虽然重要，但是亦不可忽视其他方面的诊察，要求将察形体与诊脉结合起来，不能孤立的看待病证。此亦是进一步要求医生在临诊时，除了切脉，还要望、闻、问。如果医生在看病的时候，只是切脉，也不询问和观察患者的其他情况，那么这个医生绝对成为不了医术高明的医生。因为四诊合参素来是中医最为强调亦最为基础的诊察手段，这样才能最大程度的获取与患者疾病相关的各种信息，最后进行综合分析，得出正确的诊断，如果只取其中之一，那么诊断正确的概率就会被人为的降低。

　　据此，我们在处理纷杂的社会工作时，首先亦要抓重点。如在后新冠时代，防控疫情，恢复经济，各项工作都十分重要，但保居民就业、保基本民生、保市场主体，这贯彻落实了以人民为中心的发展理念，只有保住了市场主体，就能有效保住居民就业，就业是民生之本，就能保住民生。

夫脉者，血之府也

　　《素问·脉要精微论》　夫脉者，血之府也，长则气治，短则气病，数则烦心，大则病进，上盛则气高，下盛则气胀，代则气衰，细则气少，涩则心痛，浑浑革至如涌泉，病进而色弊，绵绵其去如弦绝，死。

　　脉是血所汇聚的处所。长脉提示气血平和。短脉表示气血有病变。数脉多见烦心症状。脉大提示病情在继续发展。寸口脉前部脉来盛满，提示气机上逆;寸口脉后部脉来盛满,表示气胀于下。代脉说明脏气衰败。细脉主气血虚少。涩脉常见于心痛。脉来滚滚而急如泉水涌出一般,是病势加剧,兼见气色败坏。脉微细欲绝,似有似无,忽然如琴弦断绝一样,是死亡的征象。

本节回答了为什么中医可以通过把脉来诊断疾病的问题。中医认为,疾病产生的机理虽然复杂,但归根结底是因为气血的失调,《素问·调经论》曰:"人之所有者,血与气耳。"气血是生命的根本,人所有功能均围绕着气血发挥生理作用,疾病的核心问题是气血失调。所以,通过诊察气血的情况就能判断疾病的情况。而血脉是气血汇聚流通的地方,通过观察血脉,特别是切按搏动的血脉,体会其脉象的变化,就能了解全身气血的状况,从而达到诊病的目的。这便是本句原文的意义所在。

一般而言,脉象柔和有力,说明人体气血充盛,反映身体强健;反之,脉象出现异常,说明人体气血失调,反映身体健康状况不佳或患有疾病。

脉象的异常表现多种多样,本段原文列举了长、短、数、大、上、下、代、细、涩等九种脉象及其所主病证。提示医生在脉诊时,要注意四个"要"。一要注意脉搏跳动节律稳定性和频率的快慢,如"代则气衰"是节律不齐;"数则烦心"是频率太快。二要注意脉跳动的部位的变化,如"上盛则气高,下盛则气胀",即部位上下(前后)的搏动异常。三要注意脉形的情况,如细脉、大脉、长脉、短脉等。四要体会脉中气血运行的流利度异常,如"涩则心痛"。通过这些典型脉象的举例,对脉诊做了提纲挈领性的概括,以说明"夫脉者,血之府也"的临床意义。这节显示了脉诊在中医诊断中的重要性和必要性。所以但凡请中医医生看病,脉诊必不可少,民众对中医诊病方法的一般认识也是把脉,这也从侧面反映出脉诊在中医诊病中的重要性。当然,脉诊虽然很重要,但是望闻问切四诊合参乃中医诊断精髓,不可偏废。

通过脉象来诊病，既是古代医生长期临床经验的积累的结果，更与传统文化的影响密切相关。古代先哲倡导的"元气论"，引导中医从"气血"根源来判断人的健康状况，由此产生了中医独特的脉诊方法。现代利用信息技术对脉象的客观研究证明，不同体质、不同病种、相同病种不同类型（证型），脉象的客观表现是有差异的，说明了脉象并非那么的玄妙，是有其科学依据的。中医脉诊所蕴含的科学价值有待更进一步的发掘和运用。

凡治病必察其下，适其脉，
观其志意，与其病也

《素问·五藏别论》 凡治病必察其下，适其脉，观其志意，与其病也。拘于鬼神者，不可与言至德；恶于针石者，不可与言至巧；病不许治者，病必不治，治之无功矣。

大凡治疗疾病，必须诊察患者全身上下的情况，测候脉象，观察患者精神情志变化，以及症状表现。对于迷信鬼神的患者，无须谈论科学的医学理论；对于厌恶针石疗法的患者，无须谈论高超的医疗技术；对于不愿接受治疗的患者，病一定不能治好，即使治疗也是没有效果的。

此处的"下"指的是全身上下，"适"是指测察，"志意"是指精神情志，"与"表示以及，"病"是指症状表现。这段话提出诊治的注意事项，要求全面诊察，综合分析，将诊察躯体病证与了解精神状态结合起来。此处提出了"志意"即情志因素对疾病诊察的重要作用，亦是《内经》素来重视情志致病的具体表现。由此可见早在几千年前，我国就已经注重精神因素在疾病中所发挥的重要作用。现代医学中所提倡的"生物—心理—社会医学模式"算得上是其延伸和发展。从现代的医学模式中不难看出如果要全方位的探求影响人类健康的因果关系，则需要充分考虑个体心理、生活方式、生物遗传、社会环境等各方面因素对于疾病和健康的重要影响，该模式认为人的心理与生理、精神与躯体、机体内外环境是一个完整的统一体，心理、社会因素与疾病的发生、发展、转化有着密切的联系。强调生物、心理、社会三因素是相互联系、不可分割的，在考察人类的健康和疾病时，既要考虑生物因素，又要重视心理、社会因素的影响。

这段话还提出了要重视患者的"志意"，即精神因素。比如在患者就诊时，如果患者的情绪比较低落，那么医生通常会关心地询问患者最近是不是遇到不开心的事情？如果就诊的患者情绪比较亢奋，医生也常常会问道是不是最近容易情绪激动发脾气？通常这样的望诊和问诊，会帮助医生对患者的病因病机做出更加准确的诊断。此外，医生如果在给患者诊治的过程中，表现出耐心倾听患者的苦楚，以及适当的给与一些安慰的语言，常常会令患者在感情上得到极大的宽慰。甚至有时候一些患者表示前来就诊的目的就是想听听某某医生跟他／她说几句话，并表示每次跟某某医生聊过几句后就觉得没有那么焦虑和恐慌了，感觉病都好了一大半，由此看来医生的同情心在诊疗过程中对患者的益处可能有时候还会超出自己的预期。

在新冠病毒肺炎疫情全球范围内暴发流行的背景下，我们除了采取针对新冠病毒肺炎的对症治疗以外，又由于人们生活在这样的环境下其心理状态的变化亦不容忽视。因为某些不良心理反应会影响人们的生活质量和身体健康，同时也会影响新冠病毒肺炎防治工作的顺利进行。目前，国家相关部门已经采取了强有力的措施，对确诊和疑似患者进行了隔离和治疗。刚进入隔离病房的患者，由于恐惧、孤独，处于急性应激状态，部分患者会出现心理障碍。许多医护人员在工作中也处于高度紧张状态，同时面临被感染的危险，出现心理应激反应也属于自然现象。普通民众面对突如其来的严重疫情，危言耸听、道听途说、反应过度等各种心理状态都有。因此，针对不同群体采取必要的和适宜的心理干预势在必行。2020 年 1 月 26 日，国家卫生健康委发布了《新型冠状病毒感染的肺炎疫情紧急心理危机干预指导原则》，高度重视新冠病毒肺炎对广大人民的心理影响，并有效地指导了我国心理危机干预工作有条不紊地开展，积极利用各种渠道进行关于新冠病毒肺炎和心理知识的科普宣传，指导公众调整心态，使大家能相信科学、相信自己，用科学的方法做好防护，渡过心理难关。

仓廪不藏者，是门户不要也。……
得守者生，失守者死

《素问·脉要精微论》　五藏者，中之守也。中盛藏满，气胜伤恐者，声如从室中言，是中气之湿也。言而微，终日乃复言者，此夺气也。衣被不敛，言语善恶，不避亲疏者，此神明之乱也。仓廪不藏者，是门户不要也。水泉不止者，是膀胱不藏也。得守者生，失守者死。

语 释

五脏居于体内，各司其职守。腹中气盛，脏气胀满，气壅而喘，容易恐惧，且说话的声音如从屋室中传出，重浊不清，这是中焦之气被湿邪困遏所致。言语低微且整日重复不休的，这是肺气被劫夺的证候。衣被不知敛盖，言语不知善恶，不避亲疏远近的，这是神明错乱的现象。脾胃运化水谷的功能不能藏守，大便失禁是门户不能约束的缘故。小便不禁的，这是肾与膀胱功能失于藏守。五脏职守得以维护的则有生机，五脏职守失于维护的则预后凶险。

仓廪,指脾胃。门户,是脾胃之门户,与别的脏腑经络连接的关卡。要,约束。在中医里,饮食物的受纳、转输、消化以及糟粕的排泄,主要依赖于脾胃的功能。如果脾胃之气失于内守,即脾胃的功能异常,则食物转输、排泄之门户就失其约束,出现吐泻、胀痛等病证。得守,指脏腑之精气内守,即五脏各司其职守。"得守者生,失守者死。"人之脏腑精气能守藏,则生机存,若精气不能守藏,则可能预后不良,甚至死亡。

这段话是闻声问疾(根据患者的声音判断疾病)的原理及应用的节选。在中医理论里,人以五脏为本,五脏藏精舍神,在体内各有职守。病人声音的清浊、语音的高低、语言的正常与否及二便情况,均反映了五脏的功能状况。如声音重浊,脾土壅滞,水湿不运,为脾脏失守;声低息微,言不接续,为气被劫夺,肺脏失守;衣被不敛,言语善恶不避亲疏,神明之乱,多为心神失守;遗尿、小便失禁,为膀胱失约,肾脏失守。而本条文中的"仓廪不藏者,是门户不要也",是指腹泻不止,大便失禁,门户不固,为脾胃失守,即如果脾胃得守,精气内存则有生机,如果脾胃失守,精气不藏,出现腹泻不止,大便失禁等门户不固的症状,则预后不良,甚至死亡。此处提示医者可通过询问患者大便情况来了解脾胃之得守与失守来判断其功能状态,从而了解患者的预后。

在中医理论中,脾胃乃先天之本,气血化生之源,足见脾胃的重要性,并且在日常生活中脾胃功能的好坏,除了反映在食欲方面,大便情况同样也是判断脾胃功能的窗口。通常脾胃功能好的人,大便正常,每日一行,软硬适中,成形;而脾胃功能欠佳的人,大便可能日行多次,不成形,即我们所谓的拉肚子,更严重的就是腹泻不止,如果病情更近一步加重,到了某些疾病的危重状态时(如肾衰竭、心衰竭、呼吸衰竭等),甚至会出现二便失禁的情况,此属于典型的脾胃失守以及五脏失守,即所谓"失守者死",预后差,甚至死亡。

四变之动，脉与之上下

出　处

《素问·脉要精微论》　帝曰：脉其四时动奈何？知病之所在奈何？知病之所变奈何？知病乍在内奈何？知病乍在外奈何？请问此五者，可得闻乎？岐伯曰：请言其与天运转大也。万物之外，六合之内，天地之变，阴阳之应，彼春之暖，为夏之暑，彼秋之忿，为冬之怒。<u>四变之动，脉与之上下</u>。以春应中规，夏应中矩，秋应中衡，冬应中权。是故冬至四十五日，阳气微上，阴气微下；夏至四十五日，阴气微上，阳气微下。阴阳有时，与脉为期，期而相失，知脉所分，分之有期，故知死时。微妙在脉，不可不察，察之有纪，从阴阳始，始之有经，从五行生，生之有度，四时为宜，补写勿失，与天地如一，得一之情，以知死生。是故声合五音，色合五行，脉合阴阳。

语　释

黄帝问道：四时的脉象怎样？从诊脉怎样知道病的所在？从诊脉怎样知道病的变化？从诊脉怎样知道病忽然在内？从诊脉怎样知道病忽然在外？请问这五个问题，可以告诉我吗？岐伯说：请允许我解释这个道理，人体的阴阳升降，与天气运行的环转关系是很密切的。万物之外，六合之内，自然界的变化，阴阳的反应，如春天的气候暖和，发展为夏天的气候暑热，秋天的劲急之气，发展为冬天的寒冽之气。这种四时气候的变动，人体的脉象也随着升降浮沉，所以春季的脉象应合于圆规的滑利，夏季的脉象应合于矩尺的方盛，秋季的脉象应合于秤杆上下平衡，冬季的脉象应合于秤锤的下沉。冬至到立春的四十五天，阳气微升，阴气微降；夏至到立秋的四十五天，阴气微升，阳气微降。阴阳之气的升降，是有一定的时期，人体脉象的变化，亦有一定的时期，假如脉象与时期不一致，可以从脉象的变化而知道病属何脏,从四时衰旺来判断其盛衰,掌握病情的转归。所以诊脉是最精妙的技术,不可不细心研究,研究有一定的纲领,先从辨别阴阳开始,进一步根据五行来分析。分析的方法,是看它与四时是否相应。补泻之法不可违反,应与天地之阴阳变化取得一致,知道了这一致性,就能预知死生了。所以诊察方法,听声音要合五音来分析,看面色要合五行,诊脉象要合阴阳。

解 读

四变之动,指四季气候变化;上下,指脉象的浮沉变化。本句条文讲的是诊脉要考虑四季气候变化对脉搏的影响,这是《内经》"人与天地相应"观在诊断中的具体应用。

中医学认为,生理上人的经脉气血对外界气候变化有自我调节的能力,以适应外界的变化。例如自然界的春夏秋冬、四时更迭,呈现着阴阳消长的变化。冬至四十五日,阳气微上,阴气微下;夏至四十五日,阴气微上,阳气微下。人体的气血阴阳随着四时的变化也发生相应的波动,这种变化表现在脉象上为春应中规,夏应中矩,秋应中衡,冬应中权。这是"人与天地相应(参)"的思想在脉象上的一种充分体现。并且,这种脉象的变化是在生理调节范围内波动的,是人体健康的标志。此外,病理上如果脉没有出现相应的上下浮沉变化,说明人的自我调节能力降低,不能够适应环境而生存。如季节交替时是很多慢性病如老慢支、哮喘、高血压、心脏病容易发作的时间,这正是人体不能够适应自然环境的变化,出现脏腑功能紊乱、气血阴阳失调。

这句话包含着中国传统文化的智慧,体现了中医"天人合一"的整体思想。人与自然环境是一个整体,季节气候、昼夜晨昏、地方区域等都在一定程度上影响着人体的生理活动。在一年四时气候变化中,春温、夏热、秋燥、冬寒代表了一年之中气候变化的一般规律。人和其他生物体在这种气候变化的影响下,均表现有春生、夏长、秋收、冬藏等相应的适应性变化。其中,脉象的浮沉变化,亦是受四时气候更替的影响,通过气血所引起的适应性调节反映。春夏阳气渐盛,脉象多见浮大,秋冬阳气渐藏,脉象多见沉小。可见,人的生理脉象也不是恒定不变的。当超出了生理变化的范围或者不能随自然变化进行调节,则会导致疾病发生,出现异常的脉象。因此,在诊脉时也要因时制宜,要考虑到四时气候对脉象的影响,从而判断出真正的病脉。

生态环境与人类的健康息息相关。中医学提出"人与天地相参",突出人要顺应自然环境,而不是征服自然或让自然环境适应人类。这种观念同样适用于生态文明建设。习近平总书记在中共十九大报告中强调:"建设生态文明是中华民族永续发展的千年大计。"保护生态环境就是在保护生命、延续生命。生物繁衍以及人类社会可持续发展必须建立在自然生态环境稳定良好的基础上。2020 年 9 月 30 日,习近平总书记在联合国生物多样性峰会上讲道:"新冠病毒肺炎疫情告诉我们,人与自然是命运共同体。我们要同心协力,抓紧行动,在发展中保护,在保护中发展,共建万物和谐的美丽家园。我们要站在对人类文明负责的高度,尊重自然、顺应自然、保护自然,探索人与自然和谐共生之路。"只有保护好自然环境,人类社会才能长治久安。反之,自然生态环境受到破坏,对人的健康会产生直接或间接的影响。《内经》这句话表达了脉象随着四时气候的变化而变化,延伸到人类社会以及生物群体同自然界的关系,同样适用。

持脉有道,虚静为保

出　处

《素问·脉要精微论》　是故持脉有道,虚静为保。春日浮,如鱼之游在波;夏日在肤,泛泛乎万物有余;秋日下肤,蛰虫将去;冬日在骨,蛰虫周密,君子居室。故曰:知内者按而纪之,知外者终而始之。此六者,持脉之大法。

所以诊脉是有一定法则的,应该虚心宁静,才是医生诊脉最为重要的态度。脉象的一般情况:春天脉浮,似鱼浮游于水波;夏天充满在皮肤,泛泛乎如万物茂盛那样;秋天稍下于皮肤,似乎虫子将要蛰伏了;冬天脉沉在骨,似乎虫伏藏已很周密,好像人们深居于内室。因此说:想要知道内脏的病变,按其部位而定纲纪;想要知道经气的变化,按其次序而定终始。这春、夏、秋、冬、内、外六个方面,是诊脉必须注意的大法。

持脉,就是指诊脉。道,就是法则。虚静,指清虚宁静。保,通"宝",珍贵、重要的意思。因而,"持脉有道,虚静为保"这句话,一方面指,诊病时医生只有清虚宁静,剔除杂念,全神贯注,才能辨别出复杂的脉象;另一方面指诊脉时患者只有虚心安静,才能反映出真实的脉象。

中医脉诊有六种诊脉大法,包括诊法常以平旦、四诊合参、脉应四时、虚静为保、脉合阴阳、知内知外。以上六种诊脉方法涵盖了对诊脉时间、诊脉状态、诊脉要求等各个方面的论述。《内经》这段话主要强调诊脉时医生要在精神思想上保持宁静、认真、沉着、冷静的状态,聚精会神,才能够准确感知脉象的变化。同时,在运动、兴奋、大声喧哗等状态下,患者的脉象会受到干扰,从而影响医生对病脉的诊断。因此,在诊脉过程中,要求患者也要保持形体、言语以及思想上的安静状态,以配合医生诊察真实脉象。

中医的形神一体观在养生、治病上一以贯之,同时强调神对形的主导作用。上文的"虚静"即指中医治身的关键,即积精全神,气血充盈于心,心身相合。董仲舒将治国与治身相联系,他在《春秋繁露·通国身》提出:"气之清者为精,人之清者为贤,治身者以积精为宝,治国者以积贤为道。夫欲致精者,必虚静其形;欲致贤者,必卑谦其身……故治身者,务执虚静以致精;治国者,务尽卑谦以致贤。"人以心为大主,治身者,要做到"虚静"，全身的气血才能汇聚于心，心神才能安宁，更好的发挥主宰全身的作用。治国者，要以"积贤为道"，即要谦恭礼士，广纳贤才。因此，"虚静"延伸到我们治国理政，一方面是指领导干部做到清正廉洁，正己修身；另一方面是要谦卑其身，礼贤下士，以诚待人。这样国家方能长治久安，上下齐心，蓬勃发展。

诊法常以平旦，阴气未动，阳气未散，饮食未进，经脉未盛，络脉调匀，气血未乱，故乃可诊有过之脉

《素问·脉要精微论》　黄帝问曰：诊法何如？岐伯对曰：<u>诊法常以平旦，阴气未动，阳气未散，饮食未进，经脉未盛，络脉调匀，气血未乱，故乃可诊有过之脉</u>。切脉动静，而视精明，察五色，观五藏有余不足，六府强弱，形之盛衰，以此参伍，决死生之分。

黄帝问道：诊脉的方法怎样？岐伯回答说：诊脉一般在清晨时分，因为人体阴阳之气尚未扰动耗散，还未进饮食，经脉气血未亢盛，络脉气血调匀，气血运行未受扰乱，所以可诊察有病的脉象。诊脉象的动静变化，视察患者的眼睛、审察患者的面色，了解五脏六腑的功能强盛或虚弱，观察形体的壮盛或虚衰，把这些资料彼此参验互证，可以作为判断疾病预后吉凶的区别。

平旦，指太阳停留在地平线上，即清晨天亮的时候。古人根据天色把夜半以后分为鸡鸣、昧旦、平旦三阶段，昧旦指天将亮而未亮的时间，平

且指天亮的时间。本节讲的是,诊病的时间以平旦清晨为宜。因为此时,患者未做剧烈的运动,未进饮食,气血平静,脉象不受环境及其他外界因素的影响,因而能如实地反映出脏腑经络气血的盛衰状况,此时诊病有利于对疾病的正确诊断。

一日之中日升日落影响人身营卫气血盛衰变化。平旦之时,人体内环境气血未发生明显盛衰变化,无论是有病无病均处于相对稳定状态。平旦之时,人处于寐而初寤状态,亦不受劳作、情绪等其他因素的影响,这些因素均可引起经脉气血变化,而有不同的脉象表现。由于没有这些因素的影响,所以平旦之时,人无论有病还是无病,均使经络气血保持原来基础上的相对稳定状态,从而反映出真实脉象。这样就可以依据脉象诊察气血的客观而真实的变化,进而诊断病与不病。所以诊法常以平旦的实质是排除诸如饮食、情绪、劳动等非致病因素的干扰和自然因素的影响。至于诊脉的具体时间当不拘泥于早晨,只要求患者保持安静的状态,排除各种干扰因素即可。

本文讲的是诊脉要遵从疾病本身变化,排除外界因素干扰,以把握疾病本质,诊断真实的病脉。联系到当下,本段话提示我们做事情要把握时机,从客观实际出发。《汉书·河间献王传》有云:"修学好古,实事求是。"这句话启发人们做事情要遵从实际情况,不夸大、不缩小,正确地认识和解决问题。因此,不论是诊病还是处理其他问题,都要做到实事求是,客观冷静,把握良好的时机,解决本质矛盾。

人以水谷为本,故人绝水谷则死,脉无胃气亦死

出　处

《素问·平人气象论》　人以水谷为本,故人绝水谷则死,脉无胃气亦死。所谓无胃气者,但得真藏脉,不得胃气也。所谓脉不得胃气者,肝

不弦,肾不石也。太阳脉至,洪大以长;少阳脉至,乍数乍疏,乍短乍长;阳明脉至,浮大而短。夫平心脉来,累累如连珠,如循琅玕,曰心平,夏以胃气为本。病心脉来,喘喘连属,其中微曲,曰心病。死心脉来,前曲后居,如操带钩,曰心死。平肺脉来,厌厌聂聂,如落榆荚,曰肺平,秋以胃气为本。病肺脉来,不上不下,如循鸡羽,曰肺病。死肺脉来,如物之浮,如风吹毛,曰肺死。平肝脉来,耎弱招招,如揭长竿末梢,曰肝平,春以胃气为本。病肝脉来,盈实而滑,如循长竿,曰肝病。死肝脉来,急益劲,如新张弓弦,曰肝死。平脾脉来,和柔相离,如鸡践地,曰脾平,长夏以胃气为本。病脾脉来,实而盈数,如鸡举足,曰脾病。死脾脉来,锐坚,如乌之喙,如鸟之距,如屋之漏,如水之流,曰脾死。平肾脉来,喘喘累累如钩,按之而坚,曰肾平,冬以胃气为本。病肾脉来,如引葛,按之益坚,曰肾病。死肾脉来,发如夺索,辟辟如弹石,曰肾死。

语　释

人依靠水谷的营养而生存,所以人断绝水谷就要死亡;胃气化生于水谷,如脉无胃气也要死亡。所谓无胃气的脉,就是单见真脏脉,而不见从容柔和的胃气脉。所谓不得胃气的脉,就是肝脉见不到微弦脉,肾脉见不到微石脉等。太阳主时,脉来洪大而长;少阳主时,脉来不定,忽快忽慢,忽长忽短;阳明主时,脉来浮大而短。正常的心脉来时,圆润像珠子一样,相贯而至,又像安抚琅玕美玉一样的柔滑,这是心的平脉。夏天以胃气为本,脉当柔和而微钩。如果脉来时,喘急促,连串急数之中,带有微曲之象,这是心的病脉。将死的心脉来时,脉前曲回,后则端直,如摸到革带之钩一样的坚硬,全无和缓之意,这是心的死脉。正常的肺脉来时,轻虚而浮,像榆荚下落一样的轻浮和缓,这是肺的平脉。秋天以胃气为本,脉当柔和而微毛。有病的肺脉来时,不上不下,如抚摩鸡毛一样,这是肺的病脉。将死的肺脉来时,轻浮而无根,如物之漂浮,如风吹毛一样,飘忽不定,散动无根,这是肺的死脉。正常的肝脉来时,柔软而弦长,如长竿之末梢一样的柔软摆动,这是肝的平脉。春天以胃气为本,脉当柔和而微弦。有病的肝脉来时,弦长硬满而滑利,如以手摸长竿一样的长而不软,这是肝的病脉。将死的肝脉来时,弦急而坚劲,如新张弓弦一样紧绷而强劲,这是肝的死脉。正常的脾脉来时,从容和缓,至数匀净分明,好像鸡足缓缓落地一样的轻缓而从容不迫,这是脾的平脉。长夏以胃气为本,脉当和缓。有病的脾脉来时,充实硬满而急数,如鸡举足一样急疾,这是脾的病脉。将死的脾脉来时,或锐坚而无柔和之气,如乌之嘴,鸟之爪那样坚硬而锐,或时动复止而无规律,或脉去而无不至,如屋之漏水点滴无伦,或如水之流逝,去而不返,这是脾的死脉。正常的肾脉来时,沉石滑利连续不断而又有曲回之象,按之坚实,有如心之钩脉这是肾的平脉。冬天以胃气为本,脉当柔软而微石。有病的肾脉来时,坚搏牵连如牵引葛藤一样,愈按愈坚硬,这是肾的病脉。将死的肾脉来时,如夺索一般,长而坚硬劲急,或坚实如以指弹石,这是肾的死脉。

解 读

《内经》告诉我们,人依靠水谷的营养而生存,所以人断绝水谷就要死亡;胃气化生于水谷,如脉无胃气也要死亡。所谓无胃气的脉,就是单见真脏脉,而不见柔和流畅的胃气脉,即脉来失去从容和缓及正常的节律,表现出弦劲绷急,坚硬搏指,或浮散无根,杂乱不匀等。表示胃气将绝,五脏真气败露,生命垂危。

中医认为,胃为水谷之海,主腐熟水谷,脾主运化水谷精微,化生气血。因而称"脾胃为后天之本,气血生化之源"。人以水谷为本,人的生命活动、生长变化,一方面依赖先天的肾精、肾气,另一方面依赖脾胃腐熟、运化水谷所化生的气血。同时,脾胃化生的气血,对先天肾精有滋养、补充作用。因此,后天水谷是人得以生存的根本。脉象可以反映气血的变化,脉有胃气,表示脉象和缓、从容,提示气血平和、充沛;反之,脉无胃气,即提示气血大伤,病情危重。

《史记·郦生陆贾列传》言:"王者以人民为天,而人民以食为天。"任何一个人从来到世界的那一刻起,就开始了对食物的摄取,此之谓以食养生。并且,这种摄取,要终其一生,一直延续到生命的最后一刻。习近平总书记明确提出:民心是最大的政治,以人民为中心。人民立场是中国共产党的根本政治立场,是马克思主义政党区别于其他政党的显着标志。习近平总书记对"人民立场"做了更加清晰的阐释:我们要始终把人民立场作为根本立场,把为人民谋幸福作为根本使命,坚持全心全意为人民服务的根本宗旨,贯彻群众路线,尊重人民主体地位和首创精神,始终保持同人民群众的血肉联系,凝聚起众志成城的磅礴力量,团结带领人民共同创造历史伟业。可见,人的生存以水谷为本,国家发展首先要以人为本,以人民的利益为根本,两者在本质涵义上有一定的关联性。

色脉形肉不得相失也,故知一则为工,
知二则为神,知三则神且明矣

《灵枢·邪气藏府病形》 黄帝问于岐伯曰:余闻之,见其色,知其病,命曰明;按其脉,知其病,命曰神;问其病,知其处,命曰工。余愿闻见而知之,按而得之,问而极之,为之奈何?岐伯答曰:夫色脉与尺之相应也,如桴鼓影响之相应也,不得相失也,此亦本末根叶之出候也,故根死则叶枯矣。<u>色脉形肉不得相失也,故知一则为工,知二则为神,知三则神且明矣</u>。黄帝曰:愿卒闻之。岐伯答曰:色青者,其脉弦也;赤者,其脉钩也;黄者,其脉代也;白者,其脉毛;黑者,其脉石。见其色而不得其脉,反得其相胜之脉,则死矣;得其相生之脉,则病已矣。黄帝问于岐伯曰:五藏之所生,变化之病形何如?岐伯答曰:先定其五色五脉之应,其病乃可别也。黄帝曰:色脉已定,别之奈何?岐伯曰:调其脉之缓、急、小、

大、滑、涩,而病变定矣。黄帝曰:调之奈何?岐伯答曰:脉急者,尺之皮肤亦急;脉缓者,尺之皮肤亦缓;脉小者,尺之皮肤亦减而少气;脉大者,尺之皮肤亦贲而起;脉滑者,尺之皮肤亦滑;脉涩者,尺之皮肤亦涩。凡此变者,有微有甚。故善调尺者,不待于寸,善调脉者,不待于色。能参合而行之者,可以为上工,上工十全九;行二者,为中工,中工十全七;行一者,为下工,下工十全六。

语 释

　　黄帝问岐伯说:我听说观察患者气色的变化而知道病情的,叫做明;切按脉象而知道病情的,叫做神;询问患者而知道病的部位的,叫做工。我希望了解为什么望色能知道疾病,切脉能知道病情的变化,问诊可了解疾病的所在,其道理究竟何在?岐伯说:患者的气色、脉象、尺肤都与疾病有一定的相应关系,犹如桴鼓相应一样,是不会不一致的。这也和树木的根本与枝叶一样,所以根本衰败,枝叶就枯槁。诊病时要从色、脉、形肉全面观察,不能有所偏废,所以知其一仅仅是一般医生,称为工;知其二是比较高明的医生,称为神;知其三才是最高明的医生,称为神明。黄帝说:我希望全面地听你讲讲这个道理。岐伯回答说:一般疾病,色脉是相应的,出现青色,是弦脉;红色,是钩脉;黄色,是代脉;白色,是毛脉;黑色,是石脉。若见其色而不见其脉,或反见相克之脉,主预后不良;若见到相生之脉,虽然有病,也会痊愈的。黄帝问岐伯道:五脏发生疾病,它的内在变化和所表现的症状,是怎样的?岐伯回答说:要首先确定五色、五脉与疾病相应的情况,则五脏所生的疾病就可以辨别了。黄帝说:气色和脉象已经确定了,怎样来辨别五脏疾病呢?岐伯说:只要诊查出脉象的缓、急、小、大、滑、涩,则病变就可确定了。黄帝说:诊查的方法怎样?岐伯说:脉象急的,尺部的皮肤也紧急;脉象缓的,尺肤也弛缓;脉象小的,尺肤也瘦小;脉象大的,尺肤也大而隆起;脉象滑的,尺肤也滑润;脉象涩的,尺肤也枯涩。以上脉象与尺肤的变化,是有轻重不同的。所以善于诊察尺肤的，不必等待诊察寸口的脉象；善于诊察脉象的，不必等待观五色，就可知道病情。假如能将色、脉、尺肤综合运用，就可使诊断更正确，称为上工，上工可治愈十分之九；如能运用两种诊察方法，称为中工，中工可治愈十分之七；若只能用一种诊察方法的，称为下工，下工仅能治愈十分之六。

色，指望色诊，医生主要通过望面部色泽来诊察患者病变的阴阳虚实等情况。脉，即脉诊，即切按动脉搏动处，了解患者脏腑气血盛衰和病位信息等。形肉，在此代指患者的外在形体的情况，医生通过望诊、切诊了解骨骼、关节、肢体、肌肉形态、运动等部位信息。《内经》讲的是，诊病时要从神色、脉象、形体肌肉等全面观察，不能有所偏废，如果仅仅知道其中一项，那么只能算是一般的医生，称为工；能从两方面观察、做出诊断，这属于比较高明的医生，称为神；若以上三个方面都能知晓，这才是最高明的医生，称为神而明的医生。

这句话讲述了中医诊察疾病，要从神色形态各个角度收集疾病信息资料，并对它们进行综合分析、判断。假如仅仅从一两个角度考虑，很难全面把握核心病机、判断疾病性质。体现了《内经》强调全面诊察、"四诊合参"的基本观点。《内经》之后，《难经》提出的"望而知之谓之神，闻而知之谓之圣，问而知之谓之工，切脉而知之谓之巧"名句，中心思想就源于本句。

《内经》全面诊察的观点，用今天的语言表述的话，就是尽可能多的获得患者的临床信息，通过去粗取精、去伪存真的综合分析，以准确诊断辨证。在大数据时代，从现代医学诊疗，到交通物流、社会治理，决策之前无不需要大量的基础数据的支持，两者在观念上是一致的。所以，《内经》的许多思想理论和临床经验，并非是神灵玄妙的东西，仔细分析探究，必有其科学意义。

形与气相任则寿,不相任则夭

《灵枢·寿夭刚柔》 黄帝问于伯高曰:余闻形有缓急,气有盛衰,骨有大小,肉有坚脆,皮有厚薄,其以立寿夭奈何? 伯高答曰:<u>形与气相任则寿,不相任则夭</u>。皮与肉相果则寿,不相果则夭。血气经络胜形则寿,不胜形则夭。黄帝曰:何谓形之缓急? 伯高答曰:形充而皮肤缓者则寿,形充而皮肤急者则夭。形充而脉坚大者顺也,形充而脉小以弱者气衰,衰则危矣。若形充而颧不起者骨小,骨小则夭矣。形充而大肉䐃坚而有分者肉坚,肉坚则寿矣;形充而大肉无分理不坚者肉脆,肉脆则夭矣。此天之生命,所以立形定气而视寿夭者。必明乎此立形定气,而后以临病人,决死生。黄帝曰:余闻寿夭,无以度之。伯高答曰:墙基卑,高不及其地者,不满三十而死,其有因加疾者,不及二十而死也。黄帝曰:形气之相胜,以立寿夭奈何? 伯高答曰:平人而气胜形者寿;病而形肉脱,气胜形者死,形胜气者危矣。

黄帝问道,我听说人的形体有松驰和结实的区别,元气有盛大和衰弱的区别,骨骼系统有大有小的区别,肌肉有结实和松驰的区别,皮肤有厚实和虚簿的区别,如何根据人这些天赋不同来判断一个人的寿命呢? 伯高讲,如果一个人的形体和元气相称、相平衡,寿命就长。不相称不平衡就短命。皮肤厚重相应的肌肉坚实,就长寿,皮肤和肌肉不相互平衡一致的就短命。人体血气经络充实胜过外形的情况会长寿,人体血气经络虚弱不能充实外形的,就短命。黄帝问:什么叫做形体的缓急呢? 伯高回答说:形体充实而皮肤舒缓的人,能够长寿;形体充实而皮肤坚紧的人,就会夭亡;形体充实而脉气坚大的称为顺,形体充实而脉气弱小的则为气衰，气衰就很危险了。如果形体充实而颧骨不突起的人，骨骼必小，骨小就容易夭亡。形体充实而臂腿臀部肌肉突起坚实而有肤纹的，称为肉坚，肉坚的人就会长寿；形体充实而臂腿臀部肌肉没有肤纹的，称为肉脆，肉脆的人就会夭亡。这是由于人天生的秉赋不同而产生的现象，所以确立形体的刚柔强弱，决定气的阴阳，就可看出一个人寿命的长短。因此，医生必须明确这些道理，立形定气，然后才可临床治病，决断死生。黄帝说：我听说人有寿有夭，但无法测度。伯高回答说：看一个人的寿夭，可从其面部的骨肉来判定，耳边四周的骨骼平陷，高度不及耳前肉的人，不满三十就会死的；如再因外感内伤而生病的，不到二十岁就可能死亡。黄帝问：形气的相胜，怎样用它来确定寿夭呢？伯高回答说：一般的健康人，其气胜过形体的能够长寿，有病的人，形消肉脱，即使气胜于形，但这是邪气盛，是要死的；如果形体胜过气脉，这是正气衰，也是很危险的。

这句话讲的是人的形体和元气相协调的问题。如果一个人的形体和元气两者相称、相协调，那么说明这个人身体健康，寿命就长。反之，如果形体和元气不相协调，就会出现脏腑气血的不和谐，那么说明这个人身体有病，严重的寿命就短。用通俗的语言说，就是形态与功能是否和谐协调提示人的健康程度。

试举若干例证说明之，如一人身体肥壮，然畏寒乏力脉细，这就叫做形壮气弱，属于形气不相协调；反过来，一人身体瘦小，但食欲亢进，心烦身热，脉数，这是形弱气盛，也属于形气不相协调，是病理的表现。前者中医辨为阳虚，后者辨为阴虚。可见，形气之间的协调和谐是健康的重要标志。

中医中的许多理念，无不蕴含着古代哲学思想，其中"和"的思想体现的最为淋漓尽致。健康的标志有三：气血和、寒温和、志意和。气血和，则血脉流利，脏腑阴阳平衡；寒温和，则人能适应外界气候变化，不容易生病;志意和,即心身和谐,精神心理健康才能很好适应社会生存。本句话讲的"形"和"气"的相任,实际上强调脏腑气血阴阳之间的协调和谐。形气相任,机体才能保持健康的状态,反之,则会出现阴阳失衡,危害健康,有损正常的寿命。

第八章

治病必求于本

　　《内经》治法篇,包括治疗原则和治疗方法。论治疾病是以正确的诊断为前提和依据的,而治疗原则的实施又要通过一定的治疗手段和方法作用于人体,从而发挥治疗效果。《内经》所记载的治疗方法甚多,如砭石、针刺、灸焫、药物、熏洗、药熨、敷贴、按摩、导引、饮食和精神疗法等。《内经》时代,详于针刺,略于方药。

　　《内经》的价值在于提出了一整套治疗理论。例如,强调"善治者,治皮毛"的早期治疗观点;治疗的根本目的是"谨察阴阳所在而调之,以平为期""疏其血气,令其调达,而致和平";从整体观念出发,采用"上病下取,下病上取""从阴引阳,从阳引阴"的治则;祛邪必须因势利导,"其高者,因而越之;其下者,引而竭之";提出"治病必求其本"的观点,在分清标本缓急的基础上,要"间者并行,甚者独行";在治疗过程中要根据季节气候、地区以及人的体质等因素,制定适宜的治疗方案,所谓"圣人治病,必知天地阴阳,四时经纪",强调因时、因地、因人制宜等。至于具体治法,大致可分为正治法和反治法两大类,正治法如"寒者热之,热者寒之"等;反治法如"寒因寒用,热因热用"等。上述治则与治法仍然是今天临床实践应该遵循的准则。

平治于权衡

　　《素问·汤液醪醴论》　帝曰:其有不从毫毛而生,五藏阳以竭也。津液充郭,其魄独居,孤精于内,气耗于外,形不可与衣相保,此四极急而动中,是气拒于内而形施于外,治之奈何? 岐伯曰:<u>平治于权衡</u>,去菀陈莝,微动四极,温衣,缪刺其处,以复其形。开鬼门,洁净府,精以时服,五阳已布,疏涤五藏。故精自生,形自盛,骨肉相保,巨气乃平。

黄帝说：有的水肿病不是因为皮肤感受外邪而发生的,而是由于五脏阳气阻遏,水气充斥于胸腹形体,阴津独居,水气偏盛于体内,阳气耗散于体表,形体过于肿胀以致衣服显得不相称,并且四肢肿胀急迫、胸部悸动、呼吸困难,这是水气格拒于内而形体肿胀变易于外,怎么治疗呢? 使之达到平衡协调。祛除菀积陈腐的水气废物,微微地运动四肢,衣服要保暖,针刺大络,左病刺右,右病刺左,以恢复其原来的体形。通过发汗、利小便的治法,使真精得以正常运行,五脏阳气敷布,疏通荡涤五脏水气,这样阴精会自然产生,形体自然壮盛,骨肉形体相称,正气恢复正常。

权,秤锤。衡,秤杆。权衡,意为动态的调节和协调。"平治于权衡"是《内经》针对水肿病的治疗原则,即调节阴阳的偏盛偏衰而使之恢复平和协调。在这一原则指导下,《内经》运用综合治疗的方法取得满意的疗效,从而展现了古代水肿病治疗方法的丰富多样。

"平治于权衡",就是通过各种方法保持人体阴阳的平和,这个原则不但是水肿病的治疗原则,实际上也是很多疾病的治疗原则,《素问·阴阳应象大论》言："谨察阴阳所在而调之,以平为期。"即以权衡调节为手段,到达平和协调的目的。

《周易·系辞上》言："一阴一阳之谓道,继之者善也,成之者性也。"阴阳不仅仅是万物的起源所在,更是世间万物变化的规律与所遵循的原则。"阴平阳秘,精神乃治",中医学认为,阴阳之间贵在以平为期,相互调和。平,较早出现在《易经》中,《周易·乾》言："云行雨施,天下平也。"意思是广泛施行恩泽,天下就会安定。《左传·僖公十二年》解释为"平者,和也"。《国语·周语》解释为"乐从和,和从平"。《诗经·商颂》解释为"既和且平",都指出了"平"有"和"之义。《内经》中更是多次出现了"平"字。《素问·调经论》中有"神气乃平",《素问·平人气象论》也提到"平人者,不病也"。因此,"平"的一大要义即是双方始终处于对立并互相制约,以达到一种平稳调和的状态。

古人讲平和,现代也类似,表述自然社会的时候多用平衡、动态平衡、协调等语句,例如生态平衡、人口发展平衡、贸易平衡、供求平衡等。《狼图腾》一书中,草原的人民深刻懂得狼在草原食物链中的重要性,狼的存在是生态平衡中的一环,不能赶尽杀绝。狼通过捕捉草原动物中老弱病残者,起到清除弱小兽类中的低能者,对食草动物本身也起着复壮种群的作用;二是狼可以抑制食草动物过度繁殖,避免土地沙漠化。可见维持生态平衡的重要性。

2016年3月3日11版《人民日报》发表的《习近平总书记谈协调》一文引用大量习总书记谈协调平衡的理念,比如关于协调的重要性:"协调既是发展手段又是发展目标,同时还是评价发展的标准和尺度,是发展两点论和重点论的统一,是发展平衡和不平衡的统一,是发展短板和潜力的统一。"关于处理经济建设和国防建设的关系"要坚持问题牵引,拿出思路举措,以强烈的责任担当推动问题的解决,正确把握和处理经济建设和国防建设的关系,使两者协调发展、平衡发展、兼容发展。"并指出物质财富和精神财富的要双丰富,协调发展:"实现中华民族伟大复兴的中国梦,物质财富要极大丰富,精神财富也要极大丰富。"

因其轻而扬之,因其重而减之, 因其衰而彰之

《素问·阴阳应象大论》 病之始起也,可刺而已;其盛,可待衰而

已。故<u>因其轻而扬之，因其重而减之，因其衰而彰之</u>。形不足者，温之以气；精不足者，补之以味。其高者，因而越之；其下者，引而竭之；中满者，写之于内。其有邪者，渍形以为汗；其在皮者，汗而发之；其慓悍者，按而收之；其实者，散而写之。审其阴阳，以别柔刚，阳病治阴，阴病治阳。定其血气，各守其乡。血实宜决之，气虚宜掣引之。

疾病初起之时，可用针刺法而治愈；病邪来势太盛时，可以等待到病势稍衰减时针刺，易于痊愈。病较轻浅的，可用宣扬发散的方法治疗；病较深重的，可用逐步攻泻的方法减轻病邪；气血虚衰的病证，用补益气血的方法使气血得到彰扬。形体阳气衰弱的，用温补阳气的药物治疗；阴精衰竭的，用填补真精的厚味药物治疗。病邪处于胸膈以上的，用涌吐法使邪从上而去；病邪在脐以下的，用攻下法引导病邪从下部而竭尽之。脘腹胀满的，用消磨法削除其中的邪气。邪气在表的，可用热水浸浴身体取汗以祛除病邪；邪在皮肤的可用汗法使邪气发散；病势急猛的，宜及时抑制收伏病势。邪实的病证，表实用发散法；里实用攻泻法。审察疾病的阴阳归属，以区别阴证阳证，阳的病证用治阴的方法；阴的病证用治阳的方法。治疗要安定患者的气血，使气血各自巡行于经脉。血实证宜用疏决的方法治疗，气虚证宜用补气升提法治疗。

本节讲述了因势利导的治疗原则。

"其轻而扬之，因其重而减之"，治病要辨别病之轻重，分别采用宣散解表、攻下逐邪之法。如风热型感冒，可用银翘散、桑菊饮之类，发汗解表、疏风散热，即"扬之"。若疾病进一步发展，入里变为肺炎，邪热壅肺，甚至表现为肺胃热盛或兼肠胃热结，则当清泄肺胃邪热，可用白虎汤、宣白承气汤之类，即"减之"。"因其衰而彰之"，需辨别形虚和精亏，"形不足者,温之以气;精不足者,补之以味",选择温补阳气或填补真精的治法。以上皆是根据疾病的轻重和发展趋势采取了因势利导的灵活治疗原则,提高疗效。

很明显,中医治病因势利导的原则和方法来源于兵法,春秋时期鲁国和齐国著名的长勺之战,曹刿"一鼓作气"将齐国军队打得大败,就是充分利用敌我双方军队的"势"而胜利的。《史记·孙子吴起列传》曰:"善战者,因其势而利导之。"

《内经》作为中医经典理论奠基之作,在论述治则治法时蕴含了丰富的因势利导的治病思想。《内经》中运用因势利导原则的治法还有很多,比如"其高者,因而越之,其下者,引而竭之",辨别病在上、下的不同部位,运用因势利导的治则,病危在人体上部,可以采用涌吐的方法,如食积在胃脘,当用吐法;邪热结集于人体下部的大肠,可以采用通下法使病邪从下排出。如《灵枢·逆顺肥瘦》就以生动的比喻来体现因势利导的治疗方法的重要性指出:"临深决水,不用功力,而水可竭也,循掘决冲,而经可通也。"本节把治病比作从堤坝最深处开掘,不费功力而水皆放尽;并比喻循着地下孔穴开挖水渠的工作,因其势而方便省力,效果显著,表明了因势利导法的经济性和有效性。在现代临床上,这一思想也愈来愈受到医家们的重视,它不仅指导中医学确立了众多具体的临床基本治法,如发散、涌吐、攻下、收敛、镇摄、升举法等,还发展了许多精辟理论。它所具有的临床思维形式和方法论内涵,启发了各代医家救危证,起沉疴,对促进中医疗效的提高有很好的学术价值。

因势利导的原则是中华文化精神的体现,是中国人的处世哲学,运用于社会生活各个方面。《兵团日报》2020 年 9 月 27 日报道题目为"发展脱贫产业要因势利导",其中提到,湖南省祁东县依托黄花菜资源禀赋,全力做大做强黄花菜产业。在他们的努力下,黄花菜成"黄金菜",今年就为该县贫困户户均增收 2 万元。祁东县的黄花菜是在当地有很长种植历史的老产业,照理说这样的产业很难入帮扶干部的眼,但恰恰相反,帮扶干部却因势利导,在产品的深加工上做文章,最终让老产业焕发青春,让群众脱贫致富。老产业虽然看起来没什么亮点,但因为有时间积淀,群众对这些产业非常熟悉,干起来得心应手,如果帮扶干部能因势利导,帮助群众把产能提上来,再进行深加工、延长产业链,就能让过去不起眼的产业穿上"新衣",那么脱贫致富也就是顺理成章的事了。

在经济领域,也可以运用因势利导。黄汉权等在《中国经济时报》(2020年8月3日版)上发表的《全球化大变局下中国须因势利导产业转移》提到,近两年来,受要素成本上升、资源环境约束加大、中美经贸摩擦升级等多重因素叠加影响,我国代工型、劳动密集型制造业出现加速向东南亚国家转移的现象;新冠病毒肺炎疫情全球蔓延,发达国家让产业回流的意愿强烈,但是我们要理性认识到,每一次全球产业转移都会促成新国际分工体系的建立。我们要顺势而为、主动布局,以此为契机加快推动我国产业升级。

毒药攻邪,五谷为养,五果为助,
五畜为益,五菜为充

《素问·藏气法时论》 肝色青,宜食甘,粳米、牛肉、枣、葵皆甘。心色赤,宜食酸,小豆、犬肉、李、韭皆酸。肺色白,宜食苦,麦、羊肉、杏、薤皆苦。脾色黄,宜食咸,大豆、豕肉、栗、藿皆咸;肾色黑,宜食辛,黄黍、鸡肉、桃、葱皆辛。辛散,酸收,甘缓,苦坚,咸耎。<u>毒药攻邪,五谷为养,五果为助,五畜为益,五菜为充</u>,气味合而服之,以补精益气。此五者,有辛酸甘苦咸,各有所利,或散或收,或缓或急,或坚或耎,四时五藏,病随五味所宜也。

肝与青色相合,宜食甘,如粳米、牛肉、枣、葵菜等甘味的食物;心与

赤色相合,宜食酸,比如小豆、犬肉、李、韭等酸味的食物;肺与白色相合,宜食苦,比如小麦、羊肉、杏、薤等苦味的食物;脾与黄色相合,宜食咸,比如大豆、猪肉、栗、藿等属于咸味的食物;肾与黑色相合,宜食辛,比如黄黍、鸡肉、桃、葱等辛味的食物。五味的功用,辛味能发散,酸味能收敛,甘味能缓急,苦味能坚阴,咸味能软坚。凡毒药都是用来祛除病邪,五谷(粳米、小豆、麦、大豆、黍)用以营养五脏,五果(桃、李、杏、栗、枣)辅助五谷滋养五脏,五畜(牛、羊、犬、豕、鸡)用来补益五脏,五菜(葵、藿、薤、葱、韭)充养五脏,这些食物,各有酸苦甘辛咸的不同气味,共同配合发挥补益人体精气的作用。

解　读

早在《内经》时代,医学家们就已经认识到饮食五味对人体生理和病理的重要作用。食物来源于天然的动植物种类,具有不同的性与味,不同性味的食物对人体脏腑显示出不同的作用。而人体五脏自身的特性,又决定了在食疗时必须采用不同性味的食物来调配,才能达到相应的治疗效果。由于"药食同源",药物性味各不相同,食物的性味也互有差异,因此,气味偏盛的药食能攻逐邪气治疗疾病,五谷杂粮、各种菜蔬、牛羊等禽畜、水果等补益脏腑精气,为生命活动提供不可缺少的营养物质。所以说"毒药攻邪,五谷为养"。所谓"毒",实际上指药物和食物的偏性,比如寒性、热性等,有的药物的偏性十分峻猛,用的失当会对人体产生不良反应,所谓"是药三分毒"。中医治疗疾病,就是利用药物的偏性来纠正人体功能的失调,所以,对于药性竣烈的药物只用来治疗疾病,而不能用来养生。

在没有疾病或者病情较轻的情况下,古人主张以食补为主。根据《周礼·天官》记载,当时的宫廷医生分为四种:食医、疾医、疡医和兽医。在四种医生中排名第一的就是食医,为王侯调和饮食,搭配营养,制定合乎季节的饮食品种。《千金方·食治》曰:"安生之本,必资于食,不知食宜者,不足以存生也。""夫为医者,当须先洞晓病源,知其所犯,以食治之,食疗不愈,然后命药。"说明人们很早就有了药补不如食补的理念。

四时气候有寒热之冷暖变化,人之体质有虚实寒热之不同。根据这些差异,人体所需的营养也有所变化,要根据春、夏、(长夏)、秋、冬季节不同,五脏之气偏盛、偏衰,以及苦、欲等具体情况,以其所宜而用之。食物根据其"性味"亦可分为辛、甘、酸、苦、咸五类。五味之中以甘味食物最多,咸味与酸味次之,辛味偏少,苦味最少。性味属甘的食物,如米面杂粮、蔬菜、鸡鸭鱼肉等;性味属酸的食物,如西红柿、山楂、葡萄、杏、柠檬、橙子等;性味属辛的食物,如生姜、大葱、洋葱、辣椒、韭菜等;性味属咸的食物,如海产品、猪肉、狗肉、猪内脏等;性味属苦的食物,如苦瓜、苦菜等。我们日常生活的饮食应以甘味食品为主,兼而其他四味调和口感。气候炎热或患有热性病时,可适当增加一些苦味或寒性食物,以清热降火。气候寒冷或外感风寒时,可适当增加辛热食物的食用,以祛寒解表。饮食中略佐以酸苦味,可开胃消食。饮食中酌加咸味食品有补肾益精的功效。食物的性味不同,归经有别,如姜、葱、白萝卜、芹菜等归肺经,有益肺解表的功效;小麦、西瓜、莲子、龙眼肉等归于心经,有养心安神的功效;小米、大米、黄豆、薏米、大枣等归于脾经,有健脾益胃的功效;西红柿、樱桃、油菜、香椿等归肝经,有疏肝理气的功效;桑椹、黑芝麻、枸杞子等归肾经,有补肾益精的功效。

另外,《内经》饮食的宜忌对现代临床也颇有指导意义。如糖尿病患者对含糖的食物要合理控制。高脂血患者则应根据症情轻重适当或是严格控制动物脂肪和动物内脏的摄入,避免继发动脉硬化或冠心病。肾炎、心脏病、高血压患者,则要低盐饮食,甚至在某些阶段需要忌盐,因为钠容易引起水的潴留,促使水肿加重或血压增高。慢性肾炎,如果伴有氮质血症,则要严格控制蛋白类饮食;而在没有氮质血症、尿蛋白排除增多的情况下,要适当补充蛋白质。说明某些疾病的过程中,适当注意饮食的供给,在此基础上提出合理膳食,可以促使疾病向好的方向转化,提高机体的抗病能力。

大毒治病，十去其六；常毒治病，十去其七；小毒治病，十去其八；无毒治病，十去其九。谷肉果菜，食养尽之，无使过之，伤其正也

出　处

《素问·五常政大论》　病有久新，方有大小，有毒无毒，固宜常制矣。大毒治病，十去其六；常毒治病，十去其七；小毒治病，十去其八；无毒治病，十去其九，谷肉果菜，食养尽之，无使过之，伤其正也。不尽，行复如法。

语　释

病有新旧的不同，处方有大小的区别，药性有峻烈平和的差异，在服法固然有一定的常规。用大毒之药治疗，病去十分之六即可；用小毒之药治疗，病去十分之七即可；用常毒之药治疗，病去十分之八即可；用无毒之药治疗，病去十分之九即可。所余之病，可以用谷肉果菜，饮食调养使之痊愈。目的是不过用药物而损伤正气。病邪尚未尽者，仍然可重复上法治疗。

解　读

毒，在此指药物。药物气味有浓淡之分，作用有峻缓之别，其制方、服药有常规法则。

中医药学认为，是药三分毒，中药治病就是用药之偏性纠正病之偏性，所以古代医家根据药物气味的浓淡、作用的峻缓程度将药物分为大毒、常毒、小毒和无毒几类。药物气味浓重、作用剧烈的为大毒；气味较重作用较剧烈的为常毒；气味淡、作用较缓和的为小毒；气味作用最平和的为无毒。病有新感痼疾之分，方剂有大小之别，药有有毒无毒之异，故用

药有一定的规则。具体来说,如用大毒的药物治病,当疾病已减去六成时就不能再用了,因为这类药物作用猛烈,治病的同时在一定程度上损伤人体的正气。同样道理,"常毒治病,十去其七;小毒治病,十去其八",就连无毒的,尽管已经没有毒性了,也要"十去其九",都是唯恐其损伤人体正气。而且中医药治病的关键是调整机体的生命功能,利用机体的正气主动驱邪,所以此处讲用药的规则就是:第一,不能过量,时间不宜过长,不要求除邪务尽,应该特别注意顾护人体的正气;第二,强调在用药的同时注意饮食调养,用谷物、肉食、水果、蔬菜等调养正气以消除病邪。例如医圣张仲景在《伤寒论》"十枣汤"方后的煎服注意事项中强调,身体强壮的人服用"一钱匕",体质弱的人服"半钱匕",不愈第二天再加"半钱",并且"下利"后要喝粥调养,可见张仲景对十枣汤这种峻下逐水剂用药的慎重,很好地体现出了对正气的顾护。

随着现代医药事业的高速发展,可供选择的药物非常丰富,加之人们自我保健意识的增强,吃药的机会也在不断增加,然而人们在片面追求治病效果大量吃药的同时却往往忽视了过量药物所带来的不良反应问题。最典型的如抗生素的应用。生活中人们一遇到头痛发热、咽喉痒痛,首先想到的就是抗生素,殊不知只有细菌感染时才能应用抗生素。而且同种抗生素不能使用时间过长,否则会导致机体菌群失调和产生病菌的耐药性,这对人体是没有好处的。钟南山教授就曾指出:"药品使用的频率越高,耐药情况的出现就越快。在泌尿系统感染治疗中,目前世界上只有中国的病人才会因用喹诺酮类包括如环丙沙星、泰诺必妥等而出现耐药情况,主要就是因为药品用量太大所致。"所以《内经》中所提倡的用药规则在现今仍有重要的现实指导意义。

《诗经·周颂·小毖》曰:"予其惩而毖后患。"惩前毖后,治病救人——这是1942年开始的延安整风运动中为反对主观主义、宗派主义、党八股而采取的两条宗旨,也是正确地进行党内斗争所采取的一项重要政策。毛泽东同志在解释这个方针时指出:"对以前的错误一定要揭发,不讲情面,要以科学的态度来分析批判过去的坏东西,以便使后来的工作慎重些,做得好些。这就是'惩前毖后'的意思。但是我们揭发错误、批判缺点的目的,好像医生治病一样,完全是为了救人,而不是为了把人整死。"这就从根本上结束了"左"倾机会主义的"残酷迫害,无情打击"的错误方针,并为后来正常情况下的党内斗争指明了正确的路线。

必先岁气,无伐天和

《素问·五常政大论》　必先岁气,无伐天和,无盛盛,无虚虚,而遗人夭殃,无致邪,无失正,绝人长命。

治病一定要先了解一年气候变化的特点,不可违抗天与人相应的规律。不要使盛者更盛,不要使虚者更虚,而给患者留下后患。不可因用药不当而助长邪气,损伤正气,断送人的生命。

岁气,指一年之中的运气变化规律。无,通"勿",不要的意思。天和,即自然界的和谐。"必先岁气,无伐天和",就是在诊治疾病的过程中,一定要先顺应一年之中的运气规律,不可违抗天与人相应的基本原则。

所谓"运气",即五运和六气。《内经》的运气学说是以人与天地相应观为指导,以阴阳五行为理论框架,以天干、地支为演绎工具,专门研究自然界天象、气象的变化规律以及天象、气象变化与人类疾病发生和流行的关系的一种学说。

运气学说运用干支纪年的推算法,以"甲子"六十年为一周。又将十天干联系五运,十二地支联系六气,由于五运和六气两大系统的运动,形成了六十种气象变化的类型。气象变化直接影响了自然界的生长化收藏以及人体的健康和疾病的流行。运气学说正是根据人"与天地同纪"的道理,将气候、物候、病候置于同一规律进行分析研究,一年一个小周期,六十年一个大周期。既然每年的气候和疾病流行的情况都可以运用运气学说来加以推测,那么在预防疾病和临床诊断治疗方面,也可以以此为重要参考,即所谓"必先岁气,无伐天和"。

运气学说作为古代的医学气象学,是《内经》理论体系的组成部分之一,它对今天研究医学与气象学的关系有一定借鉴价值。

从另一个方面说,人与大自然的和谐一直是古人不懈的追求。在天人相应的观念指导下,尊重自然,顺应自然,形成了中华民族特有的自然观。但是,有的时候我们却忘记了古人的告诫,做出一些违背自然规律,为了暂时和局部的利益破坏自然的事情。习近平总书记指出:"绿水青山就是金山银山",这实际是对"天人合一""无伐天和"思想的回归。

圣人杂合以治,各得其所宜

《素问·异法方宜论》 黄帝问曰:医之治病也,一病而治各不同,皆愈何也? 岐伯对曰:地势使然也。

故东方之域,天地之所始生也,鱼盐之地,海滨傍水。其民食鱼而嗜咸,皆安其处,美其食,鱼者使人热中,盐者胜血。故其民皆黑色疏理,其病皆为痈疡,其治宜砭石。故砭石者,亦从东方来。

西方者,金玉之域,沙石之处,天地之所收引也。其民陵居而多风,水土刚强,其民不衣而褐荐,其民华食而脂肥。故邪不能伤其形体,其病生于内,其治宜毒药。故毒药者,亦从西方来。

北方者,天地所闭藏之域也,其地高陵居,风寒冰冽。其民乐野处而乳食,藏寒生满病,其治宜灸焫。故灸焫者,亦从北方来。

南方者,天地所长养,阳之所盛处也,其地下,水土弱,雾露之所聚也,其民嗜酸而食胕。故其民皆致理而赤色,其病挛痹,其治宜微针。故九针者,亦从南方来。

中央者,其地平以湿,天地所以生万物也众。其民食杂而不劳。故其病多痿厥寒热,其治宜导引按蹻,故导引按蹻者,亦从中央出也。

故圣人杂合以治,各得其所宜。故治所以异而病皆愈者,得病之情,知治之大体也。

黄帝问道:医生治病,同一种病而治法不同,但都治好了,这是什么道理呢?岐伯回答说:这是由于地理条件不同的缘故。例如东方是自然界万物生发之气开始的地方,这个地区盛产鱼盐,滨海近水,当地的人多吃鱼类而嗜食咸味,人们均安居其处,饮食丰美,但是,鱼吃多易热积于中,盐吃多易动血,所以该地的居民多皮肤色黑而腠理疏松,易患痈疡一类疾病,这种病适宜用砭石治疗。所以用砭石治病的方法,是从东方传来的。

西方为盛产金玉的地区,遍地沙石,是自然界收引劲急之气所在的地区,当地的人多依丘陵而居,其地多风,水土之性刚强,人们不衣丝棉而穿毛布,铺的是草席,饮食非常鲜美,吃的是酥酪膏肉之类,因而他们的身体肥胖。不易受外邪侵犯,所发生的疾病,多是由于饮食不调,七情不节等原因引起,这种病适宜用药物治疗。所以用药物治病的方法,是从西方传来的。

北方为自然界之气闭藏的地区,其地势高,人们依丘陵而居,气候风寒冰冽,当地居民喜欢在野外住宿,吃的是牛羊乳汁,易因内脏受寒而生胀满一类疾病,这种病适宜用灸法治疗。所以用艾灸治病的方法,是北方传来的。

南方是自然界万物生长繁育,阳气盛的地方,地势洼下,水土较弱,由于水湿的蒸发,经常雾露集聚,当地的人们喜欢吃酸味和酵化过的食物,其皮肤腠理多致密而色赤,易发生筋脉拘挛,麻痹不仁一类疾病,这种病适宜用微针治疗。所以用九针治病的方法,是从南方传来的。

中央地区,地势平坦而湿润,自然界出产的物资众多,人们食物品种繁杂,生活比较安逸,少于劳动,易发生痿痹、厥逆一类的疾病,这种病适宜用导引按摩法治疗。用导引按摩治病的方法就是从中央地区传出来的。

高明的医生,能根据不同病情,恰地运用相应的治法,使之各得适宜的治疗,所以治法虽然不同,但病却均能痊愈,就是因为他能了解病情,掌握治疗方法的缘故。

解 读

《内经》认为,无论哪种治法都有其各自的适应证,有一定的应用范围,真正体现了"因人因地因时制宜"的治疗原则。所谓"圣人杂合以治",文章借"圣人"二字突出高明的医生应当在全面了解疾病之后,根据患者的身体素质及其所患疾病的特点,综合采用各种不同的治疗手段或方法进行治疗。所以疗法尽管不同,疾病却能痊愈,具体回答了开篇所提的问题"一病而治各不同,皆愈"。这是因为能够了解病情,并掌握治病的基本法则。

我国幅员辽阔,地理差别很大,不同地域人们所患疾病的疾病谱都有很大区别,《素问·异法方宜论》分别从东西南北中五个方位介绍了当地的地貌特征、民众的饮食习惯、体质特征、疾病特点和治疗方案,形象生动的展示了古人"因地制宜"的思想,对当今医学仍然有很好的借鉴意义。

"因地制宜"不单单体现在医学上,还可以运用到许多领域,比如发展经济要因地制宜,要根据南北地域和东西部地区的地域特点,气候差异,生活习惯等制定符合地域发展特色的经济规划,东南部地区海岸线连绵不绝,要充分发展海洋经济,西南地区居于大陆纵深,可以发挥一路一带的优势等。

用凉远凉,用热远热,用寒远寒,用温远温,食宜同法

《素问·六元正纪大论》　用凉远凉,用热远热,用寒远寒,用温远温,食宜同法,有假者反之,此其道也。

用凉性药物应避免凉爽的天气,用热性药物应避免炎热的天气,用寒性药物应避免寒冷的天气,用温性药物应避免温暖的天气,饮食与用药的原则是一致的。如果出现了假寒假热,就采用与之相反的原则,这就是治疗当顺应四时气候的原则。

本句说明了治疗疾病"因时制宜"的原则。四时寒热气候的变化对人体的生理功能、病理变化皆有影响,治病和养生当顺应自然法则,即顺应四时,因时制宜。"用热远热"中前一个"热"字指热性的药物,后一个"热"字是指温热的季节。意思是在治疗用热性药时,应避免炎热的天时,夏天炎热,阳气升腾,人体腠理疏松开泄,大辛大热的药物应当慎用。"用寒远寒"中前一个"寒"字指寒性的药物,后一个"寒"字是指寒冷的季节。意思是在用寒性药时,应避免寒冷的天时,冬天寒冷,阴盛阳衰,人体腠理致密紧实,当慎用寒凉,防止伤阳。在饮食上同样要顺应季节气候的变化,日常食用当季食物,少食反时令水果蔬菜。比如冬季可多食牛羊肉滋补之品以补阳,但若在炎炎夏日经常食用辛辣厚味的牛羊肉、火锅等,则

会使体内湿热蕴结,耗伤阴液;夏季可多食寒凉祛暑的西瓜、冷饮,但若是严寒冬日食用,则会损伤人体阳气,这些做法都是合乎养生原则的。此外还要注意,现代人冬季过用暖气,虽然是避寒、"远寒",但甚至因室温过高而汗出;夏季过用空调,虽然是避热、"远热",但却滴汗全无,这同样违背了四时阴阳的自然规律。本句提醒我们要顺应四时,用寒用热应把握尺度,适时为度。

木郁达之

《素问·六元正纪大论》 帝曰:善。郁之甚者治之奈何?岐伯曰:木郁达之,火郁发之,土郁夺之,金郁泄之,水郁折之,然调其气,过者折之,以其畏也,所谓泻之。帝曰:假者何如?岐伯曰:有假其气,则无禁也。所谓主气不足,客气胜也。

黄帝说:好。对于严重的郁病应当怎样进行治疗呢?岐伯回答说:木郁太过应当用疏泄畅达之法治疗;火郁太过应当用发越的方法治疗;土郁太过应当急攻之;金郁太过应当宣泄之;水郁太过应当约制之。这样,调和其气,气太过的要折损其气,可用它所畏惧的药泻之。黄帝说:其气有所凭借的应怎样治疗呢?岐伯说:如果病气有所凭借的,就不受这个原则的限制,应热就热,应寒则寒,这是因为主气不足而客气胜的缘故。

木,在五脏为肝。木郁就是肝气郁结。达,条达。"木郁达之"是指肝气郁结者要调达肝气。肝气的特性如树木的枝条一般,喜向上伸展,不喜迂曲。所以中医认为肝主管人体气血运行的通畅与否、情志畅快与否，并把肝的这一功能称为肝主疏泄。而当人们由于各种原因导致肝气不舒畅时，就会出现肝郁，这就需要及时的调畅肝气，使之恢复正常的功能。

在现代社会中，由于生活节奏的加快，人们经历了越来越多的竞争，也越来越容易感受到工作、生活等各方面的压力。这些情志上的不畅快很容易引起肝气的郁结，多表现为精神抑郁，胸闷不舒，喜长吁短叹。气郁日久，容易化火，所以很多人成为火爆脾气，此为肝郁化火。气郁还会引起痰凝血瘀，因此越来越多的人出现各种结、瘀斑。中医说女子以肝为先天，其中一个原因就是女性容易出现情绪的波动，引起肝气郁结。女子肝郁若致痰瘀凝结，往往表现为乳腺增生、结节及子宫肌瘤等病证。

林林总总，诸般不畅，都与"木郁"有关。应对之法，中医称为"达之"。何谓"达之"？即调畅通达的意思，可以运用疏通肝气的中药，使郁滞疏泄。但更重要的是人的性情要豁达开朗。俗话说"天下不如意事，恒十居七八"，只有在工作生活中超脱豁达一些，才能活得更加阳光、快乐和长久。为此，不妨学习一下苏东坡。他在被贬黄州后三年所作的《定风波》一词就充分表现出了这种豁达的精神："莫听穿林打叶声，何妨吟啸且徐行。竹杖芒鞋轻胜马，谁怕？一蓑烟雨任平生。　料峭春风吹酒醒，微冷，山头斜照却相迎。回首向来萧瑟处，归去，也无风雨也无晴。"自然界的风云雨晴既属寻常，社会人生中的跌宕起伏、荣辱得失又何足挂齿？

高者抑之，下者举之，有余折之，不足补之

《素问·至真要大论》　高者抑之，下者举之，有余折之，不足补之，佐以所利，和以所宜，必安其主客，适其寒温，同者逆之，异者从之。

语 释

气在上的,就抑而制之;气在下的,就升而举之;邪气有余的,就攻除邪气;正气不足的,就补益正气。视其病机发展趋势而佐以有利的药物,察其病理状况而给以合适的方剂。必须调和其主客胜负之气,而适合其寒温。其主客同气的,是胜气偏胜,当逆而折之。主客异气的,则视其偏强偏弱之气从而调之,使归于平。

解 读

本句概括了在五运六气学说指导下的治疗原则。《内经》在"人与天地相应"思想指导下,构建了五运六气学说,将自然天地气候物候变化与人的生理病理变化相关联,借此推导各种自然变化下人体疾病发生发展的变化规律。由于人体疾病的变化极为复杂,既有人体阴阳脏腑本身的变化,又受天地阴阳变化的影响,人与自然对疾病影响互相交织,往往导致医生面对复杂的局面手足无措。对此《内经》提出了一个总的应对办法,即只要掌握治疗的基本原则,无论变化如何多端,都可以依据这个原则以应对,即"高者抑之,下者举之,有余折之,不足补之",其意思为气在上而胜的,要制约它,使它下降;气在下而弱的,要济助它,使它上升;邪气有余的,要折损它;正气不足的,要补足它。这一原则抓住了人体生病时的主要问题——气的升降失常和正虚邪犯,提出了应对的措施。虽然本句是在讨论对不同气候影响人体后出现的不同症状的治疗原则,但今天可以把它们视为一般性的疾病治疗原则。

人生病就是因为外界环境的影响,或者自身情志、饮食、起居等的不慎,破坏了身体的平衡协调状态。因此用各种方法调节身体失衡的部分,使其恢复平和的状态,成为治疗疾病的重要目的。比如有些人因为过怒等原因导致气血上涌、头晕目赤,中医就用石决明等一些质重沉降的药物,把上亢的阳气降下来。有些人因为久病,出现脱肛、子宫下垂等气下陷的情况,中医就用补中益气汤等补气升提的方药,把在下的气升举起来。又如受了风寒、饮食过饱,导致邪留于表,食停于内的,都要攻除它们。正气亏虚,体乏消瘦的,要补益正气。总之,使人体不平的气恢复平衡,人体就恢复了健康。

疾病与人体气血升降失衡、正邪失衡有关,与之相仿,我们的工作中也常常看到因为失衡而出现的各种问题,如何"高者抑之,下者举之,有余折之,不足补之",是每个人都需要仔细思考的内容。

气有高下,病有远近,证有中外,
治有轻重,适其至所为故也

《素问·至真要大论》　帝曰:气有多少,病有盛衰,治有缓急,方有大小,愿闻其约,奈何? 岐伯曰: <u>气有高下,病有远近,证有中外,治有轻重,适其至所为故也</u>。《大要》曰:君一臣二,奇之制也;君二臣四,偶之制也;君二臣三,奇之制也;君二臣六,偶之制也。故曰:近者奇之,远者偶之,汗者不以奇,下者不以偶,补上治上制以缓,补下治下制以急。急则气味厚,缓则气味薄,适其至所,此之谓也。病所远,而中道气味之者,食而过之,无越其制度也。是故平气之道,近而奇偶,制小其服也;远而奇偶,制大其服也。大则数少,小则数多,多则九之,少则二之。奇之不去,则偶之,是谓重方;偶之不去,则反佐以取之,所谓寒热温凉,反从其病也。

黄帝说:阴阳之气有多少,病情有盛衰,治法有缓急,制方有大小,我想听听其中的准则是什么? 岐伯答:病气有高下,病位有远近,证候有内外,治法有轻重,制方以药力能适达病所为原则。《大要》中说,君药一,臣药二,为奇方的制方原则;君药二,臣药四,为偶方的制方原则;君药

二,臣药三,为奇方的制方原则;君药二,臣药六,为偶方的制方原则。所以说:病位近的用奇方,病位远的用偶方,发汗时不用奇方,攻下时不用偶方,上不足用补,邪在上用祛邪法,需用缓方;下不足用补,邪在下用攻邪法,需用急方。急方的药气味厚,缓方的药气味薄,所以可使药力适达病所,就是这个意思。如果病位远,药物气味经过中道的,应根据病位高下食前或食后服。不要使药物气味不达病所或超越病位。所以平调气机之道,病位近用奇方或偶方时,药剂宜小。病位远用奇方或偶方时,药剂宜大。大方药味数少而量重,小方药味数多而量轻。多达九味,少至二味。用奇方不效则用偶方,称谓重方,用偶方不效时,可加用顺从病性的药作为反佐,就是说寒热温凉药性与病性顺从的意思。

解 读

此阐述制方用药的准则。当人生病的时候,疾病有上下、远近、内外、轻重之别,用药各不相同。病气有处于头、胸等高位的,如癫痫、咳嗽之类,也有的处于腹胫等低位的,如腹痛、足肿之类;有的病在肌表肢端,如湿疹、指麻之类,其病远离身体的中心,有的病在脏腑肠胃,如胸痛、呕吐之类,其病近在身体中心附近;有的病情严重需用峻剂,如胸腹积水的实证,有的病情轻浅只需轻剂,如感冒鼻塞之类。对这些不同的病情进行治疗时,遣方用药的基本原则就是以药力能达病所为准。

同一种病邪侵袭人体,会因为不同人的身体情况不同,出现不同的表现,病邪侵袭的部位会有差异,疾病的轻重程度也会有所不同,所以治疗也需因人而宜。比如新冠病毒肺炎在不同人的身体上就表现出很大的差异性。有的人病情很重,发展很快,有的人出现嗅觉或味觉的丧失,有的人以腹痛、腹泻为主,有的人始发是结膜炎的表现。那么对它的治疗,就需要使用不同的药物组合,以到达不同的部位去驱除病邪。中国古人正是发现了人体体质的多样性,人体对疾病反应的多样性,所以提出了在用药时需要合理组方,使药达病所,力胜病邪的制方准则。

疏其血气，令其调达，而致和平

《素问·至真要大论》　故《大要》曰：谨守病机，各司其属，有者求之，无者求之；盛者责之，虚者责之。必先五胜，疏其血气，令其调达，而致和平，此之谓也。

所以《大要》中说：谨慎地遵循病机理论，掌握各种病证与病机之间的归属关系，有此症当探求其机理，无此症亦应探其原因，务求与病机相契合。盛实者，当责究其邪气致病情况；虚弱者，当责究其正气不足的情况。必须首先掌握天之五气及人之五脏之气的偏盛偏衰，然后疏通气血，使之协调畅达，达到和谐平衡的目的，这就是有关病机的道理。

本句阐明了中医治疗疾病的原则和目标。血气是人体最主要的生命物质。血气通调，能达到全身各处，从而使人气血调和、寒温调适、脏腑和谐，这就是"和平"，是健康的状态。中医治疗疾病的目标就是要达到这种"和平"的状态。人体生病往往或是因为气血出现了短缺不足的情况，或是因为气血运行不畅，出现了壅滞的情形，以致人体各部之间、阴阳之间、脏腑之间的平稳和谐状态被破坏了。

"和平"不仅是中医诊疗疾病时追求的目标，也是中医生命观和世界观的重要部分。"和"是中国古代哲学的重要范畴，它既可以指两种对立物象之间的协调、和顺关系，又阐明了同一事物中两种对立属性之间的对立转化、矛盾统一的性质。"平"则是对立双方相互制约以达到平稳的一种状态。中医追求"和平"，体现出对生命、社会、世界的和谐平稳状态的追求,这种思想实际是儒道诸家"和"思想在医学中的升华和发展。

对于失于"和平"的疾病状态,《内经》强调"审察病机,各司其属",即找到破坏"和平"的关键点,并调节这一关键点,让人体的内环境恢复"和平",使人体与天地大环境之间恢复"和平",这是中医诊治疾病的基本原则。人失"和平"则病,社会失于"和平"亦病,医人病之法又何尝不能用于医社会之病呢?

逆者正治,从者反治,从少从多,观其事也。……热因热用,寒因寒用,塞因塞用,通因通用

《素问·至真要大论》　帝曰:何谓逆从?岐伯曰:<u>逆者正治,从者反治,从少从多,观其事也</u>。帝曰:反治何谓?岐伯曰:<u>热因热用,寒因寒用,塞因塞用,通因通用</u>,必伏其所主,而先其所因,其始则同,其终则异,可使破积,可使溃坚,可使气和,可使必已。帝曰:善。气调而得者,何如?岐伯曰:逆之,从之,逆而从之,从而逆之,疏气令调,则其道也。

黄帝问:什么叫逆从?岐伯答:逆病象用药的称正治法,顺从病象用药的称反治法,至于所用从治药的多少,要根据病情而定。黄帝问:什么叫反治?岐伯答:用热药治疗假热证,用寒药治疗假寒证,用补益药治疗有阻塞假象的病证,用通利药治疗有通利假象的病证。要抓住疾病的根本加以制伏,首先要搞清疾病发生的原因。反治初始的阶段,药性与假象相同,经过治疗假象消失,真象显露,药性与假象相反。只有这样,才能破除积滞,消散坚癖,使气机调和,治愈疾病。黄帝说:好。有六气调和而受邪得病的如何治疗?岐伯答:或逆治,或从治,或

先逆治而后从治,或先从治而后逆治,以疏通气血,使其调达,这就是治疗的法则。

对于正治法和反治法,一般而言,对疾病治疗时总是逆着病象而治,如有热象就用寒药以清热,这是治疗的常规,因此称为正治法。在特殊情况下,疾病的病象呈现出与疾病的本质相反的虚假表象,这时仍应针对疾病的本质进行治疗,在用药上就好像顺从了病象而施治,因与常规治法相反,因此称为反治法。比如患者呈现汗出发热的热象,但这种热象实际是阳气虚亏到一定程度,阳浮于体表后的表现,所以其治疗当用温热的药物以补益阳气,即"热因热用",这就是反治法。又如虚人便秘,大便阻塞不下是因为体虚肠道无力,此时当用补益药如人参之类补气以通便,即"塞因塞用";患者出现手足寒冷,实因有热郁积在体内,阻遏了阳气达于体表,肌肤失于温煦所致,此时需用寒凉药把郁积的内热透泄出去,即"寒因寒用";患者出现腹泻时,如果大便是秽臭的,往往是湿和热积滞在肠胃所致,当用泻除湿和热的药物把湿热尽早地排出体外,即"通因通用",所有这些治法都是反治法。应用反治法的关键是"伏其所主""先其所因",也就是抓住疾病的本质,"治病求本"。

疾病是千差万别的,疾病的表现也呈现出各种复杂的变化,所以患者的病象中有一些是疾病本质的真实表现,有一些则是假象的表现,真实的表现与假象的表现往往会搀杂在一起,混淆人们的视线。比如有些人舌苔很厚腻,一般情况下这是湿气重的表现,人们会用化湿的药物进行治疗,但如果观察到这个患者舌边很光净嫩红,这又是阴液损伤的表现。那么治疗时就要考虑是否需要补益人体的阴液。因为补阴的药物往往会引起湿气的加重,而化湿的药物多为香燥之品,易伤阴液,所以对这类患者如何配合使用化湿药和养阴药就需要仔细斟酌。在一些病例里,舌苔厚腻反映出的湿气实际是因为阴液不足所致。这就好似地上有了污垢,往往干擦无法去除,喷水湿洗反能奏功一样。这些患者的湿气是由于阴液不足,脾胃失去阴液的滋养,从而脾胃运输水液的功能失司,导致饮入的水液停于体内成为湿气。这时用养阴药补养脾胃的阴液,使脾胃恢复功能,内停的湿气自然得解。但毕竟体内已经存在湿气的停留,因此在治疗时往往还需要使用一些化湿药。这种用较多的养阴药,较少的化湿药,治疗厚腻苔的方法就是应用了反治法,是"从多"的情形。但在另外一些病例中,情况就不一样了。这些患者的舌苔厚腻确是体内湿气沉重的反映,因为湿气在体内阻碍了气血津液的正常运行,所以在局部出现阴液不足的征象,那么对他们的治疗依然是以化湿为主。如果确实因水液的正常代谢被湿气所阻,导致全身阴液的亏损,那么也可以适当地应用一些养阴的药物。这就是"从少"的情形。所以"从多""从少",关键还是看引起这些病象的本质原因是什么。所谓"观其事",就是在治疗时要抓住疾病的本质,再根据具体病情,选择"从多"还是"从少",圆机活法地处理病证。

疾病的表现存在真象、假象,社会问题更是呈现出真真假假、真假难辨的各种表象。在解决社会问题时,也必不可免地需要选择"正治"还是"反治","从多"还是"从少",一切问题都需要"观其事",具体问题具体分析。

诸寒之而热者取之阴,热之而寒者取之阳,所谓求其属也

《素问·至真要大论》 帝曰:论言治寒以热,治热以寒,而方士不能废绳墨而更其道也。有病热者,寒之而热,有病寒者,热之而寒,二者皆在,新病复起,奈何治?岐伯曰:<u>诸寒之而热者取之阴,热之而寒者取之阳,所谓求其属也</u>。

语　释

　　黄帝说：古医论中说，治寒病当用热药，治热病当用寒药，医生们也不能废弃这些准则，改变这些规律。但有的患者，热证用寒药治疗反而有热，寒证用热药治疗反而有寒，寒热二证俱在，而且新的病证出现，应当怎样治疗呢？岐伯答：凡热证用寒药治疗而反热的，应当取法于养阴，寒证用热药治疗而反寒的，应当取法于补阳，这就是所谓推究疾病的本质是属于阴或于阳。

解　读

　　这是讨论疾病治疗中常与变的问题。临床病证千变万化，如果医生治病只知道墨守成规，寒病用热药，热病用寒药，遇到异常的情况，就行不通了。比如具有热象的病证用寒凉的药物，或者有些具有寒象的病证用热药，不仅没有取效，反倒又增添了新的病变，这是何故呢？这就涉及到治疗疾病的知常达变的问题。寒药一般是指苦寒清热的药物，主要用来清除邪热炽盛所致的实热病证。有热象而用寒药是常规的治法，但用之无效，说明此处所表现的热象并非是邪热盛的实热证。那么这个热象可能就是虚热，是因为阴虚所导致的阳亢之热，因此只有用滋阴的方法才能达到降火的目的，即当"取之阴。"热药多指辛温发散的药物，主要用来温散体内的寒气。有寒象但用热药无效，说明此寒象并非是寒气壅实之证，乃是虚寒，是因阳虚所导致的阴盛之证，故而要用益火补阳之法治疗，即"取之阳。"这样的治疗方法才是探求疾病本质的属性，治病求本的正确法则。唐朝的王冰对此二句作的注释，至今读来仍非常有味道，他说："壮水之主，以制阳光；益火之源，以消阴翳"。十分形象地说明了滋阴以制亢阳，补阳以消虚寒的治疗原则。

　　"知常达变"是中国古代重要的认识论和方法论思想。"知常"就是要掌握事物的基本规律，"达变"就是要懂得机动灵活地应对具体的各种变化。这其中蕴含了哲学上处理普遍性和特殊性关系的辩证思想。如何辨别"常"与"变",中医认为"求其属"是关键。所谓"求其属",就是要找到问题产生的根本原因,从而判断是用常法还是变法来处理。世间事物的表象纷繁复杂,人们既需要对事物的规律和变化有所了解,更需要有一双慧眼去辨别事物目前处于何种状态。这双慧眼的练就显然只有通过不断地实践和总结才能实现,这或许就是本句话给我们更深层次的启发吧。

凡刺之法,先必本于神

《灵枢·本神》 黄帝问于岐伯曰:凡刺之法,先必本于神。血脉营气精神,此五藏之所藏也。至其淫泆离藏则精失,魂魄飞扬,志意恍乱,智虑去身者,何因而然乎? 天之罪欤? 人之过乎? 何谓德气生精神魂魄心意志思智虑? 请问其故。

岐伯答曰:天之在我者德也,地之在我者气也,德流气薄而生者也。故生之来谓之精,两精相搏谓之神,随神往来者谓之魂,并精而出入者谓之魄,所以任物者谓之心,心有所忆谓之意,意之所存谓之志,因志而存变谓之思,因思而远慕谓之虑,因虑而处物谓之智。故智者之养生也,必顺四时而适寒暑,和喜怒而安居处,节阴阳而调刚柔。如是则僻邪不至,长生久视。

黄帝问岐伯说:大凡针刺治疗的法则,首先必须以患者神气盛衰为根本和依据。血、脉、营、气、精、神,这些都藏守于五脏之中。若情志放恣过用,则五脏精气不能守藏而散失。这时魂魄飞荡飘扬,志意恍惚迷乱,智慧谋虑就会离开人体而丧失。这是什么原因造成的呢? 是自然的惩罚,还是人为的过失? 什么叫德、气、生、精、神、魂、魄、心、意、志、思、智、虑? 请问它们之间的关系是如何的?

岐伯回答说：天赋予我们自然的特性，地赋予我们赖以生存的物质。天德下流，地气上交，阴阳相错，升降互因，始有生命的产生。所以孕育生命的最初物质叫做精，父母精气相交产生新的生命活动。随神气往来的精神活动叫做魂，依附于精气出入的本能反应叫做魄。担当认识和处理事物之职的是心；心感知事物后，根据记忆萌发的未成定见的意念活动，叫做意；在保存意念的基础上，对事物产生了较为明晰的概念，叫做志；对已形成的概念进行反复地推敲、琢磨，随时进行调整和改变的过程，叫做思；通过反复思考，对事物进行由近及远，由浅入深的分析，并加以推理、预测，称之为虑；经全面分析综合，对事物作出正确的判断和处理，叫做智。所以明智的人进行养生，必定顺应四季的时令，适应寒暑的不同变化，调和情志，安定起居，调节阴阳刚柔。这样，病邪就不来侵扰，而能长寿。

  解　读

本句阐述治疗时以神为本的观点。中医学所说的神，有广义和狭义之分。狭义的神指人的精神活动，包括精神意识思维和情感，是人体生命活动的最高形式。广义的神，是人生命功能的集中体现和概括，本句中的"神"就属于此类，也可称为神机。本于神，指针刺能否取效，根本在于患者的神机。从形神关系而言，形是神的物质基础，而神对形具有反作用，这种反作用有时会起到决定性的作用。"凡刺之法，先必本于神"的观点，就是强调神在疾病的针刺治疗中起着重要的作用。治疗之所以能发挥作用，除了方法正确外，更重要是人体的神机的作用，即人体积极恢复阴阳平衡的自我调节能力。如果气血精神竭绝，神机就不能发挥作用。掌握患者的精神情志状态，调节患者精神情志以引导经气是治疗疾病的重要环节，所以说"本于神"对于疾病治疗意义重大。

那么如何"本于神"？"本于神"涉及患者及医者两个方面。一方面，病者的"神"，就是患病后的精神状态。患者的精神状态关系到疾病的转归、预后以及医生治疗的效果。对于医者而言,在诊疗过程中要始终关注患者的精神情绪变化,做好相应的心理治疗。另一方面,诊疗过程中注意患者的"神气"变化。所谓"神气"不仅体现在患者的精神状态方面,还表现于面部的气色、眼神、语音、动作、皮肤毛发的色泽、舌苔、脉象、食欲、大小便等诸多方面。对这些方面的观察判断,往往是甄别医者诊疗水平的关键所在。总之,在治病的全过程中,包括望、闻、问、切以及理、法、方、药等各个环节,均不能脱离"本于神"。

本句虽然是对于针刺治疗所说的,但在任何医疗过程中,"本于神"都有着重要的指导意义。临床上如果患者对疾病有恐惧心理,对医生不信任,对医生的治疗措施不相信,都会影响治疗的效果。反过来,如果医生对疾病诊疗不细心,对患者漠不关心,就可能造成医疗事故和医患矛盾。可以说"凡刺之法,先必本于神"对于目前的临床工作仍然有着很好的指导价值。

夺血者无汗,夺汗者无血

《灵枢·营卫生会》 黄帝曰:夫血之与气,异名同类,何谓也?岐伯答曰:营卫者,精气也;血者,神气也。故血之与气,异名同类焉。故<u>夺血者无汗,夺汗者无血</u>。故人生有两死,而无两生。

黄帝问:血和气,名称不同但属同一类物质,这是什么道理?岐伯答:营卫之气者由水谷精气所化生;血也是由水谷精气经心神的作用化生的,所以血和气,名称虽不同但来源同属一类。因此。血液损耗损过度的人,不要再发其汗;汗出过多的人,不要再伤血动血。汗血两损是死证;汗血损伤不同时出现,尚有生机。

此讨论汗血同源的问题。中医认为汗乃津液所化,来源于饮食精微。血是由饮食精气和津液变赤化成。因此,汗、血来源相同。在病理情况下,多汗必伤其血,失血亦必伤津,汗血两伤必致阴液枯竭,生命可虞。所以,大量失血的患者就不要使用汗法。比如一些外伤失血、久病出血的患者,如果又感受了风寒邪气,出现风寒表证,就应当慎用汗法。同样的,多汗的患者,也不要用放血的治法。古人认为通过放血可以把停留于经脉中的邪气驱逐出去,因此放血治疗在古代十分常见,在临床上确也有许多疾病可因合理使用放血疗法而得到缓解。但是对于汗出过多的患者,因为津液已伤,就不应当再用放血的方法来治疗。

汗法和放血法都是中医临床上验之有效的治疗方法,当辨证准确时的确能收到药到病除的效果。但是任何治疗方法都有一定的局限性,即使对症了,还必须综合考虑患者的全身情况,方可加以施用,比如在施用汗法和放血法时必须虑及汗血同源的因素。在我们的学习工作中,可能也经常会发现有一些经验、方法十分有效,但在具体应用时也必须把握这些方法所涉及的各种因素之间的关联关系,如此才不至于一叶障目,做出错误的决定。

有故无殒,亦无殒也

《素问·六元正纪大论》 黄帝问曰:妇人重身,毒之何如?岐伯曰:有故无殒,亦无殒也。帝曰:愿闻其故何谓也?岐伯曰:大积大聚,其可犯也,衰其大半而止,过者死。

黄帝问:妇人怀孕得病,用峻药治疗会怎么样呢?岐伯回答:如果药物针对疾病的根本缘由治疗,既不会伤害妇人,也不会伤害胎儿。黄帝问:想听听其中的道理?岐伯回答:如孕妇患有大积大聚病证时,可以用峻药攻下,但要注意用药的度,待大积大聚衰减过半,就应停止用药,以免太过伤正气而死。

本节经文讨论了孕妇患病时的用药法则。药为纠偏补弊而设,古人概称治病之药为"毒药",实际是指药物的偏性,治疗疾病就是运用药的偏性纠正由于内外致病因素作用于人体而产生的寒热虚实的偏颇,民俗所谓"是药三分毒"。孕妇如果患病,就可以使用毒药来治疗,药物的毒性(偏性)有病气相当,所以毒药不会对孕妇和胎儿造成伤害。对于罹患严重积聚病证的孕妇,也可以用攻伐的药物治疗积聚病,但一定要把握用药的尺度,适可而止,即在病情衰减大半的时候就要停药,否则会损伤孕妇的正气,甚至伤害到胎儿,严重的可以导致死亡。

现代社会由于对于孕产的过度关注,再加上人们在认识上的一些偏差,使不少孕妇对孕期用药顾虑重重,甚至拒绝服用一切药物,唯恐损伤胎气。临床上常见孕妇患病未能及时治疗,导致病情加重,以致母体气血损伤,胎儿发育受影响,甚至流产的情况。因此,对女性来说,要树立正确的用药观,了解合理的药物治疗对妊娠不仅无害,反而有益。比如一些生有较大子宫肌瘤的患者,在怀孕之后,还应当继续治疗肌瘤,以保障胎儿的健康发育。

"有故无殒"的观点不仅是针对孕妇患病的一条治疗用药原则,也是中医临床用药的一个基本原则。有是病则用是药,无病则毋需用药。比如一般情况下,外感风寒时不应当使用补药,以免留恋邪气,疾病迁延。但如果患者素体虚弱或乃久病之后,就必须使用人参、黄芪等补益之品以助正气,否则病不易愈。对于无病之人,不当无事进补,滥补会危害身体健康。

"有故无殒"的观点更是指出了中药的毒性和药性之间的辩证关系。

中药的有效成分以及一些毒性成分,在辨证准确、剂量合理的情况下,就是治病的良药,而在不合理、超剂量使用时就会成为致病的毒药。比如,砒霜是众所周知的毒药,但现代有用在急性白血病的治疗中却起到了非常重要的作用。因此,药物的有毒和无毒是相对的,不能孤立地看待药物本身有无毒性,而要着眼于药物与机体之间的相互关系,辩证地、恰当地分析运用。

　　即使辨证准确,在应用中药时,仍应中病即止。这反映了中医在用药上的中庸特色。中庸即是无过与无不及,恰到好处。儒家谈中庸主要是说人的思想、行为当允执厥中,道德修养要追求中和。中医说中庸则强调了用药中节,合理有度。中医认为人体有自我恢复的功能,因此治疗疾病时不必对病邪赶尽杀绝,而是通过休养生息、饮食调摄等方式让人体把残余的病邪驱除出体外。即使是积聚这类比较严重的疾病,也只需要衰其大半即止,尤其对孕妇而言更不能肆意攻伐,而忽视孕妇怀孕在身这个基本状况,以免用药过度伤害胎儿。

知标本者,万举万当;……间者并行,甚者独行

《素问·标本病传论》　黄帝问曰:病有标本,刺有逆从,奈何?岐伯对曰:凡刺之方,必别阴阳,前后相应,逆从得施,标本相移,故曰:有其在标而求之于标,有其在本而求之于本,有其在本而求之于标,有其在标而求之于本,故治有取标而得者,有取本而得者,有逆取而得者,有从取而得者,故知逆与从,正行无问,知标本者,万举万当;不知标本者,是谓妄行。

　　夫阴阳、逆从、标本之为道也,小而大,言一而知百病之害,少而多,浅而博,可以言一而知百也。以浅而知深,察近而知远,言标与本,易而勿及。

　　治反为逆,治得为从。先病而后逆者治其本,先逆而后病者治其本,

先寒而后生病者治其本,先病而后生寒者治其本,先热而后生病者治其本,先热而后生中满者治其标,先病而后泄者治其本,先泄而后生他病者治其本,必且调之,乃治其他病,先病而后先中满者治其标,先中满而后烦心者治其本。人有客气,有同气。小大不利治其标,小大利治其本。病发而有余,本而标之,先治其本,后治其标;病发而不足,标而本之,先治其标,后治其本。谨察间甚,以意调之,<u>间者并行,甚者独行</u>。先小大不利而后生病者治其本。

 语 释

黄帝问道:疾病有标本的不同,针刺有逆从的区别,这是什么原因呢?岐伯回答说:针刺的方法,必须区别疾病的阴阳属性,治疗中先病后病相互照应,逆治、从治施用得当,标本先后因病制宜。所以有的可以见标病而治标,有的可见本病而治本;也有见本病而治其标,或见标病而治其本的。有治标而取效的,有治本而取效的,有用逆治法取效的,也有用从治法取效的。因此,知道了治疗逆从的原则,就能正确施治没有疑虑。掌握标本先后原则,便可万举万全;若不懂得标本的道理,就是妄行乱施。

阴阳逆从标本的道理,以小而见大,掌握了其中的道理,就能知道许多疾病的危害,即由少而知多,由浅薄而广博,言一而知百。但以浅而知深,察近而知远,标本的理论理解比较容易,而要恰当运用,不易掌握。

治疗违反标本之理为逆,符合标本之理为顺。大抵先病而后出现气血逆乱的,先病为本,先治其本;先由气血逆乱而后致生他病的,气血逆乱为本,先治其本。先因感寒而后生病的,则寒为本,先治其本;先病而后出现寒象的,先病为本,先治其本。先因感热邪而后生病的,则热为本,先治其本。先因感热邪而后生中满的,则中满为标,标急先治其标。先病而后泄泻的,先病为本,先治其本;先泄泻而后生其他病变的,泄泻为本,先治其本,必先调治本病,然后再治他病。先病而后出现中满的,中满为标,标急先治其标,先病中满而后出现心烦的,中满为本,本急先治其本。人体有感受外邪而发病的,也有本身功能失调而发病的。一般来说,凡是大小便不利的,当先治标病;大小便通利的,先治本病。病发而见邪气有余之证,宜以本而标之的方法,即先治其本,后治其标;病发而见正气不足之证,宜以标而本之的方法,即先治其标,后治其本。谨慎地观察病变轻重深浅,权衡标本的缓急,病轻浅的标本同治,病深重的单治本或单治标。先见大小便不利而后出现其他病证的先治其本。

解读

　　本,即树根,比喻事物根本的、本质的、内在的属性;标,即树枝,比喻事物枝节的、现象的、外在的属性。医学上,本指原发的或根本的病变;标指后发的或表象的病变。通俗地讲,就是指主要矛盾和次要矛盾,或指矛盾的主要方面和次要方面。所谓知标本,就是掌握疾病的轻重缓急,采用针对性治疗的重要原则。

　　间,指疾病处于中间状态,即病情比较平缓的意思;甚,指病情严重。在病情平缓的时候,可以采取既治本又治标标本"并行"的治疗原则;当病情严重的时候,先针对最主要病变,或单独治本,或单独治标,即所谓"独行"。中医有"标本兼治""急者治其标,缓者治其本"的名言,就是说的这个道理。

　　在一个人的身上,疾病往往不那么单纯,既有头疼脑热,再有腹痛腹泻,又伴肢体麻木,这是因为人作为自然界进化最高等的生物,其结构之复杂,功能变化之多样,必然也是最高级别的。但如刀之两刃,它带来人智慧的思想和精巧功能的同时,在疾病状态上也表现为及其复杂和多变。

　　面对疾病如此复杂的局面,医生治疗如何下手呢?

　　《内经》的答案是两句话,第一句是"必别阴阳",第二句是"知标本"。关于别阴阳,另有专论,在此从略。

　　"知标本"的核心实质是一种诊治策略,可以让医生在复杂、紧急的病情下还能够理性分析,沉着应对,不至于手足无措。用一句话概括,是在掌握患者疾病标本及其标本之间联系的基础上,动态分辨轻重缓急,采取最优的、合理的、有针对性的治疗措施,达到最佳治疗效果("万举万当")的诊治策略。

以 2020 年新冠病毒肺炎诊治为例,在重症新冠病毒肺炎患者中,有糖尿病、冠心病等基础疾病的比例较高,说明患者之前的基础性疾病与新冠病毒肺炎之间存在着病理的联系,虽然得病有标本先后,病变脏器也有区别,但诊治时不能孤立地看待,而要联系地看,要兼顾地看,既要考虑新冠病毒肺炎的病情,又要考虑原有糖尿病、冠心病的情况,这就是"标本兼顾"的观点。但如果这个新冠病毒肺炎患者出现严重呼吸困难的时候,治疗的重点就需要转移到开通气道,维持呼吸等抢救措施上来,这就是所谓的"急则治其标",也即本节所说的"甚则独行"。待脱离危险,病情平稳时可在回到标本兼顾的策略。如果因新冠病毒肺炎的病情,反过来导致基础疾病加重,甚至危及生命,那么标本诊治策略可能要相应改变,这种动态变化,即所谓"标本相移"。

治病应"知标本",治国也如此。

2012 年 12 月,习近平总书记在广东考察工作时谈到了治本和治标关系的问题,他说:"统筹谋划,就是要提高改革决策的科学性。……提出改革的战略目标、战略重点、优先顺序、主攻方向、工作机制、推进方式,提出改革总体方案、路线图、时间表。……所谓顶层设计,就是要对经济体制、政治体制、文化体制、社会体制、生态体制作出统筹设计,加强对各项改革关联性的研判,努力做到全局和局部相配套、治本和治标相结合、渐进和突破相促进。"其中就包含着分别标本的轻重缓急,对标本间关系的分析,标本兼顾,"并行"与"独行"相互促进的观点。

再以党中央治理腐败策略变化为例,王岐山同志在 2013 年 1 月曾说,在坚持标本兼治的前提下,当前要以治标为主(打苍蝇老虎),为治本赢得时间。随着反腐败的深入,形成"压倒性态势已经形成并巩固发展"的情况下,在保持惩治腐败高压态势的同时,锲而不舍落实中央八项规定精神,不断健全监督体系,进一步完善法规制度体系,体现"标本兼顾"的反腐败策略。

可见,无论治病救人还是治国安邦,《内经》的"标本"之论有着普遍的指导意义,充分反映了中国传统文化所蕴含的深邃哲理和博大思想,值得今天反复品味、认真体会。

夫治民与自治,治彼与治此,
治小与治大,治国与治家,
未有逆而能治之也,夫惟顺而已矣

《灵枢·师传》　黄帝曰:余闻先师有所心藏,弗著于方,余愿闻而藏之,则而行之,上以治民,下以治身,使百姓无病,上下和亲,德泽下流,子孙无忧,传于后世,无有终时,可得闻乎? 岐伯曰:远乎哉问也! 夫治民与自治,治彼与治此,治小与治大,治国与治家,未有逆而能治之也,夫惟顺而已矣。顺者,非独阴阳脉,论气之逆顺也,百姓人民,皆欲顺其志也。

黄帝问:我听说先师有许多心得,没有记载在书板上,我希望听到这些并珍藏起来,并作为准则去做,上以治民,下以治身,让百姓没有疾病,上下和美亲善,恩德教泽下流民间,使后代子孙无忧无虑,传于后世,可以一直传下去。这些可以告诉我吗?岐伯回答:真是深远的问题啊,治民与自治,治彼与治此,治小与治大,治国与治家,从来没有用逆行的方法能治理好,只能采取顺行的方法。但这里所说的顺,不仅仅指医学上阴阳经脉的逆顺,还有气的逆顺,即顺应百姓民众的愿望和志向。

社会治理的实践告诉我们,治理无论大小、彼此,无论他治、自治,无论治国、治家，唯有顺应天道，人道才能够有一方安宁、家国昌盛。从未有逆天道、人道而能长久而治者。本句以社会治理为喻，论述治病的基本原则在于一个"顺"字。"顺"者，顺天道人道。顺天道，即顺应天地自然界运动变化的规律，如日月星辰变换，四季冷暖交替；顺人道者，即顺民心民意。

治病之道有同样的道理，血脉调和，气血和顺是健康的核心要义。疾病的产生，原因很多，但归根结底是导致了人的气血的逆乱，所以《内经》说"百病生于气"。因此，疾病预防的重点就是要防止"逆乱"的产生，疾病治疗的关键就是要纠正这种"逆乱"的状态，恢复气血的"和顺"，达到治愈疾病的目的。临床上可以用药物、针灸、推拿以及心理疏导等方法纠正逆乱，恢复健康。

《内经》以社会治理讨论医学问题，本身说明中医学注重人与社会关系的学术特点。社会的矛盾、生活的动荡等对身体产生的精神上的负面影响，成为许多疾病不可忽略的原因。因此防治上可以从社会因素方面寻找病因，通过劝慰、疏导等方法来舒缓精神情志以治病求本。

另一方面，也反映了中医自然—社会—人整体医学模式构建过程中，中国传统文化对其渗透和影响。《吕氏春秋》曰："先王先顺民心，故功名成。夫以德得民心以立大功名者，上世多有之矣。失民心而立功名者，未之曾有也。"《老子》亦言："圣人无常心，以百姓心为心。"2013 年 12 月 26日，习近平总书记在纪念毛泽东同志诞辰 120 周年座谈会上的讲话中，引用了《管子·牧民》"政之所兴在顺民心，政之所废在逆民心"的典故，正说明了其重要的当代文化价值。

粗守形，上守神

《灵枢·九针十二原》 黄帝问于岐伯曰：余子万民，养百姓，而收其租税。余哀其不给，而属有疾病。余欲勿使被毒药，无用砭石，欲以微针通其经脉,调其血气,营其逆顺出入之会。令可传于后世,必明为之法,令终而不灭,久而不绝,易用难忘,为之经纪。异其章,别其表里,为之终始,令各有形,先立《针经》,愿闻其情。岐伯答曰:臣请推而次之,令有纲纪,始于一,终于九焉。请言其道。小针之要,易陈而难入,<u>粗守形</u>,<u>上守神</u>,神乎神,客在门,未睹其疾,恶知其原。

语 释

黄帝问岐伯:我爱抚的万民,供养百官贵族,还征收他们的税租。我怜悯其得不到长寿,还常患疾病。我想治疗时不要让他们遭受药物、砭石的苦痛,而用细小的针刺来疏通经脉,调节血气,使其营运出入会合运行顺畅无逆。让这种方法传于后世,必明确为治疗法则,使其不会灭绝,长久相传,容易学习运用,印象深刻难以遗忘,成为治疗的规范准则。分别篇目章节,辨别事物表里,论述事物来由和经过,使之有形可依,故应当先立一部《针经》的著作,为此希望听到这方面的内容。岐伯回答:为叙述有纲纪条理,请允许我按照次序,从一到九说说其中的道理。掌握小针的要点,似乎挺容易,深入下去却很难,一般的医生,只停留在患者形体病变的可见部分,而高明的医生更注重患者神气的无形作用。神啊神,经脉穴位是邪气出入门户,医生看不见患者的疾患所在,怎么能知道疾病的原因呢?

解 读

粗,指粗工,即医术一般的医生;上,即上工,指医术高明的医生。所以,这句话是讲一般医生和高明医生在治疗时的区别。明代医家张景岳解释说:"粗守形,粗工守形迹之见在也。上守神,上工察神气于冥冥也。"虽然说得有点玄妙,但讲到点子上了。孔子曾说,看一个人怎样,需要"听其言而观其行",这在中医学的理念中是不够的,看一个人是否健康,除了听其言观其行这些听得到、看得到的有形的部分,如言语声音是否正常、饮食起居是否规律、有否痛痒异常、活动是否自如等，还要能观察其看不见、听不到、摸不着的称之为"神气"的部分。所谓"神气"，在外指的是人的精神情志状态，在内指一种生命的活力，包括意志力，控制力、反应力、调节力等。得同样癌症，身体条件、治疗手段也相仿，有的效果好，有的效果差，为什么呢？中医认为关键在于神气之有无多少，高明的医生与一般的医生的区别就在于，他不仅仅看到患者形的部分，还认识的到神气对于治疗的作用，在掌握患者神的状态，调动其神气上下了功夫，所以《内经》曰"上守神"。

这里以针刺为例，说明医生如何守神的。首先要仔细观察患者的精神和情绪，通过望色诊脉，了解患者神气状态；然后通过语言引导患者神气的运行，如引导其精神注意力集中于将要针刺的部位；针刺时通过医生手上的感觉，以及患者针刺后的酸胀麻木等反应了解针刺得气的情况，也即调动神气的情况，如果得气，一般效果比较好，反之，若没有得气，效果就差。所以《灵枢·本神》曰："凡刺之法，先必本于神。"就是说的这个道理。

《内经》如此注重神的作用，有其传统文化的基因，《荀子·天论》言："心居中虚以治五官，夫是之谓天君。"《荀子·解蔽》亦曰："心者，形之君也，而神明之主也。"从而有了《内经》强调精神的重要作用，提出心主神明，为君主之官的观点。可贵的是，《内经》吸取了先秦对形神关系唯物的解释，如管子提出："气，道乃生，生乃思，思乃知。"(《管子·内业》)认为"气"是构成生命的基本物质，生命产生才有精神思维，人的精神思维是"气"运动的产物。所以，所谓"守神"并非指神灵玄妙的东西，而是有实在的气血作为物质基础的，正如《灵枢·小针解》所谓的："上守神者，守人之血气有余不足。"

古人治病特别重视人的精神作用，其实，面对生活、工作，我们都需要精神的力量。毛泽东同志有句名言：人是要有一点精神的。习近平总书记在《之江新语·发展出题目，改革做文章》中重提毛泽东这句名言，"人是要有一点精神的"。良好的精神状态,能极大地激发人的智慧和潜能,产生巨大的力量,从而克难制胜,成就事业。

无迎逢逢之气,无击堂堂之阵

《灵枢·逆顺》　黄帝问于伯高曰:余闻气有逆顺,脉有盛衰,刺有大约,可得闻乎? 伯高曰:气之逆顺者,所以应天地、阴阳、四时、五行也。脉之盛衰者,所以候血气之虚实有余不足。刺之大约者,必明知病之可刺,与其未可刺,与其已不可刺也。

黄帝曰:候之奈何? 伯高曰:《兵法》曰无迎逢逢之气,无击堂堂之阵。《刺法》曰无刺熇熇之热,无刺漉漉之汗,无刺浑浑之脉,无制病与脉相逆者。

黄帝问伯高说:我听说气有逆有顺,脉有盛有衰,针刺有它的大法,可以讲给我听听吗? 伯高说:人体气行的逆顺,是与天地阴阳四时五行相应的;脉的盛衰,可以根据它来诊候血气的虚实及其有余、不足等情况;针刺的大法是,一定要清楚了解哪些病可以针刺,哪些病一时还不可以针刺,哪些病已经不可以施行针刺。

黄帝问:怎样诊候哪些疾病是不宜针刺的呢?

伯高说:《兵法》上说,不可迎战士气非常高涨的敌军,不要出击阵容十分强大壮盛的阵容。《刺法》说,不要刺热太盛的患者,不要刺大汗淋漓的患者,不要刺脉象浊乱的患者,不要刺病的外部表现与脉象相反的患者。

这是《内经》引"兵法"来说明治疗疾病时机的重要性。逢,即蓬,逢逢,解释为蓬勃旺盛,堂堂,指阵容齐整。意指不要迎击斗志蓬勃之敌,不要攻击阵容整齐战阵。医道与兵法同理,借以说明针刺治疗不要在邪气来势猛烈的时候进行,主张治病要掌握时机,因为邪盛之时易与正气强烈相争,以致耗伤正气,损害人体。《内经》有"病之起始也,可刺已,其盛,可待衰而已"之说,意思是疾病刚开始发生时,可以用针刺的方法治疗,如果邪气旺盛时,不必马上针刺,可以等待邪势稍缓时再行针刺。再如疟疾急性发作的时候,寒热往来不定,用热药寒药都不妥当,这时候只有等发作自行衰减后再给与针刺治疗。再如发作性疾病癫痫,其在发作时不必急于治疗,它往往可以自行苏醒,治疗的关键在于制止其再发作,必须在发作的间隙,根据辨证施治的原则,控制其发作。《内经》提示临床针刺、用药要掌握时机,因势利导,灵活运用,方能取效。

《内经》概括疾病的机理善用邪正二字,疾病发生进退,主要由正邪双方力量对比决定。这种思维来自战争。战争的发展方向,由敌我双方之力量决定。因此,《孙子兵法》包含了许多中医的治法,清代著名医学家徐大椿就曾写过《用药如用兵论》的名篇。

《孙子兵法》的文字与《内经》稍有不同,《孙子·军争》曰:"无邀正正之旗,无击堂堂之阵。"并指出其道理在于"避其锐气,击其惰归,此治气者也"。为什么不能迎击旗帜整齐、部署周密的敌人,不能攻击阵容严整、实力雄厚的敌人?是要避其锐气,等待敌人懈怠、散乱的时候发起进攻。《淮南子·兵略训》也有类似的说法:"善用兵者,当击其乱,不攻其治,是不袭堂堂之寇,不击填填之旗。"

在战争年代,毛泽东同志提出了"敌进我退,敌驻我扰,敌疲我打,敌退我追"的作战十六字诀,战争期间发挥了重要作用。也再次用实践验证《孙子兵法》中包含着的先人智慧,这些智慧,不但可以用于指挥战争,也可以用于指导医生诊治疾病,指导各行各业的工作。

夫善用针者,取其疾也,犹拔刺也,
犹雪污也,犹解结也,犹决闭也。
疾虽久,犹可毕也

《灵枢·九针十二原》　今夫五藏之有疾也,譬犹刺也,犹污也,犹结也,犹闭也。刺虽久,犹可拔也;污虽久,犹可雪也;结里久,犹可解也;闭虽久,犹可决也。或言久疾之不可取者,非其说也。夫善用针者,取其疾也,犹拔刺也,犹雪污也,犹解结也,犹决闭也。疾虽久,犹可毕也。言不可治者,未得其术也。

五脏有病,就像身上扎了刺、物体被污染、绳索打了结,江河发生了淤塞现象。扎刺的时日虽久但还是可以拔除的;污染的时间虽久,却仍是可以涤净的;绳子打结虽然很久,但仍可以解开;江河淤塞得很久了,却仍是可以疏通的。有人认为病久了就不能治愈,这种说法是不正确的,善于用针的人治疗疾病,就像拔刺、洗污点、解开绳结、疏通淤塞一样。病的日子虽久,仍然可以治愈,说久病不可治,是因为没有掌握针刺的技术。

本句谈治疗疾病的疗效问题,讲了两个观点。第一,善用针(治疗)与不善用针(治疗)有非常大的不同,认识疾病准确、深入,医疗技术精湛,为善用。疾病认识不清、不深入,或医疗技术不高明,为不善用。第二,病有新病久病之别,一般而言,新病病变较浅,病情较轻,容易治愈;久病病变较深,病情复杂,治疗困难,甚至不治。但这段文字中,作者用比喻的手法,把疾病比作身体扎的刺,污染的脏物,乱了的绳结,闭塞的河道,通过高明的医疗,哪怕久病也可以治愈,如同拔刺、涤污、解结、通闭一样干净利落。

疾病和医疗总是一对矛盾,治疗技术在发展,而疾病也在不断进化,治疗永远落在疾病的后面。一度人类以为传染性、感染性疾病在疫苗、抗生素的发明运用后会被制服,但疟疾、结核、艾滋、非典、禽流感、新冠等新旧疾病的反复出现,似乎在与人类玩着躲猫猫的游戏,医学治疗仍然在疾病的后面疲于奔命。

对于这种被动的状况,《内经》的观点却是积极的、乐观的。如果我们以《内经》之后两千多年的医疗历史作为参照,《内经》的说法并非妄言,两千多年来人类与疾病的斗争中历史,虽有曲折,但总体而言,医疗技术发展,疾病在不断被攻克,麻风、鼠疫、天花、霍乱、伤寒、梅毒、疟疾、结核等基本被消灭或被控制,高血压、糖尿病、冠心病等常见慢性病病也一定程度的可防可控,肿瘤、艾滋等疑难病的治疗虽然仍然困难,但可以看到在进步。

《内经》时代在医疗技术上层面上,落后于现代是毋庸置疑的,但其对人类文明不断进步,不断追求医疗进步,将不断征服疾病,提出了充满信心的"预言",这种乐观并非空穴来风,是本于人类在与自然社会的相处中,不断解决各种问题,如刺可拔、污可涤、结可解、塞可通的实践。其积极意义在于,这种精神引导、推动了人类对医学发展的不懈探索和追求。在今天,当我们面对千万级感染,百万级死亡的病毒性疾病时,更需要这样的精神力量。

夫治国者,夫惟道焉

《灵枢·外揣》 黄帝曰:余闻九针九篇,余亲授其调,颇得其意。夫九针者,始于一而终于九,然未得其要道也。夫九针者,小之则无内,大之则无外,深不可为下,高不可为盖,恍惚无穷,流溢无极,余知其合于天道人事四时之变也,然余愿杂之毫毛,浑束为一,可乎?岐伯曰:明乎哉问也,非独针道焉,夫治国亦然。黄帝曰:余愿闻针道,非国事也。岐伯曰:**夫治国者,夫惟道焉**。非道,何可小大深浅杂合为一乎?黄帝曰:愿卒闻之。岐伯曰:日与月焉,水与镜焉,鼓与响焉。夫日月之明,不失其影;水镜之察,不失其形;鼓响之应,不后其声。动摇则应和,尽得其情。

黄帝说:我学习了关于九针的九篇文章,亲身领会了这一充满智慧的理论,比较深地理解了其中的含义,可是九针的内容如此丰富,从一到九,我还没有掌握其中的主要精神。九针的理论,精细入微,精能再精;宏大广阔,大而无边;深不见底,高不见顶。它的理论变化庞杂而散漫,与自然、社会和四时变化等都有关联,我想把这些多如毫毛的论述,归纳约束成一种规律,可以做到吗?岐伯答道:您对这个问题认识得很清楚了,不但针道医道故此,就连治理国家这样的大事,也应该这样做。黄帝说:我想听的是用针的道理,而不是治国的方略。岐伯道:治理国家和用针一样,都必须遵循一定的法则和规律。如果治国没有法度,怎么能够使小的、大的、浅的、深的等各种复杂的事物统一到一起呢?用针的道理也是如此。黄帝说:愿闻其详。岐伯说:事物之间,都有着密切的联系,比如日与月,水与镜,鼓和声等,日月照耀物体,马上就会有影的出现;水和镜都可以清楚地反映物体的形象;击鼓时会立刻发出响声。这些都说明,当一种变化出现时,马上就会引起一定的反应,就像影、形和声的出现一样。了解了这个规律和法则,用针的理论也就明白了。

人常说,上医治国,中医治人,下医治病。此说虽非《内经》提出,但有相近意义的内容,散见于多个篇章,《灵枢·外揣》是其中之一。它以针刺疗法为例,阐释医道与治国的道理。

道,在《内经》中常作为事物的法则和规律来运用,如"阴阳者,天地之道也",指阴阳是天地自然界事物存在的基本法则和规律。"针道"就是针刺的法则和规律,掌握了"针道"就能解决疾病的问题;《内经》认为医道和治国之道相通,只要掌握治国的法则和规律,就能很好地治理国家。故说"夫治国者,夫惟道焉"。

既然"道"如此重要,那么如何才能掌握"道"呢? 医学的道理大而无边,深不可测,高不可及,不仅如此,医道还包含了自然四时变化、社会人事关系对生命的影响,庞杂散漫如毫毛之杂乱,这时候,就需要找到或者建立一种规律,一旦有了规律,确立了法则,那么无论治病还是治国都有了行动的纲领,有了可以依据法则。

以治病为例,医生首先要辨别患者的体质属阴还是属阳,疾病的证候属阴还是属阳,然后通过多种治疗手段,或补阳或补阴,调整患者的阴阳失调,恢复阴阳的平和,达到治愈的目的,这时的"道"就是阴阳变化的规律。

对治国来说,国家治理体系的建设就是得"道"的有效办法。国家治理体系是在党领导下管理国家的制度体系,包括经济、政治、文化、社会、生态文明和党的建设等各领域体制机制、法律法规安排,也就是一整套紧密相连、相互协调的国家制度。中国共产党第十九届中央委员会第四次全体会议上习近平总书记做了《坚持和完善中国特色社会主义制度、推进国家治理体系和治理能力现代化》的讲话,提出国家治理体系是关系党和国家事业兴旺发达、国家长治久安、人民幸福安康的重大问题。讲话引用汉代刘向《说苑》的"万物得其本者生,百事得其道者成"名句,意思为,世间万物只有保住根本才能生长,一切事情只有遵循规律才能成功,显然这与《内经》的治国惟道之说不谋而合。

从"上医治国"我们还可以引申出去,古代许多著名人物弃文从医,将平生不能实现改变社会的抱负,通过学医救人来实现,所谓"不为良相,便为良医"。而近代则多见弃医从文的事例,代表者就是鲁迅,对其缘由,鲁迅在《呐喊》自序中写道:"我已经到了东京了,因为从那一回以后,我便觉得医学并非一件紧要事,凡是愚弱的国民,即使体格如何健全,如何茁壮,也只能做毫无意义的示众的材料和看客,病死多少是不必以为不幸的。所以我们的第一要著,是在改变他们的精神,而善于改变精神的是,我那时以为当然要推文艺,于是想提倡文艺运动了。"从这个意义上说,"上医治国"则是有着更大胸怀、更远志向者,跳出医学之域,拥有的救国治国伟大抱负了,"夫治国者,夫惟道焉"便有了更深远的意义。

五藏之道,皆出于经隧,以行血气,血气不和,百病乃变化而生

《素问·调经论》　帝曰:人有精气津液,四支九窍,五藏十六部,三百六十五节,乃生百病,百病之生,皆有虚实。今夫子乃言有余有五,不足亦有五,何以生之乎? 岐伯曰:皆生于五藏也。夫心藏神,肺藏气,肝藏血,脾藏肉,肾藏志,而此成形,志意通,内连骨髓,而成身形五藏。<u>五藏之道,皆出于经隧,以行血气,血气不和,百病乃变化而生</u>,是故守经隧焉。

黄帝说:人有精、气、津液等物质,有四肢、九窍、五脏、十六部、三百六十五节等组织器官,会发生各种各样的疾病,而各种疾病都有虚实的不同。现在先生说病属有余的有五种,病属不足的也有五种,是怎样发生的呢? 岐伯说:五种有余不足,都是生于五脏。心藏神,肺藏气,肝藏血,脾藏肉,肾藏志,由五脏所藏之神、气、血、肉、志,组成了人的形体。但必须保持志意通达,内与骨髓联系,始能使身形与五脏成为一个整体。五脏相互联系的道路都是经脉,通过经脉以运行血气,人若血气不调和,就会变化而发生各种疾病。所以预防治疗疾病要充分重视运行气血的经脉问题。

《内经》言："人之所有者，血与气耳。"既然血气是组成人的所有，自然血气不和，就会导致疾病，从逻辑上不难理解。但是问题是，人之组成在内有脏腑器官，在外有皮肉筋骨，那为什么只说血气呢？其次，是么原因导致血气不和呢？血气不和又如何理解呢？

《内经》认为，人的物质基础最主要由有精、气、血、津、液、脉六种物质构成，其中精来自先天父母和后天饮食的补充，以储藏的形式存在于五脏之中，而气血主要来自于饮食精微营养转化而来，必要时五脏所藏精气也能转化为气血，气血循脉运行，将其营养物质输布到全身，全身各组织器官得以发挥生理作用。津液属于水液类起到对皮肉筋骨关节组织的濡润作用。

概括地说，精为物质储备，津液起到滋润作用，而气血为核心营养物质，通过脉连接五脏，输送营养到全身。因此，从功用的层面，直接发挥关键作用的是气血和脉，所以，所谓"五藏之道，皆出于经隧"就是指的脉，其有运行气血的功能。一旦气血及其脉的功能失调，导致气血不和，身体生理功能就会失调，各种疾病由此而生，所以说"血气不和，百病乃变化而生"。

引起气血不和的原因有很多，如过于劳累，消耗了气血，不能发挥营养作用而气血不和；如精神情志失调，导致气血运行紊乱而气血不和；再如外伤、寒冷、高龄等导致气滞血瘀，血脉阻滞不通而气血不和。所以，"血气不和"的具体内容大致可以理解为气血亏虚、气血紊乱、气血瘀滞三方面的病理变化。当然，这三方面病理变化容易互相影响，临床会出现病理叠加的复杂变化，本文不作展开。

由此，我们可以得出这样的结论：预防、治疗疾病的核心目的，就是保持气血的调和。具体治疗方法主要有补益气血、调气理血、行气活血三种。已故国医大师严德馨辨治各种病证，或从气治，或从血治，或气血双治，处方用药多从"通"字着眼，以调气血而安脏腑为治疗原则。若病邪阻遏气血属实证者,则用疏通法;若因脏腑虚弱致使气血不通者,则用通补法。通过调畅气血,以达到"疏其血气,令其条达而致和平"(《素问·至真要大论》)的治疗目的。

关于重"和"的思想,来自于古代传统文化,本书已有专门讨论,这里不再重复。此处气血和与不和的问题,给我们的启示有二。

其一,畅通无阻的通道非常重要。组织与组织之间因为有了"经隧"这样的通道,联系成了整体,否则就成了孤立的局部,是没有生命力的。

其二,经隧有条不紊地运行非常重要。物质的运送要有一定的规则,如先后的次序,运行的位置,如同列车运行有时刻表一样,否则会导致很大的混乱。

以上两点,我们似乎可以从对健康与疾病的认识方面拓展出去,在更广阔的领域去思考去体会古人的智慧。2019 年 7 月 9 日,习近平总书记在中央和国家机关党的建设工作会议上的讲话中说:"建设好党的组织体系这座大厦,要让组织体系的经脉气血畅通起来,让党支部强起来。"就给了我们很好的示范。

菀陈则除之者,出恶血也

《素问·针解》 黄帝问曰:愿闻九针之解,虚实之道。岐伯对曰:刺虚则实之者,针下热也,气实乃热也;满而泄之者,针下寒也,气虚乃寒也。菀陈则除之者,出恶血也。邪胜则虚之者,出针勿按。徐而疾则实者,徐出针而疾按之;疾而徐则虚者,疾出针而徐按之。言实与虚者,寒温气多少也。若无若有者,疾不可知也。察后与先者,知病先后也。为虚与实者,工勿失其法。若得若失者,离其法也。虚实之要,九针最妙者,为其各有所宜。补泻之时者,与气开阖相合也。九针之名,各不同形者,针穷其所当补泻也。

黄帝问道：希望听您讲讲对九针的解释，以及虚实补泻的道理。岐伯回答说：针治虚证用补法，针下应有热感，因为正气充实了，针下才会发热；邪气盛满用泻法，针下应有凉感，因为邪气衰退了，针下才会发凉。郁积陈腐之物在体内停留，要用放出恶血的方法来消除。邪盛用泻法治疗，出针后不要按闭针孔（使邪气得以外泄）。所谓徐而疾则实，就是慢慢出针，并在出针后迅速按闭针孔（使正气充实不泄）；所谓疾而徐则虚，就是快速出针，而在出针后不要立即按闭针孔（使邪气得以外泄），实与虚的根据，是指气至之时针下凉感与热感的多少。若有若无，是说下针后经气到来迅速而不易察觉。审察先后，是指辨别疾病变化的先后。辨别疾病的为虚为实，虚证用补法，实证用泻法。医生治病不可离开这个原则。若医生不能准确地把握，那么就会背离正确的治疗法则。虚实补泻的关键，在于巧妙地运用九针，因为九针各有不同的特点，适宜于不同的病证。针刺补泻的时间，应该与气的来去开阖相配合：气来时为开可以泻之，气去时为阖可以补之。九针的名称不同，形状也各有所异，根据治疗需要，充分发挥各自的补泻作用。

菀，同宛，解释为"郁"，郁结之物；陈，陈腐之物。菀陈，指体内由于各种原因导致代谢过程中产生的不能及时排出的"废料"。身体中的郁积陈腐之物需要及时排除体外，才能保持健康。在生理状态下，人体自身具备非常有效的排泄郁积的功能，可以通过排汗、大小便、排痰等途径把"废料"排出体外。在病理状态下，"废料"不能及时排出，就会停留淤积，成为"痰湿"或"瘀血"，潜藏体内，日久成为许多疾病发生的"祸根"。因此必须及时把这种"废料"清除。这其中淤积在血脉中的菀陈之物危害最大，它可以导致血脉堵塞不通，组织缺乏血液营养，甚至导致出血等病变，现代临床常见的死亡率最高的冠心病、脑卒中等疾病都与血脉内的

"废料"淤积有关。因此,《内经》特别提出"菀陈则除之"的治疗法则,具体方法采用了刺血疗法,即用针刺局部放血的方法,通过排出"恶血",达到去除菀陈的目的。《内经》中记载了许多可以用放血治疗的疾病,如各种关节疼痛、腰痛、水肿,甚至有些久病深入血络的患者,也能用放血来治疗。当然,事物有其两面,放血治疗有一定适应证和禁忌证,一定在正规医疗机构才能施行。

中医擅长调理,一般会理解为对身体亏虚的补养、调养,这种理解有一定道理,但不够全面。中医的调理,可以用补的方法,也可以用泻的方法,有时候又补又泻,这些都能达到调理的目的。包括放血的方法,也可以发挥调理的作用。金元时代著名医家张子和在他的《儒门事亲》里就说"出血者,乃所以养血也"。即通过排出恶血,使气血回到源清畅通的状态,发挥正常的营养全身的作用,故反而能够养血。中医有句名言,叫做"瘀血不去,新血不生",讲的就是这个道理。同理,在社会治理中,换一种表达方式就叫做"除恶扬善"(汉·刘向《新序》)。

社会黑恶势力,如同人身上的恶血,一日不除,身无安宁。2018 年,中共中央、国务院发出《关于开展扫黑除恶专项斗争的通知》。《通知》指出,为深入贯彻落实党的十九大部署和习近平总书记重要指示精神,保障人民安居乐业、社会安定有序、国家长治久安,进一步巩固党的执政基础,党中央、国务院决定,在全国开展扫黑除恶专项斗争。黑恶势力是经济社会健康发展的恶血,是人民群众深恶痛绝的顽疾,如不果断扫除,将会成为危害社会稳定、动摇党执政根基的重大隐患。通过从源头上对黑恶势力进行根本性治理,"菀陈则除之",打掉其"关系网"和"保护伞",并通过综合治理,修复和净化基层政治生态,为巩固基层政权提供河清海晏、天朗气清的环境。

第九章

病为本，工为标

　　《内经》中有关病证的记载内容十分丰富，据粗略统计，所载病证名称达 300 个，其中予以专题讨论的有咳嗽、痿病、痹病、风病、热病、疟疾、厥病、消渴、肿胀、癫狂、痛疽、积聚、诸痛等，涉及内、外、妇、儿、五官等多门临床学科。《内经》将一切疾病概括为外感和内伤两大类，外感病是指感受外邪而产生的一类疾病，内伤病指情志、饮食、劳逸失度或正气虚衰等导致脏腑功能失调的一类疾病。具体来说，又可分为六淫病证、脏腑病证、形体病证、官窍病证等。《内经》对病证命名的方式大致有以下四种：一是根据病因命名，如伤寒病、暑病等；二是依据主要症状命名，如热病、咳病等；三是从病机命名，如痹病、厥病等；四是以病位命名，如头痛、胁痛、腰背痛等。这些内容有许多被后世医家所承袭，并沿用至今。

　　《内经》中有许多以病证立篇名的专论，如《咳论》《痹论》《痿论》《厥论》《风论》《举痛论》等，这些专论就该病证的病因病机、证候分类、疾病转归、治疗原则、护理保健等作了系统的阐述。其中关于证候分类，采用了脏腑分证、经络分证、病因分证等方法，这些乃是后世脏腑辨证、经络辨证、病因辨证的雏型。《内经》关于病证的理论，反映了《内经》时代的临床水平，也为后世临床学科的发展开拓了先河。

病为本，工为标，标本不得，邪气不服

　　《素问·汤液醪醴论》　帝曰：形弊血尽而功不立者何？岐伯曰：神不使也。帝曰：何谓神不使？岐伯曰：针石，道也。精神不进，志意不

治,故病不可愈。今精坏神去,荣卫不可复收。何者?嗜欲无穷,而忧患不止,精气弛坏,荣泣卫除,故神去之而病不愈也。

帝曰:夫病之始生也,极微极精,必先入结于皮肤。今良工皆称曰病成,名曰逆,则针石不能治,良药不能及也。今良工皆得其法,守其数,亲戚兄弟远近,音声日闻于耳,五色日见于目,而病不愈者,亦何暇不早乎?岐伯曰:<u>病为本,工为标,标本不得,邪气不服</u>,此之谓也。

黄帝说:当患者形体败坏,血气竭尽时,治疗功效不能显现,是什么道理呢?岐伯说:这是患者的神机不能对针刺、砭石等治疗措施作出反应。黄帝问:什么是神机不能作出反应?岐伯回答:针刺砭石等是治病的工具和方法。若患者精神旺盛,志意正常,那么疾病就可以治愈。现在患者精气败坏,神气衰惫,营卫之气失常,所以病不可治。这是什么原因引起的呢?嗜好和欲望过度,长期精神忧愁或患得患失,使精气败坏,营气枯涩,卫气虚少,所以神离开形体而不能治愈。

黄帝说:疾病初起时,非常轻浅,但必定是先侵入结聚于皮肤。此时,医术高明的医生都说疾病已经形成,而且病情危重,用针刺、砭石等已不能治愈,用药物也不能到达病处。当此时,医术高明的医生都掌握疾病的治则,遵循治病的法度,与患者如亲戚兄弟般的亲近,患者的声音每天都能听到,患者的面色每天都可观察到,但疾病却不能治愈,难道是治疗不及时的缘故吗?岐伯回答说:治病的时候,患者的神机是本,医生的治疗方法是标,如患者的神机对医生的治疗措施不起反应,那么邪气就不能制服,这就是病不愈的道理。

这一句是在说医生治病与患者的神机之间的关系。病,指患者的神机,即患者的精神、形体等全身状况。工,指医生的治疗措施。医生的治疗能否有效,关键在于患者体内的神机是否能对治疗措施产生反应。如果患者精神衰败,精气枯竭,就不能使医生的治疗措施和方法发挥应有的作用,治疗终归无效。

疾病是一种非常复杂的现象,疾病能否痊愈存在很多影响因素。许多人生病以后,都希望和依赖于医生用高明的手段帮助他们脱离病痛。《内经》的认识却与之相反:"病为本,工为标。"患者本人的精神状态以及由此精神状态所影响的精气状况才是疾病能否治愈的根本,而医生的治疗只起着标末的作用。临床上,在疾病的治疗过程中,患者总是希望得到,一般也得到了最好的、最恰当的治疗,但事实是决定疾病能否痊愈的关键是患者本人,尤其是他们的精神状态。实际上,经常可以看到身处绝境的重症患者,因为顽强的求生欲,屡屡从死亡线挣脱回来;也可以见到不少患者,病情不重,但忧虑重重,忧心之下,病情反复或加重。

毛泽东同志在 1937 年 8 月发表的《矛盾论》中说:"事物发展的根本原因,不是在事物的外部而是在事物的内部,在于事物内部的矛盾性。任何事物内部都有这种矛盾性,因此引起了事物的运动和发展。事物内部的这种矛盾性是事物发展的根本原因,一事物和他事物的互相联系和互相影响则是事物发展的第二位的原因。"毛泽东在分析事物发展的原因时指出内因是事物发展变化的根本原因,外因是事物发展变化的第二位原因,这一论断与《内经》"病为本,工为标"的论述相映成趣。在现实生活中,如果能够仔细体会"病为本,工为标"的观点,透彻领会事物发展的矛盾观,并将之融入自己的工作学习中,那么许多事情或许就会豁然开朗了。

人之伤于寒也,则为病热,热虽甚不死; 其两感于寒而病者,必不免于死

《素问·热论》 黄帝问曰:今夫热病者,皆伤寒之类也,或愈,或死,

其死皆以六七日之间,其愈皆以十日以上者何也? 不知其解,愿闻其故。岐伯对曰:巨阳者,诸阳之属也,其脉连于风府,故为诸阳主气也。<u>人之伤于寒也,则为病热,热虽甚不死;其两感于寒而病者,必不免于死</u>。

语 释

黄帝问道:一般以发热为主症的外感病变,今天称为热病的,都属于伤寒一类。其中,有的患者痊愈了,有的患者死亡了,死亡多发生在六七日之内,痊愈的多在十日以上,这是什么道理呢? 我不理解,请你告诉我其中的缘故。

岐伯回答:太阳经统率全身阳经之气,其经脉上连风府穴,风府是风邪等易袭之所,是督脉的经穴,督脉总督一身阳气,所以太阳经可以主持全身的阳气。人体受到寒邪的侵袭,就会产生发热。因其病变在表,所以虽然发热很重也不会死亡。若互为表里的阴经和阳经同时感受寒邪,以致脏腑俱病,那是不免要死亡的。

解 读

这句话阐述了热病的主要症状和对其结局的预测。当人体触犯以寒邪为代表的四时邪气后,就会出现发热。这是由于人体阳气和邪气交争,邪气阻遏了阳气的正常运行,阳气郁遏化热所致。如果邪气盛,正气强,邪正交争剧烈,发热就会比较严重,虽然如此,因为正气未衰,所以结局尚好。如果正气已衰,邪气就会同时侵袭互为表里的经脉,即"两感于寒",正不胜邪,结局不佳。

以发热为主症的外感性疾病是自古以来人类最常见的疾病。外感热病包含了今天所说的流行性疾病,这些疾病在世界疾病史上,曾经是引起人类死亡的主要原因。外感热病既有自愈的可能,也有急剧恶化死亡的危险,决定其结局的关键因素是正邪力量对比的不同。对于伤于寒邪为主的热病而言,就是寒邪这类病邪的致病力和受感者的正气,主要是阳气

253

之间的力量对比。因此,处理外感热病时,能否搞清其主要矛盾,即正邪之间的力量关系,成为准确诊治的关键。

正如毛泽东同志在《矛盾论》中所说:"研究任何过程,如果是存在着两个以上矛盾的复杂过程的话,就要用全力找出它的主要矛盾。捉住了这个主要矛盾,一切问题就迎刃而解了。"

医病如此,治国犹然。在国家、社会、个人的事业发展过程中,必然有许多矛盾存在,其中必有一种是主要的矛盾,只有抓住这个主要矛盾,才能找到合适的解决方法,推动事业的发展。

诸遗者,热甚而强食之,故有所遗也

《素问·热论》 帝曰:热病已愈,时有所遗者,何也?岐伯曰:诸遗者,热甚而强食之,故有所遗也。若此者,皆病已衰,而热有所藏,因其谷气相薄,两热相合,故有所遗也。帝曰:善。治遗奈何?岐伯曰:视其虚实,调其逆从,可使必已矣。帝曰:病热当何禁之?岐伯曰:病热少愈,食肉则复,多食则遗,此其禁也。

黄帝问:热病已经痊愈,有时发生余热遗留不清的现象,这是什么原因?岐伯答:像这种情况,大都是由于在发热的时候勉强进食所致。因为病人的病势虽已减退,但还有热邪匿藏未尽,又勉强进食,则食物因不能消化而生热,食热与余热相搏结,就有了余热遗留不清的现象。黄帝说:讲得好。余热遗留如何治疗?岐伯答:观察患者的虚实,调其阴阳,清其余邪,实则泻之,虚则补之,就可以治愈了。黄帝问:热病应当注意些什么?岐伯答:热病稍好转,吃肉类等油腻难消化的食物就会使疾病复发,勉强过多进食,就会使余热遗留不清,这是热病后在护理上的禁忌。

遗，是指病邪遗留，余热未尽。这一句是说热病的饮食禁忌。一般热病出现余热稽留不退，是由于发热的时候勉强进食，邪热与谷食之热相搏结所致。实际上，这条饮食禁忌，不仅仅是针对热病的，各种疾病在治疗时如果不注意饮食的调摄，都会造成病情的反复和病证的遗留。

生活中常见人们以为生病后身体亏虚，需要多食鱼肉，而肆意进补的情况，造成病邪留恋不去，事与愿违反而加重病情。中医的"虚不受补"，就是说的这个道理。我们可以从三个方面理解它：其一，人之患病的确有正气亏虚的内在原因，通过饮食营养补充正气初衰没有错，但方法上要顺应患者的接受情况，循序渐进，逐步补充，不可强迫行之；其二，患病之后，一般脾胃的消化吸收功能会降低，有湿邪的情况下更容易阻碍消化吸收，这时饮食宜清淡容易消化，必要时可食用薏苡仁、茯苓等药食同源的化湿药帮助恢复其消化功能；其三，对于余邪未尽，邪气仍然在活动的阶段，应重视祛邪外出，不应立即用补法治疗，以免"闭门留寇"。治疗如此，饮食调养也要遵循这样的原则。

要之，本句给我们很好的警示：在病邪没有祛除干净的时候，不宜多食或食用滋腻之品。那么，此时应该如何进食呢？《内经》没有明说，但是已经透露了意思：少食，不食肉。在疾病恢复期，少量进食谷菜，用熬粥等利于吸收的方法煮制，从而恢复气血，增强祛邪的能力。

人所以汗出者，皆生于谷，谷生于精，
今邪气交争于骨肉而得汗者，
是邪却而精胜也

《素问·热论》 黄帝问曰：有病温者，汗出辄复热，而脉躁疾，不为汗衰，狂言不能食，病名为何？岐伯对曰：病名阴阳交，交者死也。帝曰：

愿闻其说？岐伯曰：<u>人所以汗出者，皆生于谷，谷生于精，今邪气交争于骨肉而得汗者，是邪却而精胜也</u>。精胜，则当能食而不复热。复热者，邪气也。汗者，精气也。今汗出而辄复热者，是邪胜也。不能食者，精无俾也。病而留者，其寿可立而倾也。且夫《热论》曰：汗出而脉尚躁盛者死。今脉不与汗相应，此不胜其病也，其死明矣。狂言者，是失志，失志者死。今见三死，不见一生，虽愈必死也。

黄帝道：有些温热病患者，汗出之后又即发热，脉象躁动疾数，并未因汗出而有所减轻，并出现狂言乱语，饮食不进等症状，这是什么病呢？岐伯回答说：这种病叫阴阳交。阴阳交是一种死证。黄帝说：我想听听其中的道理。岐伯说：人所以能有汗出，依赖于水谷精气，当邪气侵犯骨肉，与精气交争而汗出，是精气战胜了邪气。此时，患者当能进食，而不再发热。如果再次发热，就是邪气未除。汗出是精气与邪气相争的结果。汗出热不退，是精不胜邪。不能进食则使精气失去水谷的补充，邪胜正衰，病邪留连不去，患者的生命有倾覆之虞。况且《热论》说：汗出脉象仍躁盛疾数的是死证。热病汗出之后，脉当安静，现在脉象躁疾，与汗出后应有表现不一致，是精气衰竭，正不胜邪的表现，死证是很明确的。狂言是神志败乱，失神者必然死亡。现在已见到三种可以导致死亡的症候，而未见到一点生机，即使患者稍有转愈之象，但终究是要死亡的。

这一句是分析温病汗出的机理。温热性质的邪气侵袭人体时，患者会出汗，这是人体正气起而与邪气斗争，祛邪外出的结果。这就提示温热病的基本病机不外乎阳热邪气和阴精正气两方面的制约与胜负。温热病的预后吉凶，可从有汗无汗和汗出后的诸多证候来判断。这种观点，对临床实践有着重要指导意义。正常情况下,汗出则热退身凉,进饮食以益正气,为预后良好的佳兆。若汗出而热不退,脉象躁盛,为正不胜邪的凶象;若更见不能食,神昏,乱语等,则是正气来源枯竭,五脏精气衰败而神失所养,预示温热邪气劫烁津液,精气耗竭的危候。人体正气来源于饮食水谷所化的精微物质,所以时刻顾护人体的阴精正气,就成为温热病治疗的重要原则。

生病时正邪交争犹如两军作战,兵马未动,粮草当先行。《孙子兵法·作战篇》曰:"久暴师则国用不足。"战争日久,国家的财用是否足够就成为影响胜败的重要因素。所以,温热病时阴精正气的存续与否也是决定疾病未来发展方向的重要因素。治疗疾病当顾其正气是否能得到补充,在处理其他问题时,也需要顾及自己是否能够得到充分地支援,如此才能保障问题的顺利解决。

阴气者,静则神藏,躁则消亡。
饮食自倍,肠胃乃伤

出　处

《素问·痹论》　<u>阴气者,静则神藏,躁则消亡。饮食自倍,肠胃乃伤。</u>淫气喘息,痹聚在肺;淫气忧思,痹聚在心;淫气遗溺,痹聚在肾;淫气乏竭,痹聚在肝;淫气肌绝,痹聚在脾。

语　释

五脏的精气,安静则精神内守,躁动则消耗灭亡。假如饮食过度,肠胃就受到损伤。导致脏气淫乱,痹邪入里。如见喘息,是痹邪聚留于肺;多忧愁思虑,是痹邪聚留于脾;遗尿,是痹邪聚留于肾;疲乏衰竭,是痹邪聚留于肝;饥而不能饮食,是痹邪聚留于脾。

这一句是说痹病由肢体向内发展成为脏腑痹病的内因。五脏为阴,六腑为阳。阴气就是五脏精气。中医认为五脏内藏精气和神志,五脏精气是神志等精神活动的物质基础,而精神活动又可以调节和扰动五脏精气。若人淡泊安宁,神气内藏,则五脏精气安守于内;若人躁动不安,神气外泄,则五脏精气亦泄越于外,不断消耗亡失。六腑的主要功能是传化饮食,如果过饮过饱,就会损伤六腑。肠胃等传化之腑受损,饮食不能化为精微,五脏精气就得不到补充。这样,五脏精气渐渐耗损,风寒湿等引起痹病的邪气就乘虚入内,引起脏腑痹病。

这句话其实对所有疾病的防治都是适用的。许多人生病之后,往往依赖于医生的治疗,忽视自身情志和饮食起居的调摄,却不知道这些因素在疾病的发展过程中起着十分重要的作用。人的形体与精神之间是相互依存、相互为用的关系。神由形而生,依形而存,形盛则神旺,形衰则神去;神又是形体的主宰,神不安则形病,调神可以健形。正是基于这样的形神合一观,中国古人特别强调生病后须修心养性,安神养形,否则就会出现如本篇所言的疾病向内进展的情况。在生病后,与养神同样重要的是饮食的调摄。饮食是人体精气的来源,饮食适度则气壮神旺,如果饮食不节,内伤肠胃,则气衰邪乘,故当饮食清淡,以养肠胃。

先秦道家强调"清静无为"的养生思想。如《老子》第十九章载:"见素抱朴,少私寡欲,绝学无扰",第八十章言:"甘其食,美其服,安其居,乐其俗"。本篇所言安静以养神、清淡以养形的养治思想正是脱胎于此。它既是对痹病的调护而言,亦是大多数疾病都应遵循的护养原则。

五藏因肺热叶焦,发为痿躄

《素问·痿论》　帝曰:何以得之? 岐伯曰:肺者,藏之长也,为心之盖也，有所失亡，所求不得，则发肺鸣，鸣则肺热叶焦。故曰：<u>五藏因肺热叶焦，发为痿躄</u>，此之谓也。悲哀太甚，则胞络绝，胞络绝则阳气内动，发则心下崩，数溲血也。故《本病》曰：大经空虚，发为肌痹，传为脉痿。思想无穷，所愿不得，意淫于外，入房太甚，宗筋弛纵，发为筋痿，及为白淫。故《下经》曰：筋痿者，生于肝，使内也。有渐于湿，以水为事，若有所留，居处相湿，肌肉濡渍，痹而不仁，发为肉痿。故《下经》曰：肉痿者，得之湿地也。有所远行劳倦，逢大热而渴，渴则阳气内伐，内伐则热舍于肾，肾者水藏也，今水不胜火，则骨枯而髓虚，故足不任身，发为骨痿。故《下经》曰：骨痿者，生于大热也。

语 释

黄帝问：痿证是怎样形成的？岐伯答：肺居高位为五脏之长，又覆盖于心上。如果心爱之物有所亡失，个人欲求不能满足，则使肺气不畅而呼吸喘息有声，热灼津液使肺叶枯焦。所以说五脏气热都可以发生痿躄，但是肺热熏灼是造成痿躄的主要原因。如果过分的悲哀，则心包络之气运行阻遏，阳气亢盛内迫血脉，血逆妄行而下崩，可经常发生小便出血。所以《本病》中说，大经脉空虚，可以使人发生肌痹，进而传变为脉痹。若思虑过度，个人欲望不能实现，邪念淫佚不收，房劳过度，造成宗筋弛纵，进一步发展为筋痿，以及遗精带浊之类病变。所以《下经》说，筋痿发生于肝，由房事过度引起。如果浸于水湿之中，从事水中作业，水湿滞留体内，或居处潮湿，肌肉被湿邪侵渍，麻痹不仁，发生肉痿。所以《下经》中说，肉痿是由于久住湿地所引起。如果长途跋涉劳倦过度，又逢天气大热而口渴，阳热内损真阴，邪热内舍于肾，肾为水脏，今水不胜火，热灼津伤，则使骨髓空虚，使人两足痿弱不能支撑身体，发为骨痿。所以《下经》中说，骨痿是由大热所造成的。

解 读

这一句是说痿病的病机。痿病是以肢体的萎缩或痿弱为主要表现的一类病证。痿病发生的直接原因是肢体得不到充足的精血津液的濡养，其根本原因是五脏内热，灼伤津液，其中又以肺热熏灼最为关键。

近代名医丁甘仁就曾经遇到过因为肺热而出现痿病的病例。有位封先生咳嗽了数月，咯痰不爽，咽喉干燥，然后出现了两腿无力，不能站立的情况。丁甘仁认为这个患者就是因为肺中有热，热邪灼伤了肺叶，所以总是咳嗽，天长日久，肺中的津液也被热邪所耗伤，而且肺本来承担着布散精血津液到全身各处的重要职责，肺伤之后，就不能正常地布散精血津液，四肢因而失去了充足的精血津液的营养，就产生了痿病。所以丁甘仁就用养肺中阴液为主的办法进行治疗，一个月后患者就痊愈了。

临床上经常可以见到，许多疾病的后期存在内热伤津的情况，患者因此出现肢体的萎缩或痿弱，有时也表现为阳痿之症。这时候就需要抓住内热，尤其是肺热这个根本原因进行治疗。我们说解决问题要抓住问题的主要矛盾，就是指的这种情形。

为什么通过治肺可以治疗痿病，从目前的研究看，与肺具有多种生理功能有关。过去一般认为肺的主要功能是呼吸，但随着医学的进步，肺的非呼吸功能研究已引起了广泛的注意。在气管、各级支气管、肺泡囊、腺体及导管等处均具有少量的 K 细胞，又称内分泌细胞、神经分泌细胞。这种 K 细胞具有内分泌功能，分泌表面活性物质除参与脂质、蛋白质代谢外，还参与激素、神经介质的生成与代谢。这与《内经》的认识相互辉映。《内经》认为肺不只主呼吸，还具有主持全身之气，治理调节全身气血、津液输布的功能。这再次证明，《内经》理论所蕴含的具有原创意义的科学问题及其价值的确需要我们认真研究，努力挖掘。

治痿者独取阳明

出　处

《素问·痿论》　论言治痿者独取阳明，何也？岐伯曰：阳明者，五藏六府之海，主闰宗筋，宗筋主束骨而利机关也。冲脉者，经脉之海也，主渗灌溪谷，与阳明合于宗筋，阴阳摁宗筋之会，会于气街，而阳明为之长，皆属于带脉，而络于督脉。故阳明虚，则宗筋纵，带脉不引，故足痿不用也。

语　释

"论"中说治疗痿证独取阳明，这是什么道理呢？岐伯答：阳明为水谷之海，为五脏六腑给养的源泉，它的功能是濡养全身之筋，筋有约束骨节，使关节活动自如的功能。冲脉为十二经脉气血汇合的地方，它把气血渗透灌注到肌肉的纹理之间，并与阳明会合于前阴部。三阴三阳经脉都连属于带脉，连络于督脉，与筋会合在腹部气街，其中阳明能统率诸经。所以阳明经气不足则宗筋失养而弛纵，带脉不能收引诸脉，从而造成两足痿弱不用的痿证。

解　读

痿病是以肢体萎缩或痿弱为主要表现的一类病证。这一句讨论了痿病治疗时的一个重要原则。独，是特别的意思，"治痿者独取阳明"就是治疗痿病特别要着重治疗阳明胃。因为发生痿病的原因是四肢失去精血津液的荣养，虽然这与内热尤其是肺热耗伤精血津液有关，但脾胃是人体精血津液化生的主要来源，脾胃本身有运输津液荣养四肢的功能，且营养全身的阴阳经脉、冲脉、督脉和约束纵行经脉的带脉，都与阳明胃经相会合，接受阳明胃经的气血，所以在治疗痿病时，治疗阳明就成为特别重要的一个方面。这也提醒我们，在疾病的治疗时，不能仅着眼于引起疾病的局部病机，而应该有大局意识，综合考虑，才不致于头痛医头，脚痛医脚。

中医把脾胃称为后天之本。因为人出生之后，气血津液的生成主要依赖于脾胃。在疾病过程中，人体正气与邪气相抗争，正气也需要脾胃源源不断地输送补给饮食精华。所以，重视脾胃，不单是治疗痿病时的要求，也是各种疾病的治疗中都需要强调的原则。

夫痈气之息者,宜以针开除去之;
夫气盛血聚者,宜石而泻之。
此所谓同病异治也

《素问·病能论》 有病颈痈者,或石治之,或针灸治之,而皆已,其真安在? 岐伯曰: 此同名异等者也。夫痈气之息者,宜以针开除去之;夫气盛血聚者,宜石而泻之。此所谓同病异治也。

患有颈痈的患者,有的用砭石治疗,有的用针刺治疗,结果都能痊愈,正治之法是哪一个呢? 岐伯说:这是病名虽然一致,但病的情况却不相同的缘故。气结不散的痈肿,应当用针刺开其穴,泻去其气;气血壅聚,脓已成熟的痈肿,应当用砭石泻除淤血脓液。这就是所谓的同病异治。

解 读

这一句是说颈痈的治疗,需要根据不同的病情作不同的处理。颈痈是长在颈部的痈肿,它存在不同的类型,有的以气结不散为主,有的以气血壅聚成脓为主。因此,对其治疗需要采用不同的治法。气结宜开散,通过针刺经穴,把结滞于局部的气通散而去。气血壅聚而化脓的,宜用砭石切开痈肿,把脓血泻除出去。颈痈的这两种类型一般出现在颈痈发展的不同阶段:颈痈初起多以气结为主,痈成多以气盛血聚为主。所以对颈痈的同病异治,既是因为病证类型不同,也是因为病证发展阶段的不同。

任何疾病都有一个发展的过程。在疾病发展过程的不同阶段,表现有所不同,主要矛盾往往存在差异;即使处于同一发展阶段,在不同患者的身上也会表现为不同的类型,其主要矛盾仍有可能存在差异。所以,中医对疾病的治疗，总是本着具体问题具体分析的精神，根据疾病表现出来的症状，推测它的病机，施以对应的治疗措施。

比如2019年底开始流行的新冠病毒肺炎，在病情发展的不同阶段，中医给出了不同的治疗方案。因为在疾病发展的过程中，病毒虽然未产生变化，但是在其主要侵害的脏器不同，最初是以肺部病变为主，中后期则出现了多脏器的病变，疾病的主要矛盾发生了改变，这就要求治疗方案也随之变化。同时，不同的人感染同一种病毒也会出现一些不同的表现。如感染新冠病毒肺炎的患者初起都有咳嗽的症状，但有的患者以咽痛、少痰、苔薄、脉浮数的风热表现为主，有的患者以身痛、胸闷、纳差，恶心、呕吐，苔白厚腻，脉滑的寒湿表现为主，这就要求在治疗时必须"同病异治"。

中医这种"同病异治"的方法，也是人们在处理工作生活中的各种问题时，常用的一种方法。

2016年5月10日，习近平总书记在省部级主要领导干部学习贯彻党的十八届五中全会精神专题研讨班上的讲话中指出，领导干部"要坚持具体问题具体分析，'入山问樵、入水问渔'，一切以时间、地点、条件为转移，善于进行交换比较反复，善于把握工作的时度效。"就是在提倡这种实事求是的工作态度。

肥者令人内热，甘者令人中满

《素问·奇病论》 帝曰：有病口甘者，病名为何？何以得之？岐伯曰：此五气之溢也，名曰脾瘅。夫五味入口，藏于胃，脾为之行其精气，津液在脾，故令人口甘也；此肥美之所发也；此人必数食甘美而多肥也，<u>肥者令人内热，甘者令人中满</u>，故其气上溢，转为消渴。治之以兰，除陈气也。

语 释

黄帝问道：有的病嘴里发甜，是什么病？又是怎么得的？岐伯说：这是水谷精气向上泛溢的疾病，病名叫做脾瘅。水谷入口后贮藏于胃，由脾脏运化输送水谷的精华到全身各处。现在脾脏失去了它正常的功能，水谷的精华就停留在脾，上溢就使人嘴里有甜味。这是饮食过于肥美所诱发的疾病。得这种病的人，大都常吃甘美肥厚的食物。厚味能使人产生内热，甜味能使人腹中满闷，都使脾运失常，因而精气上溢，并发展成为消渴病。治疗这种病，宜用兰草，以排除蓄积的郁热之气。

解 读

这一句是说脾瘅病的病因病机。"肥者"是指膏脂丰厚的食物。过多食用这些食物，一来加重了脾胃的负担，伤人脾胃，二来膏脂未能被及时地消耗掉，郁积在体内会产生内热。因为火热之性是向上的，水谷精华随热气上溢，患者就出现了口甘的症状。甘甜的食物常使脾气运行迟滞，气滞津停于腹中，就会出现腹满。当患者出现口甘、内热、中满等表现时，就是得了脾瘅病。脾瘅病近一步发展就成为消渴。消渴病以食多、饮多、尿多、消瘦为其主要症状（类似于后世的糖尿病证状）。脾瘅病证是消渴病的早期。因此，不能因为脾瘅仅表现为口甘甜腻，就置之不理，待其发展成为消渴病方行治疗，其实已是"渴而穿井，斗而铸锥，不亦晚乎？"

中医对脾瘅病的认识体现了过用病生的发病观。过用病生是从中庸观念发展而来的一种对疾病发生的认识观。中庸是中国古人追求的道德境界，也是古人讲求的处世方法，也是保持身体健康的重要原则。孔子说"过犹不及"，是说人的行为举止要执中，这句话同样可以用于平时饮食的控制。因为现代畜牧业的发展，使得以往较为稀缺的肉食品供应空前充足，同时发达的食品工业，使得各种珍馐美味逐渐能为多数人所享用，这就造成了人们习惯于膏粱厚味、肥甘辛辣等品，却不知这些食物过度食用，会湿热蕴结，日久化火上炎，开始只是口甘、口干，火甚则见牙痛、牙龈肿痛、口苦，湿热困聚则头昏不爽、神疲倦怠、工作效率下降、痰多稠黏、舌苔厚腻、舌质红。因此，在充分享受现代丰富的物质生活时，请不要忘记《内经》的这句名言"肥者令人内热，甘者令人中满……转为消渴。"

是故百病之始生也，必先于皮毛，邪中之则腠理开，开则入客于络脉，留而不去，传入于经，留而不去，传入于府，廪于肠胃

《素问·皮部论》 是故百病之始生也，必先于皮毛，邪中之则腠理开，开则入客于络脉，留而不去，传入于经，留而不去，传入于府，廪于肠胃。邪之始入于皮也，泝然起毫毛，开腠理；其入于络也，则络脉盛色变；其入客于经也，则感虚乃陷下；其留于筋骨之间，寒多则筋挛骨痛，热多则筋弛骨消，肉烁䐃破，毛直而败。

因此说百病的发生，一定是先从皮毛开始；病邪侵袭了皮毛，则腠理开泄，腠理开泄则邪气入客于络脉；邪气留而不去，便内传于经脉；再留而不去，便传入于腑，聚积于胃。当病邪开始侵入皮毛时，使人恶寒，毫毛直竖，腠理开泄；病邪侵入络脉时，会使络脉盛满，肤色变化；病邪侵入经脉，是由于经气先虚而致病邪陷入的；病邪若留滞在筋骨之间，如果寒气盛，就会筋挛骨痛；若热气盛，就形成筋骨痿弱，皮肉败坏，毛皮枯槁。

这一句是说病邪内传的规律。《内经》认为各种疾病的发生首先始于

邪气侵犯皮毛部位。这个观点具有鲜明的中医特色。中医认为天地的变化表现为四时气候的改变，人与天地相应，若人不能顺应四时变化，四时邪气入侵人体，就会生病。天人之气交流的主要部位在皮毛，故邪气侵袭首犯皮毛。

腠理是皮肤、肌肉、脏腑的纹理，是渗泄体液，气血流通的门户，所以邪气从皮毛进入身体后，就通过腠理这道门户进入络脉，由络脉而入经脉。邪气进入经脉后，不入于五脏，只传入六腑，留客于肠胃之中。这里又涉及了中医的一个重要思想。中医认为五脏内藏精气和神志，五脏精气充足时不受外邪侵袭；六腑传输水谷和糟粕及五脏代谢的废物，故外邪入侵时，不入脏而入腑，最终由六腑排出体外。

《史记·扁鹊仓公列传》中记载的扁鹊见蔡桓公的故事正是描述了这一病邪内传规律和相应的治疗思想。扁鹊初见蔡桓公，发现他有疾病在腠理之间，就提醒他需要及时治疗。蔡桓公则认为扁鹊"好治不病以为功"。过了十天，扁鹊又见到蔡桓公，告诉他疾病已至肌肤。蔡桓公不仅不以为意，反而心中不悦。又过十天，扁鹊再次见到蔡桓公，跟他说疾病已至肠胃，蔡桓公更加不开心了。再过了十天后，扁鹊远远见到蔡桓公，转身就走。蔡桓公派人询问扁鹊如此行为的缘故。扁鹊说：病在腠理，可以用药物熨敷以治疗；病在肌肤，可以用针刺砭石治疗；病在肠胃，可以用汤液治疗；如今蔡桓公已经病入骨髓，无法可治了。蔡桓公后来果然因此病死了。

蔡桓公的故事说明了对疾病的治疗当防微杜渐，不能一味拖延，否则必将酿成大祸。对待疾病如此，对待生活工作中的小事亦当如此。2014年3月18日，习近平总书记《在河南省兰考县委常委扩大会议上的讲话》中说："'千里之堤，溃于蚁穴'，一个人腐败堕落，往往是从贪占'小便宜'开始的。"一个领导干部如果在小事小节上"失守"，就很难在大事大节上守得住。所以，无论是养身保健，还是修身治已，都不能忽视小病、小节。

故其本在肾，其末在肺，皆积水也

《素问·水热穴论》　黄帝问曰：少阴何以主肾？肾何以主水？岐伯对曰：肾者，至阴也，至阴者，盛水也，肺者，太阴也，少阴者，冬脉也。<u>故其本在肾，其末在肺，皆积水也</u>。帝曰：肾何以能聚水而生病？岐伯曰：肾者，胃之关也，关门不利，故聚水从其类也。上下溢于皮肤，故为胕肿。胕肿者，聚水而生病也。帝曰：诸水皆生于肾乎？岐伯曰：肾者牝藏也，地气上者属于肾，而生水液也，故曰至阴。勇而劳甚则肾汗出，肾汗出逢于风，内不得入于藏府，外不得越于皮肤，客于玄府，行于皮里，传为胕肿，本之于肾，名曰风水。所谓玄府者，汗空也。

黄帝问道：少阴为什么主肾？肾为什么主水？岐伯回答：肾是至阴之脏，至阴之脏是水脏。肺属太阴，肾属少阴。肺太阴主秋令，肾少阴主冬令，秋冬俱为阴，水也为阴，而且肾足少阴之脉属肾入肺，所以水肿病病变的根本在肾，标末在肺，由于这两个脏器的功能失司，导致积水为病。黄帝问：肾为什么能积水而生水肿病呢？岐伯说：肾是胃的门户要会，门户不灵活，水液积聚，上下泛溢于皮肤，成为肤肿，肤肿就是水液积聚而发生的疾病。黄帝问：各种水病都是由肾导致的吗？岐伯回答：肾是阴脏，地气为阴气，与肾相通，肾主人体的水液，故称为至阴之脏。若人自恃其勇，入房或劳力过甚，致肾伤，因此汗出，称为肾汗。若汗出之时，又感受风邪，邪气向内不能进入脏腑，向外不能泄于皮肤，停留于汗孔，水液流行在皮肤腠理间，传变为肤肿，称为风水，其根本在肾。所谓玄府，就是汗孔。

这一句是说水肿病的病机。人体的水液代谢是由多个脏器共同协调完成的,其中肺和肾对水液的输布排泄起着至关重要的作用。所以当发生水肿病时,人们常常考虑这二脏的病变。"其本在肾"是说水肿的根本原因是肾的病变。肾主水,若肾脏受到伤害,不能行使主水液的职责,就会产生水肿病。"其末在肺"是说明肺的病变是水肿发生的次要原因。肺有布散水液的功能,若感受外来邪气,阻碍了肺气的宣布,肺就不能布散水液,从而形成水肿。因此,对水肿病的诊治要考虑到多方面的因素。这些因素之间是相互联系相互影响的。肾与肺既有经脉上的联系,又在水液代谢中协同作用。所以诊治水肿病时就需要兼顾这二脏。

比如积年咳喘的患者,多会逐渐出现足胫水肿的表现。这是肺伤而失于布散水液,兼之久病肾气渐亏,致水液失司而停聚的结果。因为肾主下半身之气,所以水多停于足胫。对这类水肿病的治疗,一味地治肺,多难收效。如果能谨记《内经》所言水肿病"其本在肾"之语,重点施以补益肾气、助肾行水之剂,多可收到药到肿消的效果。

对多数疾病而言,往往存在着多个矛盾,其中有的是主要矛盾,有的是次要矛盾。如本句所揭示的水肿病的根本矛盾在肾,次要矛盾在肺。因此治疗时必须抓住肾这个主要矛盾,才可收到桴鼓之效。这种治疗疾病时抓住主要矛盾的处理方法,也就是习近平总书记所说的要"牵住牛鼻子"的工作方法。在改革开放的各项工作中,都需要注重牵住"牛鼻子",没有主次,不加区别,眉毛胡子一把抓,是做不好工作的。

五藏六府皆令人咳,非独肺也

《素问·咳论》 黄帝问曰:肺之令人咳,何也?岐伯对曰:<u>五藏六府皆令人咳,非独肺也</u>。帝曰:愿闻其状。岐伯曰:皮毛者,肺之合也,皮毛先受邪气，邪气以从其合也。其寒饮食入胃，从肺脉上至于肺，则肺寒，肺寒则外内合邪，因而客之，则为肺咳。五藏各以其时受病，非其时，各传以与之，人与天地相参，故五藏各以治时感于寒则受病，微则为咳，甚则为泄、为痛。乘秋则肺先受邪，乘春则肝先受之，乘夏则心先受之，乘至阴则脾先受之，乘冬则肾先受之。

帝曰：何以异之？岐伯曰：肺咳之状，咳而喘息有音，甚则唾血。心咳之状，咳则心痛，喉中介介如梗状，甚则咽肿喉痹。肝咳之状，咳则两胁下痛，甚则不可以转，转则两胠下满。脾咳之状，咳则右胁下痛，阴阴引肩背，甚则不可以动，动则咳剧。肾咳之状，咳则腰背相引而痛，甚则咳涎。

帝曰：六府之咳奈何？安所受病？岐伯曰：五藏之久咳，乃移于六府。脾咳不已，则胃受之，胃咳之状，咳而呕，呕甚则长虫出。肝咳不已，则胆受之，胆咳之状，咳呕胆汁。肺咳不已，则大肠受之，大肠咳状，咳而遗失。心咳不已，则小肠受之，小肠咳状，咳而失气，气与咳俱失。肾咳不已，则膀胱受之，膀胱咳状，咳而遗溺。久咳不已，则三焦受之，三焦咳状，咳而腹满，不欲食饮。此皆聚于胃，关于肺，使人多涕唾，而面浮肿气逆也。

帝曰：治之奈何？岐伯曰：治藏者治其俞，治府者治其合，浮肿者治其经。帝曰：善。

语　释

黄帝问道：肺能使人咳嗽，为什么？岐伯回答：五脏六腑都能使人咳嗽，不只是肺。黄帝说：我想听其具体情况。岐伯说：皮毛与肺相合，皮毛先受寒邪，邪气传入其相合的肺脏。若饮食寒冷，寒气入胃，从肺脉上注于肺则肺寒，外感寒邪与内伤寒饮相合侵袭于肺，致肺寒气逆而成肺咳。五脏受邪发病各有其主时，如非肺主秋季之咳，乃由其他脏腑在其所主时令先受邪气，然后影响到肺而为咳。人与自然界相参合，故五脏各于其所主时令，感受寒邪而致病，其轻微者，为咳嗽；病较甚者，更有泄、痛诸症。处秋天之时，肺先受邪；处春天之时，肝先受邪；处夏天之时，心先受邪;处长夏之时,脾先受邪;处冬天之时,肾先受邪。

黄帝问道:如何区别五脏咳的不同症状?岐伯说:肺咳的症状,咳嗽喘息有声音,严重的可见唾血。心咳的症状,咳嗽伴心胸疼痛,咽喉不利,如有物梗塞,严重的可见咽喉肿痛,声音嘶哑。肝咳的症状,咳嗽伴两胁下疼痛,严重的使人不能转侧,转侧则两胁胀满。脾咳的症状,咳嗽伴有右胁下痛,并牵引肩背隐隐作痛,严重的可见身体不可动,动则咳嗽加剧的情况。肾咳的症状,咳嗽伴腰背互相牵引作痛,严重的可见咳吐痰涎。

黄帝问道:六腑咳的症状怎样?是从哪里受病的?岐伯说:五脏久咳不愈,便可传于六腑。脾咳不愈则传于胃,胃咳的症状,咳而呕吐,甚至呕吐蛔虫。肝咳不愈则传于胆,胆咳的症状,表现为呕出胆汁。肺咳不愈则传于大肠,大肠咳的症状,表现为大便失禁。心咳不愈则传于小肠,小肠咳的症状,表现为矢气,咳嗽与矢气同时出现。肾咳不愈传于膀胱,膀胱咳的症状,表现为小便失禁。以上诸咳日久不愈则三焦受病,三焦咳的症状,咳而腹胀满,不欲食饮。所有咳证,均与水饮聚于胃,而上关于肺有关,可令人出现多痰,颜面浮肿,气逆而喘的症状。

黄帝问道:如何治疗?岐伯说:治五脏咳取其俞穴;治六腑咳取其合穴;浮肿者,可分别取各脏腑的经穴。黄帝说:很好。

解 读

咳嗽是一个常见的病证,是肺脏受邪后的病理反应,但它也与五脏六腑的功能障碍密切相关。因为脏腑是一个整体,全身之脉都会于肺,所以其他脏腑的病变都可以通过经脉而影响到肺,导致咳嗽。因此,咳嗽虽然是肺的病变,但疾病的本源可能在其他脏腑。"五藏六府皆令人咳"深刻地揭示出咳嗽发病机制的复杂性。

当处理这种发病机制复杂的病证时,医生必须具备整体的观念,不能一叶障目,只见咳嗽,不顾其他兼症,不能单纯治肺,而是需要从各种表象中找到引起咳嗽的根本原因,标本兼顾。临床上常可见到患者因为咳嗽来医院诊治，有时患者自以为是感冒所致，实际却是胃病、心脏病等其他疾病引起的继发性咳嗽，如果掉以轻心，就可能延误疾病的治疗。

所以在临床诊治咳嗽时，首先要观察它发作的时令。不同的发病时令，天地之气对人的影响不同，即四时邪气不同，侵袭的脏腑不同。其次，《素问·咳论》反映出古人对脏腑间联系的认识：除肺之外的其他几脏受邪之后，都可以传给肺；五脏受邪可以传给六腑。所以对咳嗽的诊治必须考虑到脏腑之间的这种关联性。这种关联性在症状上表现为咳嗽常伴随多种兼症。中医就是在对咳嗽及其兼症进行综合分析的基础上，对引起咳嗽的根本原因做出推断。最后，中医在对经穴、经络与人体脏腑相通连的认识基础上，通过针刺输穴，调节经脉气血，祛除脏腑邪气，以治疗咳嗽。

《素问·咳论》充分地反映出中国古人的整体观念：天人是一个整体，人体亦自成一个整体。每个整体都是在不断运动变化的，整体的各部分、各层次之间充满了联系。借由着这种联系，天之气影响人之气，人的各部之气之间相互影响，从而产生了疾病的运动变化。中医通过对天地和人体各种表象的充分细致观察，推求天人之间、人体内部发生的各种变化及这些变化之间的关联性，从而形成对疾病的整体认识，确定引起疾病的根本原因，并予以针对性的治疗。

疾病的发生发展是各种因素综合作用、运动变化的结果，因此对疾病的诊疗，需要人们具备整体观念。自然界和人类社会，又何尝不是一个充满了联系性和不断运动的整体。它们表现为各种自然现象、社会问题之间的关联和相互影响。只有尽可能充分地了解这些现象、问题之间的关联，从整体上把握这些现象和问题，才能找到解决各种自然和社会问题的钥匙。

2013 年 11 月 9 日，习近平总书记在中国共产党十八届三中全会上对《中共中央关于全面深化改革若干重大问题的决定》所作的说明中指出："全面深化改革是关系党和国家事业发展全局的重大战略部署，不是某个领域某个方面的单项改革。'不谋全局者，不足谋一域。'大家来自不同的部门和单位，都要从全局看问题，首先要看提出的重大改革举措是否符合全局需要，是否有利于党和国家事业长远发展。"这就是要求全面深化改革要"坚持从大局出发考虑问题"。

"不谋全局者，不足谋一域"这句话出自陈澹然的政论文《迁都建藩议》。在甲午海战失利之后，中国面临着何去何从的生存困境。由此，陈澹然创作了这篇《迁都建藩议》。其核心提议，一是迁都，二是建藩。这两项举措都是大事，尤其是迁都，不仅民力与财力耗费巨大，更可能造成民心动摇，施行的风险和阻力都会很大。但他认为做事情应当从长计议，胸怀全局，所谓"不谋万世者不足谋一时，不谋全局者不足谋一域"，无论是从当时中国危如累卵的局势，还是从中国的地理形势出发，只有迁都、建藩，才能扭转国运，延长国祚。"不谋全局者，不足谋一域"体现出的正是整体的观念。

整体观是中国古代传统思想的一个重要观念，当它融入中医学的实践中就形成了具有中医特色的整体观。涵泳中医学中的整体观念，提高全局意识，无论对修身养性，还是齐家治国，都是有所裨益的。

图书在版编目(CIP)数据

黄帝内经精选导读 / 王庆其，陈晓主编. —上海：
上海科学普及出版社，2021（2023.9 重印）
ISBN 978-7-5427-7991-5

Ⅰ.①黄…　Ⅱ.①王…②陈…　Ⅲ.①《内经》-注释　Ⅳ.①R221

中国版本图书馆 CIP 数据核字(2021)第 106761 号

策划统筹　　蒋惠雍
责任编辑　　陈星星
助理编辑　　黄　鑫
装帧设计　　姜　明

黄帝内经精选导读

王庆其　陈　晓　主编

上海科学普及出版社出版发行

（上海中山北路 832 号　邮政编码 200070）

http://www.pspsh.com

各地新华书店经销　　苏州市越洋印刷有限公司印刷
开本 787×1092　1/16　　印张 18.25　　字数 200 000
2021 年 6 月第 1 版　　2023 年 9 月第 2 次印刷

ISBN 978-7-5427-7991-5
定价：88.00 元

本书如有缺页、错装或坏损等严重质量问题
请向工厂联系调换
联系电话：0512-68180628